骨折复位固定技术：

Fracture Reduction and Fixation Techniques：

上肢
Upper Extremities

主　编　（英）彼得·V. 詹努迪斯（Peter V. Giannoudis）

主　审　张树明

副主审　王奎友　王长江

主　译　乔　林　傅　捷　徐建强　陈福文　王克利

副主译　许　杰　周　密　王晓宇　朱泽兴　刘春生

北方联合出版传媒（集团）股份有限公司

辽宁科学技术出版社

·沈　阳·

©2022 辽宁科学技术出版社

著作权合同登记号：第 06-2021-145 号。

版权所有·翻印必究

图书在版编目（CIP）数据

骨折复位固定技术：上肢 /（英）彼得·V.詹努迪斯（Peter V. Giannoudis）

主编；乔林等主译.— 沈阳：辽宁科学技术出版社，2022.6

ISBN 978-7-5591-2222-3

Ⅰ.①骨… Ⅱ.①彼… ②乔… Ⅲ.①上肢—骨折固定术 Ⅳ.①R687.3

中国版本图书馆CIP数据核字（2021）第174446号

出版发行：辽宁科学技术出版社
　　　　　（地址：沈阳市和平区十一纬路25号　邮编：110003）
印 刷 者：辽宁新华印务有限公司
经 销 者：各地新华书店
幅面尺寸：210mm×285mm
印　　张：16
插　　页：4
字　　数：450千字
出版时间：2022年6月第1版
印刷时间：2022年6月第1次印刷
责任编辑：吴兰兰
封面设计：王思雨
版式设计：袁　舒
责任校对：徐　跃

书　　号：ISBN 978-7-5591-2222-3
定　　价：248.00元

投稿热线：024-23284363
邮购热线：024-23284357
E-mail:2145249267@qq.com
http://www.lnkj.com.cn

译者名单

主　审　张树明

副主审　王奎友　王长江

主　译　乔　林　傅　捷　徐建强　陈福文　王克利

副主译　许　杰　周　密　王晓宇　朱泽兴　刘春生

译　者（按姓氏拼音排序）

杜　羽　郝　岩　郝国兵　李唐波　刘　冰

刘　昆　刘复州　刘琳琳　马丙涛　宋迪煜

孙嘉锴　闫双宝　阎晓丽　杨　勇　张　楠

张　巍　张　宇　张秋红　朱方正

主审简介

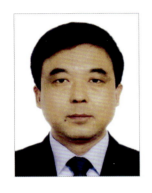

　　张树明，男，火箭军特色医学中心首席专家，主任医师，教授，硕士生导师。1986 年毕业于第四军医大学临床医学系，2002 年 12 月晋升为主任医师。

　　中华医学会显微外科分会常委，中国医师学会显微外科分会常委，全军显微外科学会副主任委员，北京市医学会显微外科分会副主任委员，中华医学会骨科学分会创伤学组委员，《中华显微外科杂志》编委。

　　师从我国著名显微外科专家王成琪教授，从事显微外科、创伤骨科工作 36 年，擅长四肢骨折、骨盆骨折、断指再植、手指再造、臂丛神经损伤、骨肿瘤切除后创面修复、骨髓炎、股骨头缺血性坏死的综合治疗等。将中国人民解放军第二炮兵总医院骨科从不足 30 张床位的科室发展为 3 个病区 120 张床位、在军内京内有一定知名度的医院重点科室及中国人民解放军第二炮兵骨科科研中心，建立了单独的手外科和显微外科病区。对显微外科在骨科应用、创伤骨科有一定的特长；在国内外较早开展了趾尖移植再造指尖、趾节移植再造指节等具有国际先进水平的术式；改良、完善了多种手足、四肢组织缺损修复的术式；在国内率先提出肩关节恐怖三联征的概念；在断肢（指）再植、四肢大血管损伤的显微外科修复、复杂四肢骨折、骨盆骨折、手指再造、前足再造、带血管蒂皮瓣转移或移植修复四肢皮肤缺损、四肢长段骨缺损的修复、骨髓炎的综合治疗等方面达到国内先进水平。

　　在国内外期刊上发表学术论文数十篇；获得国家实用新型专利 4 项；多次获得军队科技进步及医疗成果一、二、三等奖；作为第一负责人，先后承担军队"十一五""十二五"课题 4 项；培养硕士研究生 26 名。

主译简介

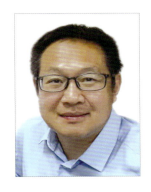

乔林，男，1971 年 1 月生于山东庆云。火箭军特色医学中心骨科主任，副主任医师。2004 年毕业于解放军进修学院，博士。

全军创伤委员会委员，北京医学会骨科分会委员，火箭军骨科委员会副主任委员，全国抗震救灾模范。

从事骨科工作近 30 年，擅长复杂四肢骨折、关节周围骨折、骨盆和髋臼骨折的内、外固定治疗，老年髋部骨折的内固定治疗和人工关节置换术，老年骨折术后的康复指导，骨折内固定术后失效（钢板断裂、畸形愈合）的救治，慢性骨髓炎的综合治疗。

以第一作者或通讯作者在《中国科技论文统计源期刊》上发表文章 30 余篇；主研全军"十一五"课题 1 项，参与军队"十三五"攻关课题 1 项；获军队医疗成果三等奖 5 项，科技进步三等奖 1 项。

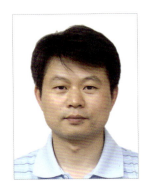

傅捷，男，1968 年 11 月生于江西南昌。火箭军特色医学中心主任医师，关节及运动医学组组长，博士。1992 年本科毕业于第二军医大学，2000 年博士毕业于第二军医大学附属长征医院。

全军战创伤专业委员会常委，全军骨科关节学组及足踝学组委员，火箭军骨科专业委员会委员，北京市医疗事故鉴定委员会专家。

从事骨科工作 30 年，擅长四肢关节运动损伤的治疗与康复、关节置换、关节镜手术、四肢畸形矫形手术等。

以第一作者在国内核心期刊上发表论文 10 余篇，参编论著 1 篇；获军队医疗成果二、三等奖 5 次，两度荣获军队优秀技术人才三类岗位津贴，获第二炮兵优秀党员 1 次。

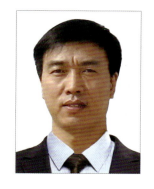

徐建强，男，1968 年 3 月生于山西万荣县。火箭军特色医学中心骨科副主任医师。1992 年第四军医大学本科毕业，2002 年第四军医大学研究生毕业，获博士学位。

中国医师学会显微外科分会骨缺损专业组委员，中国人民解放军骨科医师分会足踝外科组委员。

从事骨科工作 30 年，专业特长为四肢战创伤诊治及显微外科在骨科的应用治疗。擅长四肢创伤后骨及软组织缺损的修复，肢体严重创伤的保肢治疗，周围神经损伤的诊断治疗及功能重建，股骨头坏死的保髋治疗，糖尿病足的保足治疗，骨科感染及骨髓炎的诊治，肢体畸形的外固定架矫正，断肢断指再植手术，四肢血管损伤的修复手术。

以第一作者，在国家级刊物上发表学术论文 20 余篇；获军队科技进步二等奖 1 项，医疗成果三等奖 1 项；主研全军"十一五"科技攻关课题 1 项。

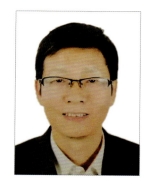

陈福文，男，1969 年生于江西永新。火箭军特色医学中心骨科副主任医师，脊柱外科组组长。毕业于第二军医大学，硕士研究生。

全军骨科委员会委员，全军骨科委员会脊柱外科分会委员，中国医药教育协会骨科专业委员会脊柱分会微创学组委员，火箭军骨科委员会委员，北京医学会骨科分会脊柱学组委员。

从事脊柱外科 30 余年，擅长脊柱创伤、脊柱退行性疾病、脊柱肿瘤及矫形等外科治疗。尤其是对老年脊柱骨折的微创治疗有丰富的经验。

参研"十二五"全军重大课题 1 项；发表论文 6 篇；获军队医疗成果三等奖 3 项，科技进步三等奖 1 项。

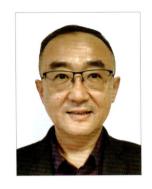

王克利，男，1967 年 10 月生于辽宁鞍山。火箭军特色医学中心涉推进剂人员治疗科主任，主任医师，博士。1991 年本科毕业于哈尔滨医科大学，2006 年博士毕业于吉林大学白求恩医学部。

全军军事训练伤防治专家组成员，全军新兵训练伤"三巡"专家组组长，全军骨肿瘤专业委员会委员，北京医学会显微外科专业委员会、创伤专业委员会常务委员，中国医师协会显微外科专业委员会委员，《中华显微外科杂志》特约编辑。

从事骨科工作 30 余年，主要从事战创伤骨科救治、显微外科修复重建、四肢骨与软组织肿瘤化疗及保肢综合治疗。

在《中国科技论文统计源期刊》上发表文章 30 余篇；主研军队后勤重点项目 1 项、卫勤专项 1 项，参研训练伤防控项目 1 项；曾获中华医学三等奖，吉林省科技进步奖二等奖等。

中文版序

　　随着现代社会的发展，骨创伤患者数量逐年增加，伤情日益复杂，大量新技术，如微创技术在创伤骨科应用越来越多。绝大多数骨科医生职业生涯始于骨折患者的诊治，因此，除了扎实的解剖基础和专业知识，缜密的临床思维是一名合格骨科医生必备的能力，而这种能力的提高主要借助于上级医生的言传身教、专业理论知识的吸收转化和临床实践的锤炼磨砺。

　　《骨折复位固定技术：上肢》是 Springer 国际出版公司出版的骨科系列丛书之一，主要是面向有一定手术经验的高年资骨科医生。本书图文并茂地分享了各种常见骨折的复位与固定技术，尤其是微创复位、固定，每一项技术的细节都通过术中实时照片、具体步骤讲解的方式进行了详细阐述，使读者更易理解。这对成长中的骨科医生进行临床实践有着重要的参考价值，可以使其对不同类型骨折复位和固定的技术与技巧得到快速提高，同时规避了常见的陷阱，确保了手术的安全性。

　　本书所分享的手术经验技巧均是英国利兹大学 Peter 教授及其团队多年经验的总结，可操作性强。张树明、乔林教授所带领的火箭军特色医学中心骨科团队对原著字斟句酌，结合自身手术经验尽量将原文翻译得信、达、雅，相信广大骨科医生尤其是青年才俊读过本书之后必会有所收获。

唐佩福

中国人民解放军总医院骨科学部

序言

　　自 20 世纪 50 年代瑞士 AO 组织引入了有关骨折治疗理念后，骨折固定技术一直在不断发展：冶金学、植入物设计、靶向装置、手术器械、放射学和功能解剖学等方面的进步，以及对骨折愈合更深入的理解，共同促进、形成了现代骨折实践操作技术。术前计划是每一例骨折固定的常规步骤。此外，我们应认识到，在骨折固定前进行最佳的骨折复位是促进骨修复以及获得解剖和功能方面满意结果的关键因素。已有大量科学证据表明，不理想的骨折复位常常与并发症相关，如植入物失效、愈合不良、畸形愈合、早期发生骨关节炎等。

　　这本图文并茂的教科书是由上肢治疗专家小组编写的，专家们分享了一些治疗提示与技巧，这将有助于实现不同类型骨折的最佳复位和固定，同时提示大家避免常见的陷阱。

　　通过术中实时照片，逐步、清晰地展示每一项技术，有助于提高对该技术的理解，并确保本书易于阅读，从而令人印象深刻。

　　本书每一章都提供了实用的骨折复位固定技术，目的是给骨科医生，尤其是那些仍在培训中的外科医生，提供常见骨折复位技术的快速参考，并成为他们实践的基本指南，最终目标是为患者提供高的治疗水平。

Peter V. Giannoudis
英国利兹

目录

第一部分　总论

第一章　骨折愈合：基础回顾和最新研究进展

Ippokratis Pountos，Peter V. Giannoudis

王克利　乔　林 / 译　徐建强　刘春生 / 审校

过去几十年里，在骨生物学及骨折愈合领域开展了诸多研究。之所以有如此多的研究成果，可以归结于两个因素：第一，发现了间充质干细胞（MSCs），这种广泛存在于骨髓（以及体内许多其他组织）中的多能干细胞群，为骨再生的组织工程技术开辟了新的途径；第二，发现了具有提高骨修复作用的分子并将其商业化。本章目的是介绍骨折愈合生物学的主要内容、可能对其产生不利影响的因素以及促进骨折愈合的主要方法。

骨折愈合的类型

骨折愈合是一个复杂而环环相扣的构建过程，在重建骨骼连续性的同时而不形成疤痕组织。骨折愈合的先决条件是多种类型的细胞与局部和全身的细胞因子、趋化因子、生长因子协同作用，局部力学刺激也会对该部位的骨折愈合环境形成影响和调节。骨折愈合可分为一期愈合和二期愈合。

一期愈合

一期愈合发生在骨折间隙小、骨折部位绝对稳定的情况下。随着坚强内固定的使用，这种愈合类型于一个多世纪以前被发现。它最初被称为"一期愈合"，后来又被称为"自动焊接"，但在组织病理学研究之后，"直接"和"一期"骨折愈合定义被确定了下来。一期愈合类似于骨的重塑过程。成骨细胞成骨并加以排列从而填补骨折间隙，这与"切割圆锥"发生作用后填充 Howship 陷窝的方式相同。其发生在解剖复位和坚强内固定，或者稳定的不完全骨折的情况下，无断端吸收和骨痂形成过程。这种形式的骨折愈合很少见，大多数骨折为二期愈合。

二期愈合

二期愈合是在非坚强内固定的情况下发生的愈合类型。这是一种序贯发生的连锁反应过程，激活不同类型的细胞，恢复血供，产生一个稳定的机械环境，最终达到骨折部位成功骨化。既往认为这种类型的愈合分为 3 个阶段：炎症期、修

I. Pountos, M.B., M.D., E.E.C.
Academic Department of Trauma and Orthopaedics,
School of Medicine, University of Leeds, Leeds, UK

P.V. Giannoudis, M.D., F.R.C.S. (✉)
Academic Department of Trauma and Orthopaedics,
School of Medicine, University of Leeds, Leeds, UK

NIHR, Leeds, UK

Musculoskeletal Biomedical Research Center, Chapel
Allerton Hospital, Leeds, UK
e-mail: pgiannoudi@aol.com

© Springer International Publishing AG 2018
P.V. Giannoudis (ed.), *Fracture Reduction and Fixation Techniques*,
https://doi.org/10.1007/978-3-319-68628-8_1

复期、塑形期。这种宽泛的分期方式包括很多过程，常有重叠。现在更细致的分期方式是将骨折愈合分为 6 个阶段：骨折愈合起始于受伤时血肿期，随后是炎症期、肉芽组织期、软骨痂期、硬骨痂期、塑形期（图 1.1 和图 1.2）。

血肿期

血肿期是骨折愈合过程中一个独立的阶段，是第一步，也可能是决定治疗结果的最重要阶段。一些动物研究表明，去除骨折血肿会阻碍愈合过程。同样，当在异位注射骨折血肿时，骨形成也随之发生。

在骨折血肿形成时，局部微环境会发生许多变化。血供的中断导致氧供应的显著下降，局部低氧饱和度改变了骨母细胞的基因表达，促进其增殖，细胞外基质形成，向软骨细胞分化。这种环境还会诱导一些炎症因子、胶原蛋白、血管生成因子、成骨生长因子的释放。除了缺氧外，坏死细胞和濒死细胞释放的二氧化碳、产生的乳酸和转化的血糖使局部微环境呈酸性。这种酸性环境有利于破骨细胞的吸收活动，钙的水平比周围

血液中的水平增加了 10 倍。骨折血肿期中，磷、碱性磷酸酶、乳酸、β 和 γ 球蛋白水平也升高。

炎症期

适当的炎症反应是骨折愈合的必要条件。炎症反应在血肿形成后被激活，它主要有两个作用：首先，它为即将到来的愈合过程做准备；其次，引发疼痛，迫使患肢不活动。各种炎性因子吸引大量的细胞进入骨折部位，有多核白细胞、淋巴细胞、单核细胞和巨噬细胞，并释放细胞因子，它们发挥趋化作用，进一步募集炎性细胞和间充质细胞，刺激血管生成，促进细胞外基质的合成。RUNX1（Runt-Related Transcription Factor 1）的表达占主导地位，其对造血干细胞和骨母细胞的增殖起重要作用。TNF-α 明显上升，在炎症期起着重要的调节作用，TNF-α 缺乏会延迟骨折愈合，而过量的 TNF-α 对骨质起到破坏作用。还存在许多细胞因子，但其确切作用仍不清楚。白细胞介素 -17（IL-17）具有双重作用，既增加成骨细胞生成，又促进破骨细胞的骨吸收。许多炎性因子（IL-6、IL-8、IL-12）和抗炎因子（IL-10）的

图 1.1 二期愈合的各个阶段

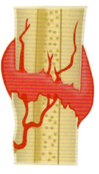

血肿期
· 凝血反应的激活
· 局部环境的改变
· 炎性细胞和分子的释放

炎症期
· 炎症和骨母细胞的聚集和激活
· 坏死组织清除

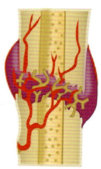

肉芽组织期
· 骨母细胞活跃增殖
· 血管再生
· 细胞外基质生成

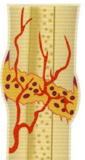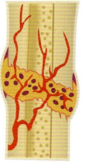

骨痂形成期
· 软骨痂和硬骨痂
· 依据力学环境间充质干细胞进行分化
· 骨折初步稳定，然后被钙化组织替代

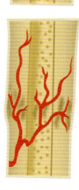

塑形期
· 长期的过程（数年）
· 残存软骨的吸收
· 哈弗氏系统的重建
· 无疤痕形成

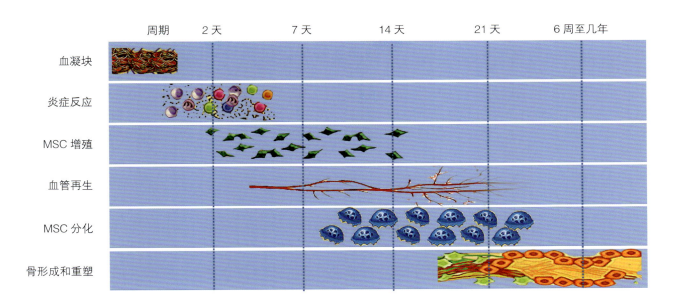

图 1.2 骨折愈合随时间的演化

水平也显著升高。在骨折后的 1 周内，骨折部位出现成骨特征。

肉芽组织期

炎症期结束后，骨折部位就形成了肉芽组织。肉芽组织（主要是间充质细胞、内皮细胞和免疫细胞）是分散在细胞外基质内松散的细胞集合体。肉芽组织中可见来自骨膜和邻近组织的间充质干细胞。巨噬细胞通过纤溶酶清除纤维蛋白沉积。在新生小血管的支持下，该区域的有丝分裂活性显著增强。

软骨痂期

通过软骨内成骨，软骨痂与软骨形成密切相关。软骨内成骨可视为机体试图改善骨折部位的稳定性，使骨化过程得以开始，软骨痂扩展至整个骨折间隙，并将骨折两端连接起来，这一过程与生长板中骨骼形成相似。软骨细胞开始生成软骨和细胞外基质，细胞的密度明显高于健康的关节软骨，但排列不同。除了软骨细胞外，成纤维细胞开始在基质表面铺展，帮助和支撑血管的长入。研究表明，吸烟会对骨折愈合的特定方面产

生不利影响，比如血管的长入等。

硬骨痂期

硬骨痂意味着编织骨形成。根据骨折部位稳定性的不同，在肉芽组织形成后可立即通过膜内成骨（稳定骨折）形成编织骨，否则通过软骨内成骨。在膜内成骨过程中，骨母细胞直接向成骨细胞分化，无形成软骨的过渡阶段。对于不太稳定的骨折，软骨细胞先形成软骨，然后再被骨取代。不管通过哪一种途径，成骨细胞都会将含有磷酸钙复合物的囊泡释放到基质中。成骨细胞还释放能降解富含蛋白多糖基质的酶，以及磷酸酯水解酶，为钙沉淀提供磷酸盐离子。从软骨形成到骨形成的过程尚未完全阐明，最简明的理论是依据间充质来源细胞的转化性能，形成了不同的细胞类型。研究表明，高度分化的成骨细胞，即使已经检测到碱性磷酸酶的活性、充分钙化的细胞外基质，仍然可以重新分化其他类型的细胞，如脂肪细胞，反之亦然。这种现象被称为基因重组或分化转移。另一种假设认为，软骨细胞被新形成的基质包裹，停止产生软骨，最终死亡。软骨细胞死亡似乎发生在软骨痂的边缘，就在新产

生的基质中。

塑形期

塑形期是二期愈合的最后阶段，可以持续很多年。本期会在结构上进行渐进改造，最终重建典型的骨结构和哈弗氏系统，这是在与正常骨骼塑形相同的机械应力下完成的，最终达到类似骨折前的状态。

影响骨折愈合的因素

20世纪人们对骨的生物学和骨折的治疗有了革命性的认识。在这些先驱者中，AO组织（Arbeitsgemeinschaft für Osteosynthesefragen）确定了骨折治疗的关键原则：（1）精确的解剖复位；（2）坚强内固定；（3）完善的无创外科技术；（4）重视周围的软组织。人们发现许多因素能够影响骨折愈合过程，这些因素大致可分为骨折/创伤方面的因素和患者方面的因素两大类（如表1.1）。

表1.1 影响骨折愈合的因素

骨折/创伤因素	患者因素
·部位 ·骨折类型 ·骨折间隙 ·骨质缺失－粉碎性 ·局部创伤程度（创伤性及医源性） ·血供 ·固定方式 ·骨折稳定性 ·感染、异物、碎片、坏死组织	·年龄 ·代谢状态与营养 ·维生素和矿物质缺乏 ·吸烟，酗酒 ·全身性疾病 　－糖尿病 　－血管疾病 　－肿瘤－放射治疗 ·药物 　－皮质类固醇 　－非甾体抗炎药 　－抗生素 　－抗凝血药 　－抗肿瘤药

患者的因素

年龄与性别

患者的性别不会增加延迟愈合或不愈合的风

险。但是男性高能量损伤的发生率较高，因而骨折并发症的风险也相应增加。

儿童的愈合速度比成人快，所以出现不愈合的情况十分少见。儿童再生能力强、骨膜较厚，会形成较大的骨膜下血肿，这些因素促成了骨痂的快速形成。动物和实验模型均显示，成年后骨折愈合的潜力随着年龄的增长而下降。一些临床研究表明，对于某些特殊类型的骨折，例如锁骨骨折和髋部骨折，年龄是一个负性预测因素。然而，这种风险的增加是与年龄本身有关还是与老年人并存疾病的多少有关，尚有待进一步阐明。

并存疾病

营养不良和代谢缺陷是骨折愈合失败的主要危险因素。除了正常的健康状况外，患者的机体应该能够应对新陈代谢增加的需求。钙、磷、维生素C和维生素D、白蛋白和蛋白质的缺乏均会影响骨折后的愈合与功能恢复，在所有高危患者中应当检查和纠正这些指标。

骨折后，局部创伤和肿胀会影响骨折部位的血液供应。在周围血管疾病患者中，已经损伤的血管会导致骨骼和周围软组织关键血液供应进一步受到威胁，使氧的输送减少，细胞向骨折部位的移动也会下降，营养物质和系统释放的因子减少。文献表明，在这种情况下，外周血供受损会抑制骨折愈合。因此，对于骨折的患者，特别是有血管疾病的患者，应进行血运评估。

糖尿病患者愈合时间的延长和骨不连的风险增加已经得到证实。糖尿病患者的生长因子如VEGF和TGF-β会减少，同时胰岛素的利用率对骨折愈合有重要的影响。这类患者，糖尿病的有效治疗对减少并发症至关重要。

甲状腺功能减退可以抑制软骨内成骨从而延迟骨折愈合。未确诊的甲状腺功能减退患者在一般人群中相当普遍（约5%），因此对高危人群应进行筛查。

临床研究和动物实验表明，贫血与骨折愈合

不良显著相关，这是骨折部位的供氧不足和细胞功能障碍所造成的，例如会影响胶原蛋白的形成。

影响骨折愈合的其他并存疾病还有肾脏疾病、类风湿性关节炎（可能与使用类固醇有关）和肥胖。

药物使用

抗肿瘤药物具有较强的抗增殖活性和细胞毒性，它们会抑制血管生成和骨痂形成，导致更高的不愈合率。同样，抗血管生成药物对骨折愈合有损害作用，最终结果类似于萎缩性骨不连。

使用皮质类固醇可导致成骨细胞凋亡、骨细胞死亡，并抑制成骨细胞再生。长期服用类固醇的患者骨量可能很低，骨折的发生率也较高。骨折愈合过程中，皮质类固醇激素使用的时长和剂量是两个重要因素，长期和大剂量服用对骨折愈合有害，小剂量也会使骨折愈合能力下降，因此，临床医生应该根据用药的风险和收益来决定其使用。除了皮质类固醇，像甲氨蝶呤等改善病情类药物被广泛用于治疗慢性疾病，有限的证据主要与甲氨蝶呤有关。实验表明甲氨蝶呤似乎有一个剂量依赖效应，低剂量是相对安全的。临床系列病例表明，骨折愈合并发症与在癌症治疗中大剂量使用该类药物相关。其他改善病情类药物的证据有限。

非甾体抗炎药（NSAIDs）是治疗急性肌肉骨骼疼痛的有效药物，它们阻断环氧化酶的活性并抑制前列腺素的合成，二者是疼痛和炎症的强效介质，其对骨折患者的镇痛效果与强阿片类药物相同。现有的大量实验研究没有确定结论，得出的结果多种多样且相互矛盾。在临床研究方面，有充分的证据表明非甾体抗炎药可抑制骨折愈合和异位骨形成。多项研究表明，不愈合的风险是正常情况下的 2 倍甚至 3 倍。综合考虑，骨折患者避免使用非甾体抗炎药似乎是明智的。

抗生素在创伤和骨折的治疗中起着重要的作用。大多数情况下是全身用药，但也可局部使用，通常加到骨水泥中。目前的文献还不足以明确说明抗生素是否会抑制骨折愈合。研究表明，治疗剂量的氟喹诺酮类药物可以干扰小动物模型骨折愈合的早期阶段，其他药物如妥布霉素、利福平和庆大霉素也可以降低成骨细胞的功能。联合使用抗生素可能对骨母细胞的增殖和分化产生不利影响，尽管其中的抗生素单独使用并不会产生明显的影响。加于骨水泥中的抗生素的药物代谢往往被低估，局部药物浓度可达到全身应用抗生素浓度的 1000 倍，如此高的剂量会对骨细胞生物行为产生不利影响。

大多数住院患者和卧床患者常使用抗凝药物以预防深静脉血栓形成。这类药物对人骨母细胞直接影响的研究结果非常一致，被认为它们减少骨母细胞的增殖和分化潜能，降低 BMP-2 和 IGFs 等多种成骨性标志物含量。体内实验研究存在相互矛盾的结果：一些研究表明，抗凝药物会影响骨折愈合，而另一些研究则与这些结果相矛盾，目前还没有对人体进行临床研究。

吸烟和饮酒

吸烟对人体骨骼有多种不良影响：降低成骨细胞增殖能力，整体降低骨密度，增加髋部骨折发生率，降低愈合能力。关于吸烟对骨骼作用的方式目前有几种假说：减少血液供应，增加氧中间物，干扰小动脉受体和抑制维生素都是可能的途径。绝大多数骨科文献都强调了戒烟的重要性，临床研究一致显示吸烟会延迟骨折愈合，显著增加骨不连的风险，并且会使接受外科治疗的患者感染的风险至少增加一倍。

长期饮酒会导致骨量减少，并增加跌倒的风险。研究表明，酒精通过剂量依赖性的副作用降低成骨细胞的功能，从而使骨形成下降。Saville 发现，45 岁以下的酗酒者左髂峰的骨密度与 70 岁以上的非酗酒者相似。此外，酒精还能抑制间充质干细胞的增殖和分化，抑制钙化骨基质的生成。临床研究表明，酗酒与骨软化、骨折愈合抑制，以及无菌性坏死（主要是股骨头坏死）有关。

除嗜烟和酗酒外，使用消遣性毒品也会损害骨密度和骨折愈合能力。虽然这方面的文献目前有限，但现有的研究明确强调其具有副作用。

遗传倾向

大量的萎缩性骨不连患者没有上述任何危险因素，这些患者通常年轻、好动、身体健康，没有任何已知的影响骨折愈合的情况。许多学者支持骨折不愈合的"遗传倾向"理论。动物研究表明，多种骨形态发生蛋白、骨形态发生蛋白抑制剂、成纤维细胞生长因子信号通路、胰岛素衍生生长因子表达的下调可以导致骨不连。对人类而言，PDGF-A 的 CCG 单体，TLR4 的变体（突变1/W）和 TGF-β（突变纯合体 T 和杂合体 C/T），和不愈合的发生相关联。此外，Dimitriou 等发现，BMP 通路的两种抑制剂的同质异象体，即头蛋白（rs1372857 SNP 的 G/G 基因型）和 Smad6 相关蛋白（rs2053423 SNP 的 T/T 基因型），与骨折不愈合的风险高度相关。

骨折相关因素

除了与患者相关的因素外，与损伤相关的局部因素也很重要。其中，骨折特征、骨折部位、软组织损伤程度及固定方法是影响骨折愈合的关键因素。

骨折特征及部位

骨折线的走向及骨质基础是影响骨折愈合过程的两个重要因素，骨折线的走向决定骨折端的接触面积从而影响骨折愈合。无移位骨折和移位骨折在修复过程中的不同，文献已有定论，包括骨折愈合速度的下降、断端之间软骨生成增多、一期骨形成减少。骨折部位也是一个重要的因素，不同的骨骼有不同的愈合速度。例如有报道胫骨骨干不愈合率高达 18%，而股骨干扩髓髓内钉治疗后不愈合率为 1.7%。

骨折间隙的大小会直接影响愈合过程，2mm 及以上间隙会对骨折愈合过程产生不利影响。Claes 等对小、中、大三种不同的间隙进行了比较研究，与小间隙相比较，中等骨折间隙组可形成较大的骨痂，这种骨痂强度较低，大间隙组形成的骨痂少，强度也低除了影响骨痂形成量外，骨折间隙还影响骨折部位的血运重建。其他影响骨折愈合因素包括骨丢失的量、骨折粉碎的程度、游离碎骨块的存在、组织的坏死，以及异物的存在。最后，在整个愈合过程中，感染都可造成灾难性的后果。

周围软组织

局部创伤程度对骨折愈合至关重要。完整的周围软组织可以阻止骨折血肿的逸出，提供骨母细胞，促进骨折部位的血管生成，还可抵御病原体入侵。创伤程度和周围软组织状况与形成的骨痂量有关，中等程度的软组织损伤仅在骨折愈合的早期延迟新骨形成，原因是周围软组织是维持骨折愈合的主要部位，是向骨折区域输送氧、营养物质和骨母细胞的重要血管来源。伴随骨骼损伤的血管损伤使骨不连的发生率增加了 4 倍。与皮肤修复相比，肌瓣覆盖增加局部骨组织的血流量和促进断端愈合率，起到了骨再生时周围肌肉血管的作用。除了提供血运外，周围的软组织在调节成骨生长因子、细胞因子和趋化因子方面也有作用。Reverte 等研究发现，胫骨骨折伴软组织损伤会明显影响骨折愈合，胫骨骨折合并筋膜间室综合征时延迟愈合或不愈合的发生率为 55%，不合并时发生率为 17.8%。

骨周围软组织的医源性损伤常被忽视，手术入路、复位骨折的操作，以及植入物安放都是导致骨折部位血管损伤的因素。另一个经常被低估的损伤因素是在置入过程中对骨膜过度剥离，以及钢板对骨膜表面的压迫。良好的手术技术和低接触内植物有助于减少接触面积，目前的有限接触动力加压钢板（LC-DCP）具有沿着长轴变化的梯形截面，可以减少对骨膜的影响。

固定方法与力学稳定性

力学稳定性与骨折本身及固定方法密切相关。已有研究表明，骨折块间的微动有利于骨折愈合，但是骨折块间的微动也是有风险的。Claes 等已经证明骨母细胞的转归和数量与力学环境有关。尤其是膜内成骨发生在较小的应变和较低的流体静水压下，而软骨内成骨发生在较高的流体静水压下，应变较大时则形成结缔组织。应变达到 5% 时成骨细胞的增殖和转化生长因子 β 的生成增加，而应变更大时则会减少。除体外模型之外，研究表明可见的过度活动会阻碍骨折愈合的过程或导致硬骨痂的再骨折。另一方面，任何应变的缺失都会导致重塑形作用压倒塑形作用，结果是骨痂吸收，最终导致骨延迟愈合或不愈合。骨折固定可显著改变骨折愈合的生物学机制。应用 AO 绝对稳定原则治疗的骨折是不形成骨痂的一期骨折愈合；相反，如果对同样的骨折采取相对稳定原则固定，则骨折愈合为具有骨痂形成的二期骨折愈合（如图 1.3）。骨折固定的类型除了影响愈合模式外，也会影响预后。例如，与钢板固定相比，用髓内钉治疗肱骨干骨折的效果欠佳；又如，股骨髓内钉治疗时，扩髓和不扩髓的延迟愈合和不愈合率不同。治疗原则即使仅有微小的改动也会改变结果。例如在 Krettek 等的研究中，99 例开放性胫骨干骨折采用外固定治疗，并辅以拉力螺钉，结果却是骨折愈合率明显下降。一项类似的研究中，单用外固定却达到了良好的愈合率。

促进骨折愈合的方法

已有许多不同的方法用来促进骨折愈合（如表 1.2）。另外，钻石理念这一理论框架有助于医生了解影响骨折愈合的最重要因素，这些因素是取得成功的必要条件（如图 1.4 所示）。

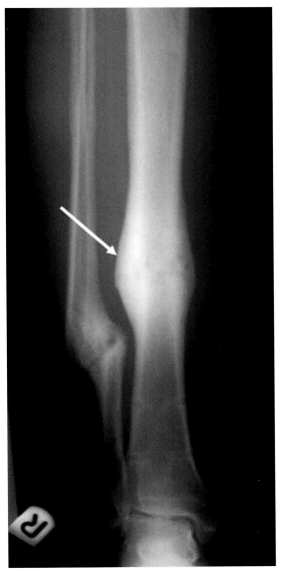

图 1.3　右胫骨骨折 14 个月后的正位 X 线片。骨折后使用髓内钉固定，骨折愈合后，在 12 个月时取出内固定，箭头所示为二期骨折愈合（骨痂形成）

骨移植

自体髂骨含有骨折愈合所需的所有元素，有骨诱导、骨传导和成骨作用，切取方法简便，成本低，无疾病传播风险，无免疫排斥反应。但另一方面，自体骨移植会出现供区并发症，常有持续性疼痛；其取骨量有限，单独移植时，除非是三面皮质骨，否则没有任何结构性支撑作用。

除了自体髂骨外，在过去的几年里越来越普

表 1.2 促进骨折愈合的方法

应用成骨材料	增强机体
自体骨 自体骨髓 RIA 移植物 复合材料（钻石理念）	甲状旁腺素 二磷酸盐类 抗硬化蛋白抗体 抗 –Dickkopf– 相关蛋白 1 抗体
局部应用生长因子	生物物理刺激
骨形态发生蛋白（BMP） 成纤维细胞生长因子（FGF） 血管内皮生长因子（VEGF） 血小板衍生生长因子（PDGF） 参与 Wnt 通路的分子	电磁场刺激 低强度脉冲超声刺激 体外冲击波疗法

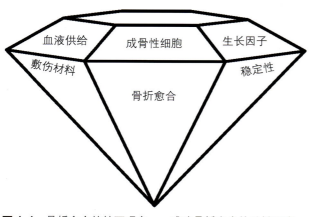

图 1.4 骨折愈合的钻石理念——成功骨折愈合的关键因素

遍使用扩髓 – 灌洗 – 吸引（RIA）系统（Synthes®, Inc. West Chester, Philadelphia）获得移植物，这种方法获取的骨量较大，可以充填较大的骨缺损。不过，RIA 移植物不含或很少含有骨母细胞（大部分都在弃液中），并且会引起许多并发症，术中失血量较大，需要输血，同时骨皮质变薄，容易引起医源性骨折。目前，虽然可以获得各种商品化的植骨材料，但没有哪一种能比自体骨材料更好。

细胞的应用

骨髓抽吸液中含有间充质干细胞，其成骨和成血管特性众所周知，这些细胞具有自我再生的能力，能够产生参与骨折愈合的重要分子（BMP、

VEGF 等）。有些笔者证实，在骨折部位或骨不连部位仅仅注射骨髓即可使大约 90% 的病例愈合。Hernigou 等发现，间充质干细胞 MSC 的数量与临床结果存在显著相关性。骨髓抽吸液的浓缩技术已经存在，但是由于需要注射的剂量较大以及技术上还有问题，间充质干细胞的数量和骨髓的量并不一致，这些都需要进一步研究。

生长因子的应用

骨形态发生蛋白（BMP）是参与机体发育、修复和再生等多种功能的因子。BMP–2 和 BMP–7 已经商品化，在临床已经应用于开放性胫骨骨折和腰椎融合的治疗，而不能用于人工装置，然而，其超说明书的应用已是多种多样。BMP–2 和 BMP–7 是有效的骨诱导因子，两者均上调成骨分化并提高成骨量。骨折愈合的临床研究取得令人满意的结果。

富血小板血浆（PRP）是离心后悬浮于少量血浆中的高浓度自体血小板。血小板的激活会引起参与凝血瀑布反应的一些分子的释放，但同时也会引起存储在血小板 α – 粒子中的生长因子的释放。这些因子包括血小板衍生生长因子（PDGF）、胰岛素样生长因子（IGF）、血管内皮生长因子（VEGF）、血小板衍生血管生成因子（PDAF）和转化生长因子 β（TGF–β）。该技术相对安全，

成本较低。虽然实验研究结果良好，但在最近的一项包括 23 项随机对照实验和 10 项前瞻性研究的荟萃分析中，笔者对其在骨折愈合中的整体有效性提出了质疑。

血小板衍生生长因子是促进成骨细胞增殖、分化和成骨的有效因子，它还调节骨折部位的趋化和血管生成。一项包括 434 例后足或踝关节融合术患者的前瞻性随机对照试验显示，含有 β-三钙的血小板衍生生长因子（Augment® Bone Graft, Wright Medical）与自体移植的融合率相当，但副作用较少，同时疼痛症状也较少。

机体的生物因素

甲状旁腺素（PTH）是一种已知的可增加骨密度的自身激素，其作用似乎与成骨细胞谱系直接相关联，并且与 Wnt 通路相互作用。实验研究和临床应用结果令人鼓舞。在老年骨盆骨折患者中，PTH 治疗组与对照组相比可缩短骨折愈合时间。在一项类似的研究中，PTH 也可加速桡骨远端骨折愈合。

双磷酸盐是破骨活性的抑制剂，实验研究表明，它可以促进骨折愈合。尽管临床研究的证据有限，但结果表明很有前景。

物理刺激

目前，已有好几种骨骼刺激器推向市场，由于其无创伤，并发症少，十分有吸引力。这些装置大致可分为 3 类：电刺激器、低强度脉冲超声仪、体外冲击波治疗。

电刺激器是能够在骨折部位产生电位的装置。已有研究发现，骨折端加压过程中会产生一种负电位，其可以触发成骨作用。相反，正电位会导致骨质丢失，因此，施加适当的电位可促进骨折部位骨形成。多数实验研究支持这一理论，但临床研究尚无定论。最近的一项荟萃分析得出结论，电磁刺激对长骨骨折的延迟愈合或不愈合没有显

著影响。然而，由于研究方法的局限性和研究之间的高异质性，结果还不确定。

低强度脉冲超声（LIPUS）的原理是其产生的声波会对骨折部位产生微小应力，这些应力可以刺激骨折部位的细胞，增加其成骨能力。研究发现，通过上调骨钙素、碱性磷酸酶、VEGF 和 MMP-13 的表达，LIPUS 可在体外加速矿化；在体研究也表明，LIPUS 对骨折修复过程的各个阶段（炎症、软骨痂形成、硬骨痂形成）都有加速作用。然而，在最近的一项对现有证据的荟萃分析中，有人提出 LIPUS 并不改善治疗结果，从影像学上看对骨的愈合可能没有作用。

体外冲击波治疗仪可以产生一种单一高振幅声波，传导时可穿过骨折部位。这些冲击波刺激细胞的变化，促进若干成骨生长因子的产生。一些研究表明，体外冲击波治疗对肥厚性骨不连的疗效优于萎缩性骨不连。但目前的认识大多基于 4 级证据，因此还需要进一步的研究来证实是否有一定的益处。

利益冲突　不存在与本章内容直接或间接相关的商业利益。

参考文献

[1] Lane WAL. The operative treatment of fractures. 2nd ed. London: The Medical Publishing Co. Ltd; 1914.

[2] Danis R. Théorie et pratique de l'ostéosynthèse. Paris: Masson; 1949.

[3] Kolar P, Gaber T, Perka C, Duda GN, Buttgereit F. Human early fracture hematoma is characterized by inflammation and hypoxia. Clin Orthop Relat Res. 2011;469(11):3118–3126.

[4] Burke D, Dishowitz M, Sweetwyne M, Miedel E, Hankenson KD, Kelly DJ. The role of oxygen as a regulator of stem cell fate during fracture repair in TSP2-null mice. J Orthop Res. 2013;31(10):1585–1596.

[5] Wray JB. The biochemical characteristics of the fracture hematoma in man. Surg Gynecol Obstet. 1970;130(5):847–852.

[6] Mountziaris PM, Mikos AG. Modulation of the inflammatory response for enhanced bone tissue regeneration. Tissue Eng Part B Rev. 2008;14(2):179–186.

[7] Xing Z, Lu C, Hu D, Miclau T 3rd, Marcucio RS. Rejuvenation of the inflammatory system stimulates fracture repair in aged mice. J Orthop Res. 2010;28(8):1000–1006.

[8] Friedman AD. Cell cycle and developmental control of hematopoiesis by Runx1. J Cell Physiol. 2009;219(3):520–524.

[9] Karnes JM, Daffner SD, Watkins CM. Multiple roles of tumor necrosis factor-alpha in fracture healing. Bone. 2015;78:87–93.

[10] Mountziaris PM, Spicer PP, Kasper FK, Mikos AG. Harnessing and modulating inflammation in strategies for bone regeneration. Tissue Eng Part B Rev. 2011;17(6):393–402.

[11] Nam D, Mau E, Wang Y, Wright D, Silkstone D, Whetstone H, Whyne C, Alman B. T-lymphocytes enable osteoblast maturation via IL-17F during the early phase of fracture repair. PLoS One. 2012;7(6):e40044.

[12] Einhorn TA. The cell and molecular biology of fracture healing. Clin Orthop Relat Res. 1998;(355 Suppl):S7–S21.

[13] Bianco P, Cancedda FD, Riminucci M, Cancedda R. Bone formation via cartilage models: the "borderline" chondrocyte. Matrix Biol. 1998;17(3):185–192.

[14] Daftari TK, Whitesides TE Jr, Heller JG, Goodrich AC, McCarey BE, Hutton WC. Nicotine on the revascularization of bone graft. An experimental study in rabbits. Spine (Phila Pa 1976). 1994;19(8):904–911.

[15] Rubenstein I, Yong T, Rennard SI, Mayhan WG. Cigarette smoke extract attenuates endothelium-dependent arteriolar dilatation in vivo. Am J Phys. 1991;261(6 Pt 2):H1913–H1918.

[16] Brighton CT, Hunt RM. Histochemical localization of calcium in the fracture callus with potassium pyroantimonate. Possible role of chondrocyte mitochondrial calcium in callus calcification. J Bone Joint Surg Am. 1986;68(5):703–715.

[17] Einhorn TA, Hirschman A, Kaplan C, Nashed R, Devlin VJ, Warman J. Neutral protein-degrading enzymes in experimental fracture callus: a preliminary report. J Orthop Res. 1989;7(6):792–805.

[18] Ford JL, Robinson DE, Scammell BE. The fate of soft callus chondrocytes during long bone fracture repair. J Orthop Res. 2003;21(1):54–61.

[19] Claes L, Recknagel S, Ignatius A. Fracture healing under healthy and inflammatory conditions. Nat Rev Rheumatol. 2012;8(3):133–143. https://doi. org/10.1038/nrrheum.2012.1.

[20] Pountos I, Georgouli T, Calori GM, Giannoudis PV. Do nonsteroidal anti-inflammatory drugs affect bone healing? A critical analysis. Sci World J. 2012;2012:606404.

[21] Lindaman LM. Bone healing in children. Clin Podiatr Med Surg. 2001;18:97–108.

[22] Wilkins KE. Principles of fracture remodeling in children. Injury. 2005;36(Suppl 1):A3–A11.

[23] Aho AJ. Electron microscopic and histologic studies on fracture repair in old and young rats. Acta Chir Scand Suppl. 1966;357:162–165.

[24] Parker MJ. Prediction of fracture union after internal fixation of intracapsular femoral neck fractures. Injury. 1994;25(Suppl 2):B3–B6.

[25] Robinson CM, Court-Brown CM, McQueen MM, Wakefield AE. Estimating the risk of nonunion following nonoperative treatment of a clavicular fracture. J Bone Joint Surg Am. 2004;86-A(7):1359–1365.

[26] Zura R, Braid-Forbes MJ, Jeray K, Mehta S, Einhorn TA, Watson JT, Della Rocca GJ, Forbes K, Steen RG. Bone fracture nonunion rate decreases with increasing age: A prospective inception cohort study. Bone. 2017;95:26–32.

[27] Hayda RA, Brighton CT, Esterhai JL Jr. Pathophysiology of delayed healing. Clin Orthop Relat Res. 1998;(355 Suppl):S31–S40.

[28] Einhorn TA, Gerstenfeld LC. Fracture healing: mechanisms and interventions. Nat Rev Rheumatol. 2015;11(1):45–54.

[29] Einhorn TA, Bonnarens F, Burstein AH. The contributions of dietary protein and mineral to the healing of experimental fractures. A biomechanical study. J Bone Joint Surg Am. 1986;68(9):1389–1395.

[30] Brinker MR, Bailey DE Jr. Fracture healing in tibia fractures with an associated vascular injury. J Trauma. 1997;42(1):11–19.

[31] Bibbo C, Lin SS, Beam HA, Behrens FF. Complications of ankle fractures in diabetic patients. Orthop Clin North Am. 2001;32(1):113–133.

[32] Gorter EA, Krijnen P, Schipper IB. Vitamin D status and adult fracture healing. J Clin Orthop Trauma. 2017;8(1):34–37.

[33] Kowalewski K, Yong S. Bone and urinary hydroxyproline in normal and hypothyroid rat with a long bone fracture. Acta Endocrinol. 1967;56(3):547–553.

[34] Bilous RW, Tunbridge WM. The epidemiology of hypothyroidism-an update. Bailliere Clin Endocrinol Metab. 1988;2(3):531–540.

[35] Dix B, Grant-McDonald L, Catanzariti A, Saltrick K. Preoperative Anemia in Hindfoot and Ankle Arthrodesis. Foot Ankle Spec. 2017;10(2):109–115.

[36] Gruson KI, Aharonoff GB, Egol KA, Zuckerman JD, Koval KJ. The relationship between admission hemoglobin level and outcome after hip fracture. J Orthop Trauma. 2002;16(1):39–44.

[37] Chakkalakal DA, Novak JR, Fritz ED, Mollner TJ, McVicker DL, Lybarger DL, McGuire MH, Donohue TM Jr. Chronic ethanol consumption results in deficient bone repair in rats. Alcohol Alcohol. 2002;37(1):13–20.

[38] Hazan EJ, Hornicek FJ, Tomford W, Gebhardt MC, Mankin HJ. The effect of adjuvant chemotherapy on osteoarticular allografts. Clin Orthop Relat Res. 2001;385:176–181.

[39] Hausman MR, Schaffler MB, Majeska RJ. Prevention of fracture healing in rats by an inhibitor of angiogenesis. Bone. 2001;29(6):560–564.

[40] Aaron JE, Francis RM, Peacock M, Makins NB. Contrasting microanatomy of idiopathic and corticosteroid-induced osteoporosis. Clin Orthop Relat Res. 1989;243:294–305.

[41] Pountos I, Georgouli T, Blokhuis TJ, Pape HC, Giannoudis PV. Pharmacological agents and impairment of fracture healing: what is the evidence? Injury. 2008;39(4):384–394.

[42] Pountos I, Giannoudis PV. Effect of methotrexate on bone and wound healing. Expert Opin Drug Saf. 2017;16(5):535–545.

[43] Gerster JC, Bossy R, Dudler J. Bone non-union after osteotomy in patients treated with methotrexate. J Rheumatol. 1999;26:2695–2697.

[44] Neal BC, Rodgers A, Clark T, Gray H, Reid IR, Dunn L, MacMahon SW. A systematic survey of 13 randomized trials of non-steroidal anti-inflammatory drugs for the prevention of heterotopic bone formation after major hip surgery. Acta Orthop Scand. 2000;71(2):122–128.

[45] Miller GK. Editorial Commentary: The Efficacy of Nonsteroidal Anti-inflammatory Drugs for Prophylaxis of Heterotopic Ossification in Hip Arthroscopy-Do We Treat Patients or X-rays? Arthroscopy. 2016;32(3):526–527.

[46] Jeffcoach DR, Sams VG, Lawson CM, Enderson BL, Smith ST, Kline H, Barlow PB, Wylie DR, Krumenacker LA, McMillen JC, Pyda J, Daley BJ, University of Tennessee Medical Center, Department of Surgery. Nonsteroidal anti-inflammatory drugs' impact on nonunion and infection rates in long-bone fractures. J Trauma Acute Care Surg. 2014;76(3):779–783.

[47] Perry AC, Prpa B, Rouse MS, Piper KE, Hanssen AD, Steckelberg JM, Patel R. Levofloxacin and trovafloxacin inhibition of experimental fracture-healing. Clin Orthop Relat Res. 2003;414:95–100.

[48] Miclau T, Edin ML, Lester GE, Lindsey RW, Dahners LE. Bone toxicity of locally applied aminoglycosides. J Orthop Trauma. 1995;9(5):401–406.

[49] Pilge H, Fröbel J, Prodinger PM, Mrotzek SJ, Fischer JC, Zilkens C, Bittersohl B, Krauspe R. Enoxaparin and rivaroxaban have different effects on human mesenchymal stromal cells in the early stages of bone healing. Bone Joint Res. 2016;5(3):95–100.

[50] Street JT, McGrath M, O'Regan K, Wakai A, McGuinness A, Redmond HP. Thromboprophylaxis using a low molecular weight heparin delays fracture repair. Clin Orthop Relat Res. 2000;(381): 278–289.

[51] Melhus H, Michaëlsson K, Holmberg L, Wolk A, Ljunghall S. Smoking, antioxidant vitamins, and the risk of hip fracture. J Bone Miner Res. 1999;14(1):129–135.

[52] Porter SE, Hanley EN Jr. The musculoskeletal effects of smoking. J Am Acad Orthop Surg. 2001;9(1):9–17.

[53] Castillo RC, Bosse MJ, MacKenzie EJ, Patterson BM, LEAP Study Group. Impact of smoking on fracture healing and risk of complications in limb-threatening open tibia fractures. J Orthop Trauma. 2005;19(3):151–157.

[54] Saville PD. Changes in bone mass with age and alcoholism. J Bone Joint Surg Am. 1965;47:492–499.

[55] Arlot ME, Bonjean M, Chavassieux PM, Meunier PJ. Bone histology in adults with aseptic necrosis. Histomorphometric evaluation of iliac biopsies in seventy-seven patients. J Bone Joint Surg Am. 1983;65:1319–1327.

[56] Nogueira-Filho Gda R, Cadide T, Rosa BT, Neiva TG, Tunes R, Peruzzo D, Nociti FH Jr, César-Neto JB. Cannabis sativa smoke inhalation decreases bone filling around titanium implants: a histomorphometric study in rats. Implant Dent. 2008;17(4):461–470.

[57] Dimitriou R, Kanakaris N, Soucacos PN, Giannoudis PV. Genetic predisposition to non-union: evidence today. Injury. 2013;44(Suppl 1):S50–S53.

[58] Zeckey C, Hildebrand F, Glaubitz LM, Jürgens S, Ludwig T, Andruszkow H, Hüfner T, Krettek C, Stuhrmann M. Are polymorphisms of molecules involved in bone healing correlated to aseptic femoral and tibial shaft non-unions? J Orthop Res. 2011;29(11):1724–1731. https://doi.org/10.1002/jor.21443.

[59] Dimitriou R, Carr IM, West RM, Markham AF, Giannoudis PV. Genetic predisposition to fracture non-union: a case control study of a preliminary single nucleotide polymorphisms analysis of the BMP pathway. BMC Musculoskelet Disord. 2011;12:44.

[60] Rhinelander FW, Baragry RA. Microangiography in bone healing: Undisplaced closed fractures. J Bone Joint Surg. 1962;44A:1273.

[61] Fong K, Truong V, Foote CJ, Petrisor B, Williams D, Ristevski B, et al. Predictors of nonunion and reoperation in patients with fractures of the tibia: an observational study. BMC Musculoskelet Disord. 2013;14:103.

[62] Claes L, Augat P, Suger G, Wilke HJ. Influence of size and stability of the osteotomy gap on the success of fracture healing. J Orthop Res. 1997 Jul;15(4):577–584.

[63] Claes L, Eckert-Hübner K, Augat P. The fracture gap size influences the local vascularization and tissue differentiation in callus healing. Langenbeck's Arch Surg. 2003;388(5):316–322.

[64] Riehl JT, Connolly K, Haidukewych G, Koval K. Fractures Due to Gunshot Wounds: Do Retained

Bullet Fragments Affect Union? Iowa Orthop J. 2015;35:55–61.

[65] Claes L, Maurer-Klein N, Henke T, Gerngross H, Melnyk M, Augat P. Moderate soft tissue trauma delays new bone formation only in the early phase of fracture healing. J Orthop Res. 2006;24(6):1178–1185.

[66] Lu C, Miclau T, Hu D, Marcucio RS. Ischemia leads to delayed union during fracture healing: a mouse model. J Orthop Res. 2007;25(1):51–61.

[67] Reverte MM, Dimitriou R, Kanakaris NK, Giannoudis PV. What is the effect of compartment syndrome and fasciotomies on fracture healing in tibial fractures? Injury. 2011;42(12):1402–1407.

[68] Claes LE, Heigele CA, Neidlinger-Wilke C, Kaspar D, Seidl W, Margevicius KJ, Augat P. Effects of mechanical factors on the fracture healing process. Clin Orthop Relat Res. 1998;(355 Suppl): S132–S147.

[69] Mavčič B, Antolič V. Optimal mechanical environment of the healing bone fracture/osteotomy. Int Orthop. 2012;36(4):689–695.

[70] Hu X, Xu S, Lu H, Chen B, Zhou X, He X, Dai J, Zhang Z, Gong S. Minimally invasive plate osteosynthesis vs conventional fixation techniques for surgically treated humeral shaft fractures: a meta-analysis. J Orthop Surg Res. 2016;11(1):59.

[71] Duan X, Li T, Mohammed AQ, Xiang Z. Reamed intramedullary nailing versus unreamed intramedullary nailing for shaft fracture of femur: a systematic literature review. Arch Orthop Trauma Surg. 2011;131(10):1445–1452.

[72] Krettek C, Haas N, Tscherne H. The role of supplemental lag-screw fixation for open fractures of the tibial shaft treated with external fixation. J Bone Joint Surg Am. 1991;73(6):893–897.

[73] Claes L, Grass R, Schmickal T, Kisse B, Eggers C, Gerngross H, Mutschler W, Arand M, Wintermeyer T, Wentzensen A. Monitoring and healing analysis of 100 tibial shaft fractures. Langenbeck's Arch Surg. 2002;387(3–4):146–152.

[74] Pountos I, Panteli M, Georgouli T, Giannoudis PV. Neoplasia following use of BMPs: is there an increased risk? Expert Opin Drug Saf. 2014;13(11):1525–1534.

[75] Giannoudis PV, Einhorn TA, Marsh D. Fracture healing: the diamond concept. Injury. 2007;38(Suppl 4):S3–6.

[76] Crist BD, Stoker AM, Stannard JP, Cook JL. Analysis of relevant proteins from bone graft harvested using the reamer irrigator and aspirator system (RIA) versus iliac crest (IC) bone graft and RIA waste water. Injury. 2016;47(8):1661–1668.

[77] Marchand LS, Rothberg DL, Kubiak EN, Higgins TF. Is This Autograft Worth It?: The Blood Loss and Transfusion Rates Associated With Reamer Irrigator Aspirator Bone Graft Harvest. J Orthop Trauma. 2017;31(4):205–209.

[78] Pountos I, Georgouli T, Kontakis G, Giannoudis PV. Efficacy of minimally invasive techniques for enhancement of fracture healing: evidence today. Int Orthop. 2010;34(1):3–12.

[79] Kanakaris NK, Calori GM, Verdonk R, Burssens P, De Biase P, Capanna R, Vangosa LB, Cherubino P, Baldo F, Ristiniemi J, Kontakis G, Giannoudis PV. Application of BMP-7 to tibial non-unions: a 3-year multicenter experience. Injury. 2008;39(Suppl 2):S83–S90.

[80] Anitua E, Andia I, Ardanza B, Nurden P, Nurden AT. Autologous platelets as a source of proteins for healing and tissue regeneration. Thromb Haemost. 2004;91(1):4–15.

[81] Sheth U, Simunovic N, Klein G, Fu F, Einhorn TA, Schemitsch E, Ayeni OR, Bhandari M. Efficacy of autologous platelet-rich plasma use for orthopaedic indications: a meta-analysis. J Bone Joint Surg Am. 2012;94(4):298–307.

[82] Pountos I, Georgouli T, Henshaw K, Bird H, Jones E, Giannoudis PV. The effect of bone morphogenetic protein-2, bone morphogenetic protein-7, parathyroid hormone, and platelet-derived growth factor on the proliferation and osteogenic differentiation of mesenchymal stem cells derived from osteoporotic bone. J Orthop Trauma. 2010;24(9):552–556.

[83] DiGiovanni CW, Lin SS, Baumhauer JF, Daniels T, Younger A, Glazebrook M, Anderson J, Anderson R, Evangelista P, Lynch SE, North American Orthopedic Foot and Ankle Study Group. Recombinant human platelet-derived growth factor-BB and beta-tricalcium phosphate (rhPDGF-BB/β-TCP): an alternative to autogenous bone graft. J Bone Joint Surg Am. 2013;95(13):1184–1192.

[84] Tzioupis CC, Giannoudis PV. The Safety and Efficacy of Parathyroid Hormone (PTH) as a Biological Response Modifier for the Enhancement of Bone Regeneration. Curr Drug Saf. 2006;1(2):189–203.

[85] Peichl P, Holzer LA, Maier R, Holzer G. Parathyroid hormone 1-84 accelerates fracture-healing in pubic bones of elderly osteoporotic women. J Bone Joint Surg Am. 2011;93(17):1583–1587.

[86] Aspenberg P, Johansson T. Teriparatide improves early callus formation in distal radial fractures. Acta Orthop. 2010;81(2):234–236.

[87] Türker M, Aslan A, Çırpar M, Kochai A, Tulmaç ÖB, Balcı M. Histological and biomechanical effects of zoledronate on fracture healing in an osteoporotic rat tibia model. Eklem Hastalik Cerrahisi. 2016;27(1):9–15.

[88] Kiely P, Ward K, Bellemore CM, Briody J, Cowell CT, Little DG. Bisphosphonate rescue in distraction osteogenesis: a case series. J Pediatr Orthop. 2007;27(4):467–471.

[89] Kuzyk PR, Schemitsch EH. The science of electrical stimulation therapy for fracture healing. Indian J

Orthop. 2009;43(2):127–131.

[90] Korenstein R, Somjen D, Fischler H, Binderman I. Capacitative pulsed electric stimulation of bone cells. Induction of cyclic-AMP changes and DNA synthesis. Biochim Biophys Acta. 1984;803(4):302–307.

[91] Mollon B, da Silva V, Busse JW, Einhorn TA, Bhandari M. Electrical stimulation for long-bone fracture-healing: a meta-analysis of randomized controlled trials. J Bone Joint Surg Am. 2008;90(11):2322–2330.

[92] Pounder NM, Harrison AJ. Low intensity pulsed ultrasound for fracture healing: a review of the clinical evidence and the associated biological mechanism of action. Ultrasonics. 2008;48(4):330–338.

[93] Schandelmaier S, Kaushal A, Lytvyn L, Heels-Ansdell D, Siemieniuk RA, Agoritsas T, Guyatt GH, Vandvik PO, Couban R, Mollon B, Busse JW. Low intensity pulsed ultrasound for bone healing: systematic review of randomized controlled trials. BMJ. 2017;356:j656.

[94] Vulpiani MC, Vetrano M, Conforti F, Minutolo L, Trischitta D, Furia JP, Ferretti A. Effects of extracorporeal shock wave therapy on fracture nonunions. Am J Orthop (Belle Mead NJ). 2012;41(9):E122–E127.

[95] Zelle BA, Gollwitzer H, Zlowodzki M, Bühren V. Extracorporeal shock wave therapy: current evidence. J Orthop Trauma. 2010;24(Suppl 1):S66–S70.

第二章　骨折复位设备

Ippokratis Pountos，K. Newman，Peter V. Giannoudis

王克利　乔　林 / 译　徐建强　刘春生 / 审校

骨折复位可采用直接或间接方法达到。直接复位是指拟对骨折复位时，力和力矩直接作用于骨折部位，而间接复位是所施加的力量作用于远离骨折部位。直接复位通常是手术显露后通过直接观察骨折部位来进行，也可以通过微创方法经皮进行骨折复位。

间接复位要沿着肢体的长轴用力，这些力通过周围软组织的作用（韧带整复）使骨折对位。间接复位主要是手法牵引，也可以结合工具进行牵引，如牵引床、牵引器、外固定架等。

现实中通常是直接复位和间接复位结合使用。不管哪种复位方法，在骨折复位中使用现代化设备辅助的情况正在不断增加。最常用的设备在下文中介绍。一般来说，这些设备可分为外部设备

I. Pountos, M.B., M.D., E.E.C.
Academic Department of Trauma & Orthopaedics,
School of Medicine, University of Leeds, Leeds, UK

K. Newman, F.R.C.S.
St Peter's Hospitals NHS Foundation Trust,
Chertsey, Surrey, UK

P.V. Giannoudis, M.D., F.R.C.S. (✉)
Academic Department of Trauma & Orthopaedics,
School of Medicine, University of Leeds, Leeds, UK
NIHR, Leeds, UK

Musculoskeletal Biomedical Research Center,
Chapel Allerton Hospital, Leeds, UK
e-mail: pgiannoudi@aol.com

© Springer International Publishing AG 2018
P.V. Giannoudis (ed.), *Fracture Reduction and Fixation Techniques*,
https://doi.org/10.1007/978-3-319-68628-8_2

和内部设备。

外部设备

在这一类中，最常用的设备包括骨科手术床、垫块或垫枕、拐杖、骨牵引、后方复位装置（PORD）、F- 工具、大型骨折牵开器和外固定架等。

有骨牵引功能的骨科手术床在骨折治疗中得到广泛应用。骨科手术床可透过放射线，可以获得并维持满意的骨折复位。最常用的两种骨科手术床是牵引床（图 2.1）和 OSI 手术床（图 2.2 和图 2.3）。

大多数情况下，给患者摆放好体位后就不需要对骨折再进行更多的操作。患者在骨科手术床上的体位摆放非常重要，术前对可能发生的困难做好预判，并方便获取透视图像是非常重要的。现在的骨科手术床都是模块化的，可轻松调整患者体位，并配有大量辅助骨折复位装置（图 2.4）。摆放体位费力、费时，并且在同一体位下完成多个手术通常也很有挑战性。需要注意尽量减少与体位相关的并发症，包括皮肤坏死、神经麻痹、筋膜间室综合征以及医源性骨折。

并存的损伤和特殊体型常使患者无法使用骨折复位床。在这种情况下，需要使用标准的可透射线的手术床。手动牵引或使用骨牵引装置（图 2.5）可以达到相同的目的，且不影响最终治疗效果。不过，需要增加一名助手来维持牵引复位。

在手术床上给患者摆放体位时，可以使用一

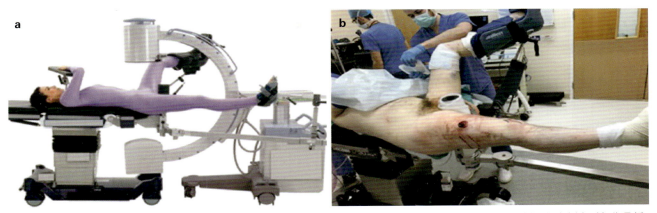

图 2.1 （a）使用骨科手术床对右小腿进行牵引示意图。（b）患者仰卧于骨科手术床上，右股骨开放性骨折，行右侧牵引复位骨折

图 2.2 多发伤患者使用骨盆外固定架固定（垂直剪切骨折）。患者仰卧于 OSI 手术床上，使用合适的连接装置，通过股骨远端钢针进行牵引，对右半骨盆进行复位

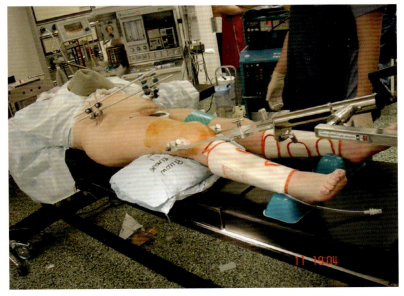

图 2.3 患者俯卧于 OSI 手术床上，通过牵引股骨远端（股骨远端钢针）对髋臼骨折进行复位

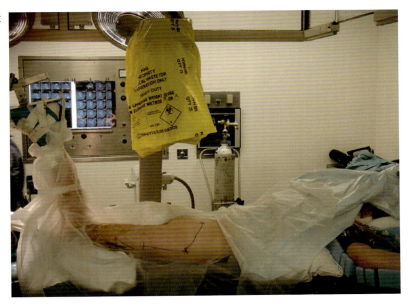

些附件。在骨折复位过程中，垫块和垫枕可以改变患者的体位、保持肢体的正确方向或帮助放松肌肉（图 2.6 和图 2.7）。或者也可以使用手术床专用的附属装置，例如后方复位装置（PORD™），在股骨或髋关节骨折固定中，它可以作为一个支点来放松腓肠肌和比目鱼肌复合体（图 2.8）。

Schanz 钉可经皮置入，当作操纵杆对大部分移位骨折进行复位（图 2.9）。对大骨折块整复及纠正旋转移位时，T 形把手与 Schanz 钉是强有力的组合。骨折块上的克氏针也可当作操纵杆用于复位，而且还可进一步贯穿骨折端临时固定来维持对位。在需要对大骨折段或整个肢体进行操作时，可以使用 Schanz 钉。Kapandji 技术将克氏针从骨折间隙穿过近端皮质，用类似于 Hohmann 拉钩的复位方法将远骨折端复位，进而将克氏针穿

过远端皮质，实现确切固定。

股骨撑开器的主体是一个螺纹轴，其上有一个固定末端夹块和一个滑动末端夹块（图 2.10）。Schanz 钉穿过末端夹块并固定于其上，撑开器平行于骨的长轴安装，该装置设计上可以滑动 27cm，更长距离的滑动也可以达到，到装置的末端可能会出现骨折成角移位。骨折复位满意后，将装置的联结部位紧固起来以维持对位。该撑开器可以矫正长度、旋转、成角畸形。与骨牵引的牵引力

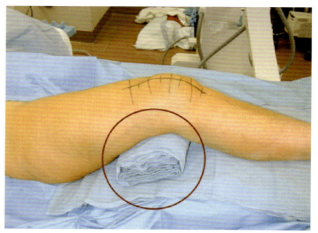

图 2.6 术中照片展示用垫块控制膝关节下沉

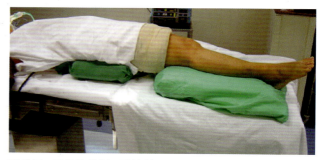

图 2.7 用垫枕控制下肢旋转

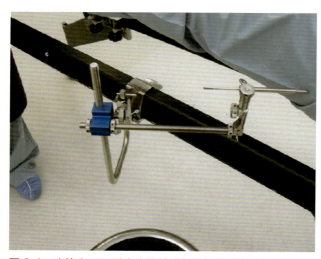

图 2.4 连接在 OSI 手术床的辅助复位装置可帮助骨盆 / 髋臼骨折复位

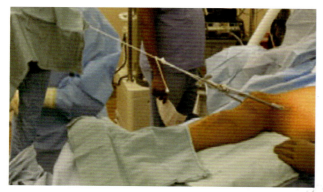

图 2.5 术中使用股骨远端牵引

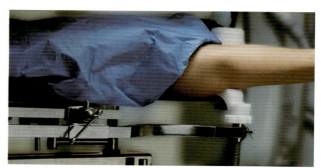

图 2.8 后方复位装置（PORD）

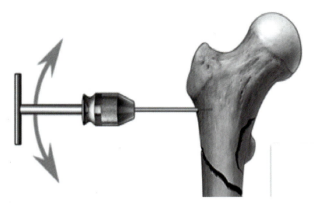

图 2.9　用安装在 T 形手柄上的 Schanz 钉使骨折在矢状面和冠状面复位，以便置入髓内钉

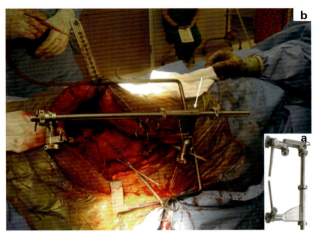

图 2.10　（a）股骨撑开器。（b）患者取俯卧位，用股骨撑开器对髋臼和股骨近端的联合骨折进行复位

作用于整个肢体不同，撑开器的力量直接作用于骨骼上，这使撑开器更适用于处理难复性骨折。股骨撑开器没有神经损伤的风险，例如腓总神经麻痹或阴部挤压综合征。

外固定架是一种多功能装置，其应用范围从对严重周围软组织损伤的局部控制，到骨折的确定性治疗，以及骨搬移。毫无疑问，在骨折的复位和固定中，外固定架是一个很有用的工具。在透视下，利用外固定架可以对骨折间接复位，复位后，在软组织下方插入内固定钢板的过程中，外固定架可以维持对位。在某些情况下，内固定不能提供足够的稳定性时，可以将外固定架于原位短期保留，提供额外的支持（图 2.11）。

F- 工具是一个简单的装置，由一根可以安装不同条杆的棒构成，它可以使力量集中在畸形的顶点。肢体进行纵向牵引后，可用 F- 工具在单平面上纠正畸形和成角（图 2.12），F- 工具不能透过射线，只能用于简单的骨折。

内部设备

大、小骨折复位器械中通用的工具：

（a）Weber 钳（尖头复位钳）

这类钳子具有弯曲而尖锐的末端（如图 2.13a），尖头可以直接夹在骨表面，也可以夹在钻孔或钉尾，其骨—钳接触面很小，因此对骨膜的影响也很小。使用两把 Weber 钳，可以对骨折

进行牵开或复位，当复位完成时，在最终固定前，可用其维持稳定。其尖端对钻头、钢板、螺钉等其他器械几乎没有影响。Weber 钳的缺点是在骨折手术操作过程中容易滑脱，另外还可能穿透骨皮质，尤其是存在骨质疏松时。

（b）齿状复位钳（鳄鱼钳、蟹爪钳）

这类钳子有弯曲的锯齿，对骨具有坚强的把持力（如图 2.13b）。与尖头复位钳相比，这种器械与骨的接触面相对较大，锯齿结构增强了骨—钳之间的摩擦力。但这种特性也会产生代价，对骨膜和浅层骨组织会造成损伤，需要剥离较多的骨旁软组织才能将其尖端置入。

（c）持骨钳（Verbrugge 钳，球尖钳）

Verbrugge 钳是一种自动调整中心的钳子，用于将钢板夹持在骨干上（如图 2.13c、d），由夹持骨的弯曲锯齿头和夹持钢板的凹形头组成。其铰链结构允许钳尖彼此靠近，钳子可以在钢板和骨之间自动调整中心。它有 0~3 号的不同尺寸，建议根据骨块大小使用合适规格的持骨钳。此外，还有一种改良版持骨钳，带有一个球形钉，可以放入钢板孔中。

（d）张紧装置

所谓的张紧装置是一种能够施加撑开或压缩力的装置（如图 2.13e）。它有一个内置的拉力计可以显示施加力的大小。它由两个支脚组成：一

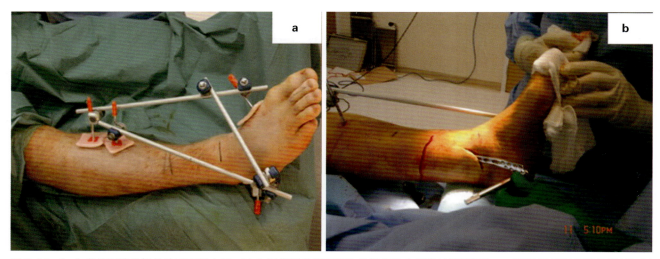

图 2.11 （a）胫骨远端骨折的外固定架应用。（b）只保留外固定架的外侧部分也能维持骨折复位，对胫骨远端骨折进行微创钢板固定术（MIPO）

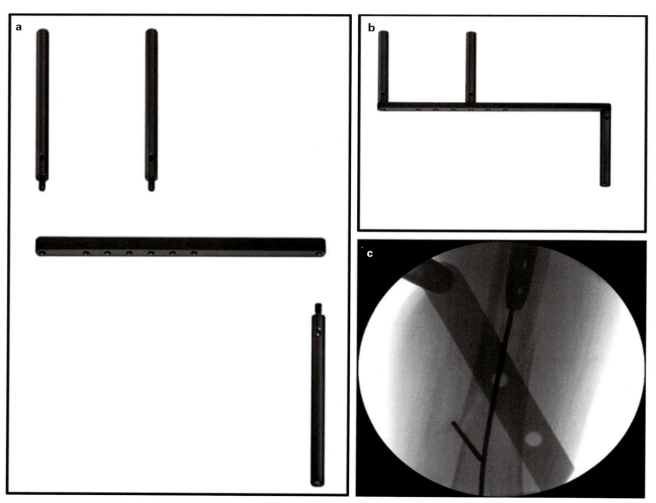

图 2.12 （a）装配前的 F– 工具。（b）连接好的 F– 工具。（c）F– 工具复位股骨干中 1/3 骨折的透视图像

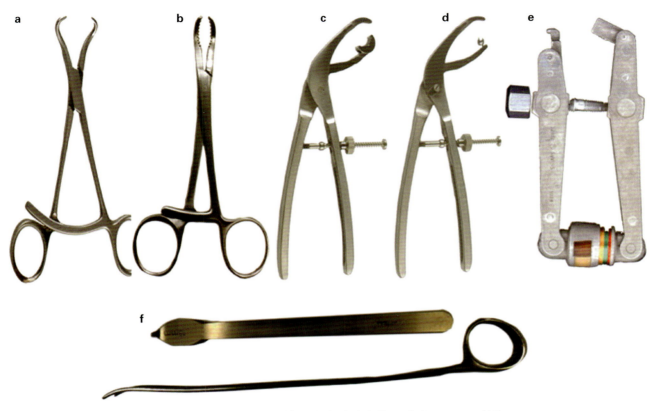

图 2.13 （a）尖头复位钳。（b）齿状复位钳。（c，d）持骨钳。（e）张紧装置。（f）Hohmann 拉钩

个由可旋转的钩子固定在钢板上，另一个固定在一枚 4.5mm 的皮质螺钉上，标准型有 40mm 的活动距离。通过螺钉将张紧装置固定在骨上，可向钢板施加力对骨折端加压，对严重粉碎性骨折，可撑开维持骨的长度。

（e）Hohmann 拉钩

Hohmann 拉钩是骨折复位常用工具（如图 2.13f）。Hohmann 拉钩的小尖端可插入骨干皮质内，作为杠杆推挤骨折复位。在骨干骨折中，在骨折端通过转动和撬拨拉钩解锁骨折使之复位。在横行骨折如髂骨翼骨折中，在骨折端插入拉钩，旋转，再施加一个撬拨的力量，可以将骨折复位。拉钩通常会对骨产生一小块压痕，由于仅插入骨组织中，因此不会造成软组织损伤或者骨膜剥离。

（f）球尖顶棒和骨钩

球尖顶棒是一种有用的器械，能够在固定过程中临时把持和维持固定骨块（如图 2.14a）。是一种长而尖的器械，其横断面呈三角形或四边形，

尖端呈固定的球形，也可附加垫片。末端的外形可以防止在固定过程中尖端穿入骨内。

骨钩是一种能够把持、操作骨折端的器械，以达到对线和解剖复位（如图 2.14b）。

（g）推拉复位器

推拉复位器是一种临时将钢板与骨夹紧的简单装置，其作用是在前推钢板的同时向后拉动骨，插入后顺时针旋转夹头夹紧钢板。该装置应插入一个钉孔中，拆除装置后在该钉孔常规置入一枚螺钉。

专用器械

（a）Matta 钳

Joel Matta 最初设计了两对夹钳，随后改进成不同的尺寸和形状（如图 2.15a），最终设计了倾斜的手柄，以避开重要的软组织，不遮挡术野。Matta 钳的头端外观呈球形，带有尖头（尖头提供

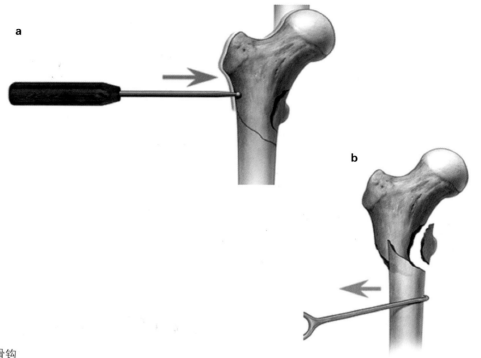

图 2.14 （a）球尖顶棒。（b）骨钩

把持，球形防止穿透薄的骨皮质）。

（b）Farabeuf 钳和 Jungbluth 钳

Farabeuf 钳既可以直接用在骨组织上，也可以通过其开口固定在螺钉上（如图 2.15b）；而 Jungbluth 钳只能与螺钉组合使用，设计上要与3.5mm 或 4.5m 的螺钉一起使用，螺钉应置于骨折端两侧，并避开最终固定的位置。它们可以用相当大的力量对骨折进行三维平面的复位，能克服骨折端的分离力量，不影响钢板置入，避免广泛的软组织剥离。

（c）小型撑开器和骨撑开器（椎板撑开器）

小型撑开器属于小型骨折器械，它连接在2.5mm 的 Schanz 钉或克氏针上，最大可以撑开4cm。应该与骨面成 90° 角进针，以便保持骨的轴线。小型撑开器一般应用于较小的骨，如手、足、桡骨远端、鹰嘴和肱骨远端骨折。

骨撑开器能够解除骨块的嵌塞，并有助于移除嵌入骨块间的软组织（如图 2.15c），也可以放在钢板与螺钉之间产生撑开力。

一些骨撑开器使用克氏针也能沿着骨的长轴施力，最常用于手和足小关节的撑开，偶尔也可在短骨的骨折中进行撑开或加压。

（d）关节周围钳

关节周围钳有一对较大的弯曲臂和球尖头的末端（图 2.15d）。这种钳可以用于已显露的骨，也可以经皮肤戳口置入。它有不同的尺寸，最常应用于股骨远端和胫骨近端骨折。骨质疏松时，在尖端安装一个带齿的垫片以防止穿透骨。改进型（Vosburg 关节周围空心钳）允许从其两个前端穿入两根钢针，这些钢针可以将骨折块维持不动，为内植物提供更多的空间。

（e）共轴复位钳

共轴复位钳可以通过微创技术来达到和维持骨折复位。该器械可以安装不同的连接臂增加其功能，根据临床需要可组合成一个理想的复位工具。这些连接臂包括经皮型、骨盆型、骨钩型和Hohmann 型，可用于长骨、关节、骨盆骨折。

（f）齿状垫片

这个垫片可以连接到任何带有球尖的器械上。它将施加在夹钳上的力分配于较大的面积，降低骨穿透的风险。垫片上有许多齿可以防止滑动，并且允许夹在上面的球尖转动。先将垫片置于骨

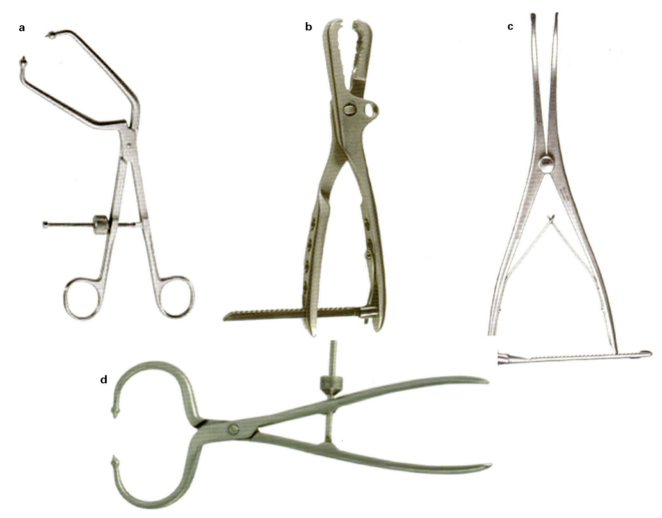

图 2.15（a）Matta 钳。（b）Farabeuf 钳。（c）骨撑开器。（d）关节周围钳

面，再连接夹钳。

用作复位工具的植入物

（a）髓内钉

长骨骨折可以使用髓内固定装置进行复位和固定。一旦导针成功地送入远骨折端，插入髓内钉通常就会将骨折完全复位。如果在冠状位或矢状位发现对线不良，在畸形的凹侧置入阻挡钉（Poller 螺钉）。这些螺钉充当假皮质，引导髓内钉进入髓腔，使骨折重新对线，增加整体结构的稳定性。另外，也可以用长型复位工具将导针导入髓腔中心（如图 2.16a）。近端螺钉可以起固定作用，也可用于对骨折进行加压。使用髓内装置治疗髋关节囊外骨折时，同样可以通过加压装置沿螺钉轴方向对骨折进行加压（如图 2.16b）。

（b）钢板

将直型钢板作为抗滑移和支撑工具使骨折复位是一种简单有效的技术，这种技术将钢板放置在一个有利的位置，使骨折复位的同时，进一步通过加压螺钉进行轴向加压。在某些骨折类型中，可以将钢板留在原位作为阻挡装置以防止骨折再次移位。髋臼骨折中使用的"弹性钢板"和桡骨远端骨折中使用的前方支撑钢板是两个有代表性的例子。除了标准的直型钢板外，还有许多特殊的钢板，如三叶草形、H 形、L 形、T 形和 S 形钢板，

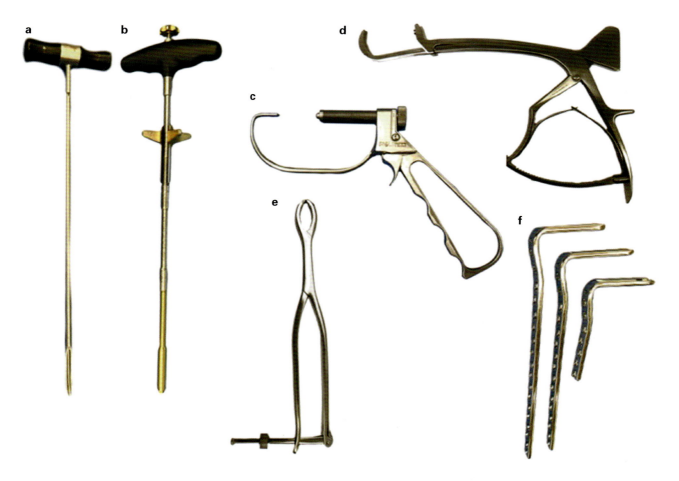

图2.16 （a）长型复位工具。（b）髋部螺钉加压杆。（c，d）钢板把持装置。（e）持骨钳。（f）不同规格钢板

这些钢板主要是用来固定长骨骨骺区域的骨折，设有特殊的支撑装置，便于维持复位（如图2.16c，d）。持骨钳也可用于复位骨折（如图2.16e）。髁钢板也可选择作为复位工具（图2.16f），使用前需要制订详细的术前计划，常用于干骺端粉碎性骨折。其原理是将钢板刃部插入骨折的最远端或最近端，然后进行复位，跨越粉碎区域将骨折固定。这项技术剥离软组织少，不干扰骨折区域。

（c）钢丝和钢缆

利用钢丝和钢缆进行环扎可以对骨折间加压，从而将骨折复位。环扎可以单独使用，也可与克氏针、螺钉、斯氏针等联合使用。

利益冲突 不存在与本章内容直接或间接相关的商业利益。

参考文献

[1] Leunig M, Hertel R, Siebenrock KA, Ballmer FT, Mast JW, Ganz R. The evolution of indirect reduction techniques for the treatment of fractures. Clin Orthop Relat Res. 2000;375:7–14.

[2] Ruedi T, Sommer C, Leutenegger A. New techniques in indirect reduction of long bone fractures. Clin Orthop Relat Res. 1998;347:27–34.

[3] Kurylo JC, Templeman D, Mirick GE. The perfect reduction: approaches and techniques. Injury. 2015;46:441–444.

[4] Bindra RR. Biomechanics and biology of external fixation of distal radius fractures. Hand Clin. 2005;21:363–373.

[5] Agee JM. External fixation. Technical advances based upon multiplanar ligamentotaxis. Orthop Clin North Am. 1993;24:265–274.

[6] Flierl MA, Stahel PF, Hak DJ, Morgan SJ, Smith WR. Traction table-related complications in orthopaedic

surgery. J Am Acad Orthop Surg. 2010;18: 668–675.

[7] Kumar S, Chadha GN. Dynamic hip screw fixation of intertrochanteric fractures without using traction table. Acta Orthop Belg. 2016;82:346–350.

[8] Brumback RJ, Ellison TS, Molligan H, Molligan DJ, Mahaffey S, Schmidhauser C. Pudendal nerve palsy complicating intramedullary nailing of the femur. J Bone Joint Surg Am. 1992;74(10):1450–1455.

[9] Callanan I, Choudhry V, Smith H. Perineal sloughing as a result of pressure necrosis from the traction post during prolonged bilateral femoral nailing. Injury. 1994;25:472.

[10] Lien FC. New tool for applying traction during open reduction and internal fixation of acetabular fractures. Orthopedics. 2012;35:289–291.

[11] Trompeter A, Newman K. Femoral shaft fractures in adults. Orthopaedics and Trauma. 2013;27: 322–331.

[12] Hammer C, Afolayan J, Trompeter A, Elliott D. A novel approach to closed reduction of distal femur fractures. Ann R Coll Surg Engl. 2014;96:626–628.

[13] Dahners LE. Technical notes on a radiolucent distractor for indirect reduction and intramedullary nailing. J Orthop Trauma. 1997;11:374–377.

[14] Satish BR, Vinodkumar M, Suresh M, Seetharam PY, Jaikumar K. Closed reduction and K-wiring with the Kapandji technique for completely the displaced pediatric distal radial fractures. Orthopedics. 2014;37:e810–e816.

[15] Dougherty PJ, Silverton C, Yeni Y, Tashman S, Weir R. Conversion from temporary external fixation to definitive fixation: shaft fractures. J Am Acad Orthop Surg. 2006;14:S124–S127.

[16] Heffernan MJ, Leclair W, Li X. Use of the F-Tool for the removal of a bent intramedullary femoral nail with a sagittal plane deformity. Orthopedics. 2012;35:e438–e441.

[17] Gautier E, Perren SM, Ganz R. Principles of internal fixation. Curr Orthop. 1992;6:220–232.

[18] Lenz M, Stoffel K, Kielstein H, Mayo K, Hofmann GO, Gueorguiev B. Plate fixation in periprosthetic femur fractures Vancouver type B1-Trochanteric hook plate or subtrochanterical bicortical locking? Injury. 2016;47:2800–2804.

[19] Krettek C, Stephan C, Schandelmaier P, Richter M, Pape HC, Miclau T. The use of Poller screws as blocking screws in stabilising tibial fractures treated with small diameter intramedullary nails. J Bone Joint Surg Br. 1999;81:963–968.

[20] Krettek C, Miclau T, Schandelmaier P, Stephan C, Möhlmann U, Tscherne H. The mechanical effect of blocking screws ("Poller screws") in stabilizing tibia fractures with short proximal or distal fragments after insertion of small-diameter intramedullary nails. J Orthop Trauma. 1999;13:550–553.

[21] Ricci WM, O'Boyle M, Borrelli J, Bellabarba C, Sanders R. Fractures of the proximal third of the tibial shaft treated with intramedullary nails and blocking screws. J Orthop Trauma. 2001;15:264–270.

[22] Mouhsine E, Garofalo R, Borens O, Blanc CH, Wettstein M, Leyvraz PF. Cable fixation and early total hip arthroplasty in the treatment of acetabular fractures in elderly patients. J Arthroplast. 2004;19:344–348.

第三章 直接和间接复位：定义、适应证、提示与技巧

Stuart Aitken，Richard Buckley

王克利　乔　林 / 译　徐建强　刘春生 / 审校

定义

骨折复位定义为骨折块恢复到正常的解剖位置，是发生损伤时骨折移位过程的逆转，还包括将关节骨折时产生的压缩松质骨和关节面骨块抬高。对于关节外骨折，复位包括恢复肢体长度、力线、旋转，使骨折上下关节处于正确的位置。骨折复位可以被认为是重建骨折块之间正常的三维空间关系。在临床实践中，这一过程通过直接或间接的技术来完成，但通常是将这两种技术结合起来进行。

直接复位

直接复位是指通过手术（或创伤）暴露骨折部位，使外科医生能够看到骨折块，从而达到上述恢复骨正常解剖结构的目的。实际上，这会对皮肤、

S. Aitken, M.B.Ch.B., M.D., F.R.C.S.Ed.
Department of Surgery, University of Calgary,
Calgary, AB, Canada

Department of Orthopaedics, MaineGeneral Medical
Center, Augusta, ME, United States

R. Buckley, M.D., F.R.C.S. (✉)
Department of Surgery, University of Calgary,
Calgary, AB, Canada
e-mail: buckclin@ucalgary.ca

© Springer International Publishing AG 2018
P.V. Giannoudis (ed.), *Fracture Reduction and Fixation Techniques*,
https://doi.org/10.1007/978-3-319-68628-8_3

皮下组织、骨折区域的血供造成一定的干扰。通过将切口置于远离皮肤表面擦伤或挫伤的区域，在肌肉和筋膜间隙继续进行深层解剖，可以将周围软组织的损伤降到最低。直视下骨折直接复位为医生提供了较好的解剖复位机会，但代价是造成一定程度的软组织剥离和骨折块的失活。失活的后果根据所累及的解剖部位不同而有所不同，包括延迟愈合和不愈合（以及潜在的植入物失效）、表面伤口裂开、骨和 / 或邻近关节的深部感染等不良后果。

间接复位

相反，间接复位是指不显露骨折部位，周围软组织保持完整情况下进行的复位。利用韧带整复术的基本原理，在远离骨折部位施加矫正力，抵抗正常软组织的张力，从而使骨折复位。间接复位通常难以达到解剖复位，需要理解骨折的形态和产生畸形的力才能达到复位。通过戳口精确放置复位钳或其他器械，使骨折复位容易完成，不会造成与直接复位类似的软组织损伤。需要强调的是，不能直视下检查间接复位的效果，需要依赖透视或其他影像来判断是否达到解剖复位。

适应证

手术首要目标的现代理念是使骨折获得"可接受的"复位，在维持复位稳定的同时允许受伤

肢体进行一定范围的早期活动，并尽可能地减少对周围软组织的干扰。

直接复位

在大多数关节骨折中，复位的目的是完全恢复关节面，从而达到关节面的一致性和关节运动的稳定性。将塌陷的关节骨软骨块顶起并固定于复位的位置（图 3.1）。因此，通常在直视下直接复位并检查关节面，尤其在下肢，将损伤的关节面复位并恢复正常的轴向力线，可以降低创伤性关节炎的发生。不同的负重关节有不同的耐受力，但都不能接受关节残留移位。一般来说，对于非负重关节，可以接受轻微的复位不良。

直接复位偶尔用于干骺端或骨干骨折，例如桡骨和尺骨骨干的骨折，精确地恢复正常的长度、力线、旋转对于防止前臂旋转受限非常重要。要求在组织间隙内细致分离，有限剥离软组织。其他长骨骨折，如肱骨或腓骨的简单骨干骨折也可以通过直接复位，不会对周围软组织造成损伤（图 3.2）。胫骨或股骨干骨折可以通过这种方式复位和治疗，但髓内固定的出现改变了这些骨折（甚至最简单的骨折）的手术方式。然而，对于复杂或粉碎性长骨干骨折来说，直接复位有导致骨折段失活的可能，并增加前述不良结果的风险。由于这些原因，间接复位更可取。

间接复位

在长骨骨干和干骺端骨折中，周围软组织为其下的骨块提供了血液供应和活性。在大多数情况下，既保护周围软组织又能矫正成角和旋转畸形的复位方法更可取。对骨折进行间接复位时，要准确了解导致创伤的能量大小，对骨折进行分型，仔细检查周围的软组织损伤情况。根据手术方式和植入物的选择原则，对于骨干部位简单的非粉碎性的螺旋型骨折，由于是低能量损伤所致，周围软组织完好，因此可以通过开放手术直接复

位固定。相反，对于高能量的干骺端—骨干损伤，由于有明显的粉碎性骨折，广泛的软组织挫伤，损伤组织存在进一步失活的风险，这种情况下不能进行直接复位。对于威胁到软组织的高能量创伤，间接复位更可取。

随着现代骨折内植物的使用，间接复位技术也常用于低能量和高能量所致的干骺端和骨干骨折，突出了在现代骨折手术中对周围软组织保护的理念。

提示与技巧

表 3.1 列出了直接和间接复位骨折常用的工具和技术，下文对其使用作了进一步的解释。需要注意的是，一些通过戳口（如 Schanz 钉、尖头复位钳）或通过远离骨折部位的切口（如预塑型钢板）的直接复位技术可视为间接技术。

力线矫正（牵引）

作用于骨折部位、阻碍复位的变形力是肌肉痉挛、韧带和筋膜紧张、重力共同作用的结果。几乎在所有情况下，对受伤部位进行牵引，克服了部分变形力，使骨折有一定程度的复位。牵引常用于间接复位（如使用骨折牵引床、通用牵引器、外固定架、肢体悬垂的重力牵引），但这仅在骨折端仍有软组织相连时有效。在骨折部位使用器械直接复位，可以不考虑这些问题（如使用标准尖头复位钳，转动手柄使骨折端产生分离；骨撬置于骨折区域作为杠杆；Jungbluth 骨盆复位钳或椎板撑开器可以在两枚远位置入的皮质骨螺钉之间产生分离的效果；安装在骨折两端的 Schanz 钉可以作为"操纵杆"使用）。在许多情况下，即使成功牵引，仍会在一个或多个平面残留畸形，需要解决。

成角矫正

骨折部位两侧软组织（肌肉或筋膜）张力的

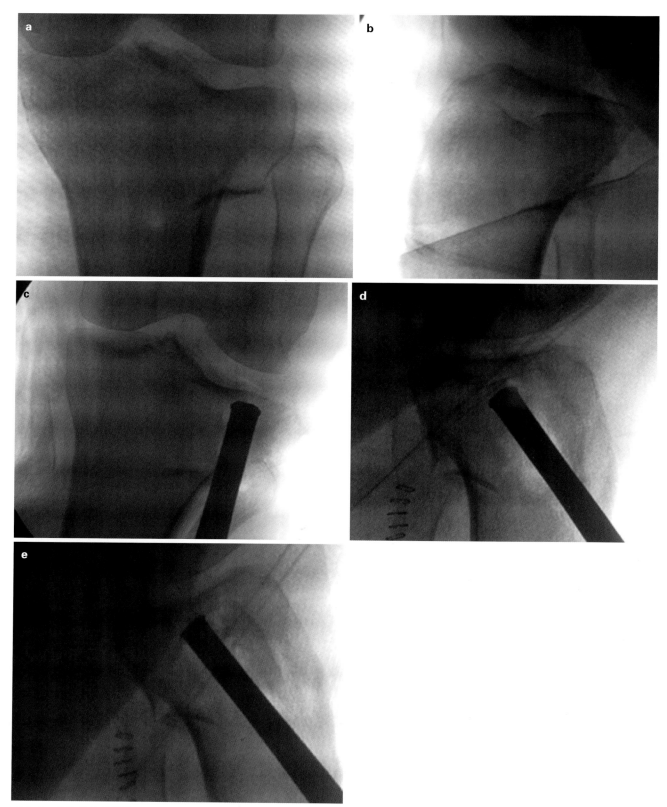

图 3.1 塌陷的关节骨软骨块顶起复位：正位（a）、侧位（b）胫骨平台骨折的透视图。在两个透视图（c，d）中，可见一顶棒进入压陷的关节骨软骨块的下方，然后显示顶棒将关节骨软骨块抬高到解剖位置（e）

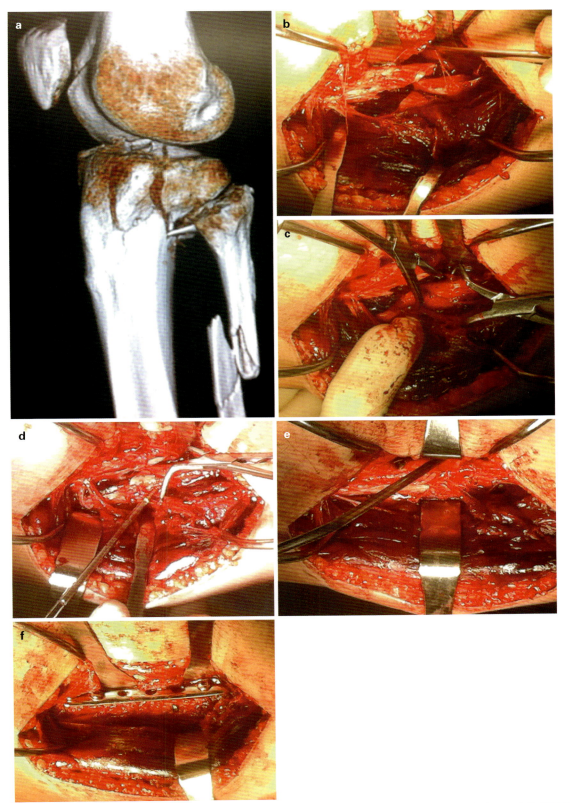

图 3.2 腓骨干骨折的直接复位：胫骨平台骨折伴腓骨短缩、粉碎性骨折（a），为了恢复胫骨正常的高度，医生选择了开放入路（b），腓骨直接解剖复位。将蝶形骨块复位，用尖头复位钳夹住（c），用拉力螺钉固定（d），从而形成两个主要的断端。将其复位并用第二枚拉力螺钉固定（e），放置中和钢板保护固定后的结构（f）

表 3.1 影响骨折愈合的因素

矫正类型	直接复位	间接复位
对线	尖头复位钳 骨撬 椎板撑开器或 Jungbluth 撑开器（两个螺钉之间） Schanz 钉操纵杆 通用的 AO 加压 / 牵开器械	骨折牵引床 通用牵引器 外固定架 重力
成角 / 移位	Schanz 钉操纵杆 球尖顶棒 骨钩 牙科探针 骨膜起子 环扎钢丝 同轴复位钳 尖头复位钳	成角顶点下拐杖 无菌垫块 透射线三角垫 F- 工具 外用槌
旋转 / 多维	Schanz 钉操纵杆 持骨钳 外支架 （临时复位钢板） （预塑型钢板）	髓内复位辅助器 内支架 （髓内钉）

不平衡，或者一侧骨质失去完整性，将导致成角畸形，依据受力的方向，可伴或不伴旋转畸形，重力影响也能产生成角畸形。最简单的矫正方法是在畸形的顶点施加应力。常用的方法有：股骨干骨折，在后侧顶点处放置一个拐杖；股骨远端干骺端骨折，在其下方放置一个无菌垫块或可透射线的三角垫；粗隆下骨折，在股骨颈安放一个 Schanz 钉来矫正顶点向前的成角畸形。

移位矫正

张力导致骨折向任何方向的倾斜都会引起骨折移位。单个肌肉群的拉力根据其位置和止点也可以引起移位。残留的骨折移位通常很难通过间接复位矫正，但在某些情况下使用 F- 工具或外用槌等工具进行矫正。通过戳口或直接切开使用器械（图 3.3）可以达到更准确有效的复位。球尖顶棒、骨钩、牙科探针、骨膜起子或环扎钢丝都可以用来对骨折块推拉复位。根据骨折的倾斜度，使用复位钳或同轴复位钳可以直接抵消移位力。

旋转和多平面移位矫正

对损伤的肢体进行牵引后，大多数病例仍然

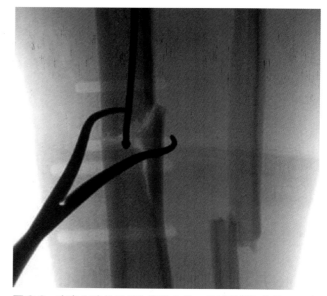

图 3.3 在穿入球头导丝和扩髓之前，经过骨折部位的戳口放置尖头复位钳，维持胫骨干骨折的复位

残余多平面畸形。通过控制骨折一侧或两侧，在所需的方向上施加力量，可以达到骨折复位，这可通过操纵杆（例如克氏针或 Schanz 钉），或在骨折端放置复位钳，达到畸形矫正的目的。髓内钉内固定时，使用髓内复位辅助工具（如小号髓内钉或导丝）可以实现多平面复位。然而，与使用骨折操纵杆相比，在髓内钉置入前，这些工具无法维持复位。

内植物辅助复位

理想情况下，内植物既可复位又可稳定。越来越多的现代骨折植入物是"预塑型"的和"部位特定解剖型"的，设计形状与拟应用的受伤部位相吻合。最好的例子就是髓内钉，只要置入点正确，将预塑型的髓内钉穿过骨折区，就会使骨折在冠状面和矢状面复位，并起着内部支架的作用。此外，外固定架同样可以纠正成角和移位畸形（图 3.4）。固定股骨近端、股骨远端、胫骨近端骨折的预塑型钢板是应用支架原理的很好的例子。如果将钢板正确置于干骺端并牢固固定，随后将骨干复位至钢板（反之亦然）将恢复冠状面和矢状面对位（图 3.5），

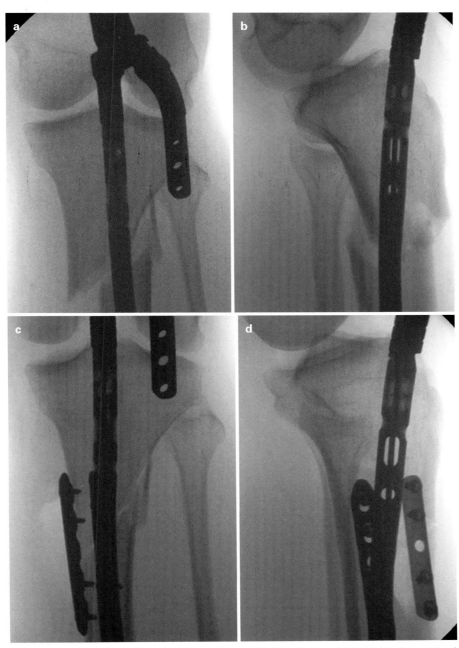

图 3.4　在髓内钉固定过程中使用钢板保持胫骨干骺端良好对位。尽管扩髓时对入口及骨折对位给予重视，但置入髓内钉后，胫骨近侧干骺端骨折的对位仍不能接受（a，b）。通过直接切开，将骨折复位，并用两个五孔小钢板固定。置入单皮质螺钉偏心，防止对髓内钉通道的干扰（c，d）

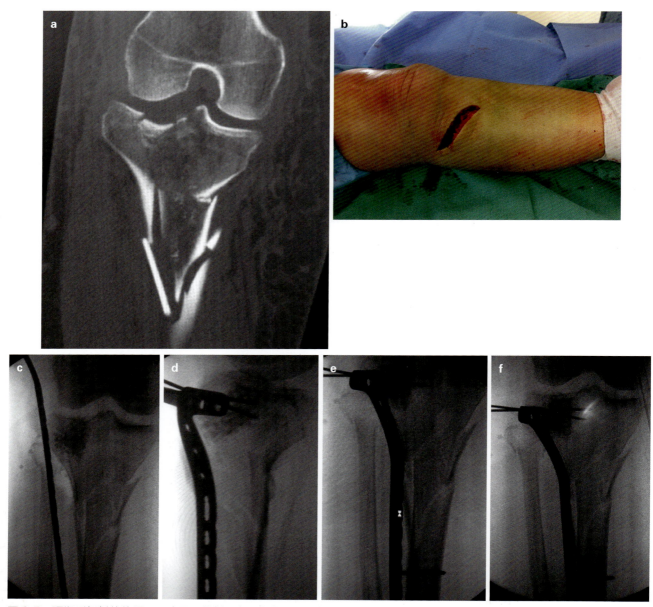

图 3.5 预塑型钢板的使用：正确置于骨折近段，将骨干向其复位，恢复冠状面和矢状面的对位。胫骨平台骨折伴干骺端—骨干广泛粉碎（a），通过近端皮肤切口采用间接复位技术进行治疗（b），关节部分解剖复位后，放置一个预塑型钢板（c），暂时用克氏针将近端和远端固定（d），于粉碎骨段的远端置入一枚皮质骨螺钉，在拧紧螺钉的过程中骨干被拉至钢板（e），从而恢复肢体力线（f）

同时应用牵引力将恢复长度。一般不用预塑型的髓内钉或钢板来进行旋转复位，因此在最终固定之前先矫正旋转畸形是很重要的。

总之，有许多通用技术可用于骨折的解剖复位，无论使用直接复位或间接复位技术，都必须重视骨折段及其周围软组织的血供和活性。复位技术的选择和使用取决于手术计划及受伤的解剖部位。

参考文献

[1] Gautier E, Pesantez RF. Surgical reduction. In: Ruedi TP, Buckley RE, Moran CG, editors. AO Principles of Fracture Management, vol. Volume 1. Stuttgart: Thieme; 2007. p. 165–188. Clin Orthop Relat Res. 2000

Jun;(375):7-14.

[2] Perren SM. Trends in internal fixation potential, limits and requirements. Injury. 1999;30(Suppl 2): B2–B4.

[3] Leunig M, Hertel R, Siebenrock KA, Ballmer FT, Mast JW, Ganz R. The evolution of indirect reduction techniques for the treatment of fractures. Clin Orthop Relat Res. 2000;375:7–14.

[4] Wenger R, Oehme F, Winkler J, Perren SM, Babst R, Beeres FJP. Absolute or relative stability in minimal invasive plate osteosynthesis of simple distal meta or diaphyseal tibia fractures? Injury. 2017;48(6): 1217–1223.

[5] Huang HT, Huang PJ, Su JY, Lin SY. Indirect reduction and bridge plating of supracondylar fractures of the femur. Injury. 2003;34(2):135–140.

[6] Krettek C, Müller M, Miclau T. Evolution of minimally invasive plate osteosynthesis (MIPO) in the femur. Injury. 2001;32(Suppl 3):SC14–SC23.

第二部分　骨折复位新技术

第四章 骨折复位新技术——计算机辅助手术

Rami Mosheiff，Amal，Khoury

徐建强 乔 林 / 译 王克利 朱泽兴 / 审校

计算机辅助手术在创伤外科的应用

计算机辅助手术（CAS）系统可以将术中精确、完整、即时的影像呈现给外科医生。系统可以实时追踪到手术器械和解剖组织的准确位置，并将其与术前、术中影像资料结合起来进行分析，表现为一种动态连续成像的新方式。感觉上，CAS系统就像是目前在汽车中普遍安装的基于全球定位系统（GPS）的导航仪，用以帮助驾驶员找到希望的目的地。在驾驶过程中，计算机地图上可以始终显示出汽车的确切位置，并提前提出转向指示。目前，有各种无图像和有图像的计算机辅助手术系统，可以在多种骨科手术中用于帮助制订手术计划和完成手术操作，包括全髋关节和全膝关节置换的初次手术及翻修手术、前交叉韧带重建手术、椎弓根螺钉置入术、创伤手术。CAS俨然已经成为创伤骨科整体治疗的一部分。计算机应用在该领域的快速发展，使得创伤骨科在为患者进行治疗时，从术前计划到术后评估的各个阶段，都可以提供多种可行的方案供选择。计算机化在创伤患者治疗中的应用，不仅能在术前计划

R. Mosheiff, M.D. (✉) • A. Khoury, M.D.
Department of Orthopedic Surgery,
Hadassah Medical Center, Jerusalem, Israel
e-mail: ramim@hadassah.org.il

© Springer International Publishing AG 2018
P.V. Giannoudis (ed.), *Fracture Reduction and Fixation Techniques*,
https://doi.org/10.1007/978-3-319-68628-8_4

中提供更多选择，而且还能缩短手术时间，更关键的优势是减少整体治疗中并发症的发生率。这与当前提倡的微创手术理念非常契合。CAS系统将数字化技术带入手术室，能够达到两个重要目标：最微创和最精准。同时，还显著减少外科医生和患者在手术中的放射线暴露时间。CAS在术前计划和术后评估方面已经取得突破性进展，但由于骨折复位这一关键步骤是一个动态过程，因此将计算机导航这一新技术整合于手术中还有很多困难。

计算机辅助手术在长骨骨折闭合复位中的应用

长骨骨折的开放复位有较高的感染率和不愈合率。因此，人们提出一些对长骨骨折闭合复位的方法，如使用股骨牵开器、经皮Schanz钉操控骨折端、牵引。但是这些方法必须依靠透视，患者和医生都会受到大量的辐射。

CAS系统多种多样，但适合创伤外科应用的还是基于透视技术导航方式。可能有人会认为这只是透视技术的一种改进，但毫无疑问，正是这种改进使得计算机导航系统成为计算机辅助外科在骨科创伤手术室融合过程中的先行者。计算机导航系统可以精确定位髓内钉入钉点，精准置入锁定螺钉和阻挡钉，准确测量出所需髓内钉和螺钉尺寸，可以显著减少手术过程中的辐射暴露。

不过，因为同时需要两个独立解剖位点的动态图像，例如两个骨折端，因此计算机导航系统目前还很难完成体内骨折的复位。

第一篇基于透视的计算机导航新技术在髓内钉闭合复位内固定应用的文章发表于 2005 年。将一个模块化的主动发射红外线的示踪仪安装在空心的髓内骨折对位仪上，将该装置插入骨折近端的髓腔中，向骨折部位推进，之后将其作为"操纵杆"对骨折进行复位，示踪仪插入远骨折端。进行骨折远端正侧位透视，将图像存储在计算机中，把透视机从手术区域移走，此后的复位过程中不再使用。此时，位置感受器（红外照相机），通过追踪髓内骨折定位仪和远骨折端上的红外线示踪模块来确定其位置。由于髓内骨折对位仪位于近骨折端内，它的图像同时代表复位装置和近骨折端，二者可以视作一个整体。在计算机显示屏上只看到示踪器，实际上代表着围绕它的近骨折端，这样就不需要在近骨折端上安装参照架。在实际进行骨折复位时，用带有示踪器的骨折复位仪操纵近骨折端，使屏幕上的虚拟图像与远骨折端的髓腔对准。导航时，骨折复位过程中计算机屏幕上看到的图像是复位仪和远骨折端的虚拟图像。当两个虚拟图像在先前拍摄的正、侧位 X 线片上均对齐时，骨折就复位了。整个过程中不使用透视机。

计算机辅助技术控制长骨骨折的长度和旋转

股骨骨折髓内钉内固定被认为是非常成功的手术方法，愈合率达到 98% ~99%。但是，该手术并非没有并发症。伴随着严重粉碎性的、累及干骺端的大量高能量骨干骨折的治疗，畸形愈合也有发生，其中旋转畸形最常见。具有临床意义的旋转畸形（> 15°）的发生率在 10% ~22% 之间。人们提出了一些在股骨干固定过程中减少旋转畸形的解决方案和透视技术，例如骨皮质台阶征，小转子轮廓，以及对两侧肢体侧位像的放射

线影像进行比较。不过，尽管采取了这些方法，股骨旋转不良的发生率并未见明显降低。

基于透视的导航技术进行骨折复位手术，一个明显的突破是在创伤手术中能够同时跟踪一个以上的骨折端，从而能够实时跟踪和处理两个主骨折端。骨折复位导航软件具备能够进行单骨跟踪以及能够实时跟踪两个附着在骨组织上的示踪器，这种示踪器每个骨端各有一个。该软件使用不同模块的透视导航技术进行股骨骨折固定，包括用导航确定髓内钉的入口，对骨折端进行分割，无须实时透视的虚拟复位、虚拟内植物的置入和螺钉的锁定。最重要的是，通过与健侧股骨对比来判断其长度和旋转，利用患侧和健侧股骨的近端及远端影像，可以计算出各骨的长度以及旋转轮廓。最终，在髓内钉锁定前，使患侧股骨的长度和旋转与健侧股骨一致（图 4.1）。

每次麻醉后手术开始时，将无创的光学示踪器置于健侧大腿。采集正常股骨的以下四个图像：股骨近端正位（AP）和侧位，股骨远端的正位（AP）和确切的侧位图像。软件会自动计算出股骨近端和远端标志之间的轴向旋转角度以及股骨长度。所有图像和数据都存储在计算机数据库中。在髓内钉置入后和锁定前，将示踪器放置在患侧股骨的近端和远端。图像的采集和标记过程与健肢相同。利用手持式射线示踪器（X 点）及放在股骨远近骨折端上的示踪器，采集与健肢相同的四个图像。

在图像上标记出股骨头的中心、大转子尖端、股骨的两个后髁和髁间线。此时，导航系统的示踪照相机记录髓内钉固定的患肢的长度和旋转度。计算机以毫米为单位显示健肢和患肢的长度，并显示旋转角度。在获得满意的对位对线之后，锁定骨折远近端。

计算机模拟骨折复位

目前，标准的治疗从获取 X 线影像和评估骨折开始，然后设计手术方案，确定手术入路，复

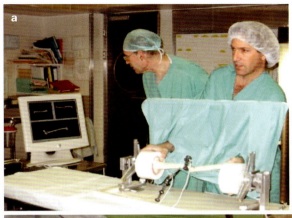
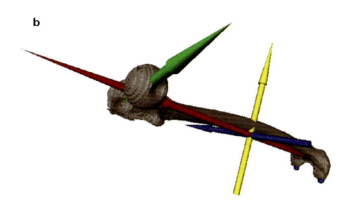
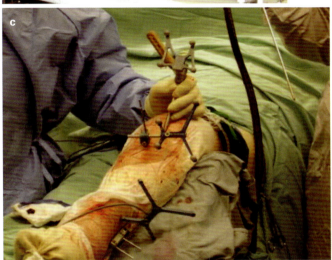
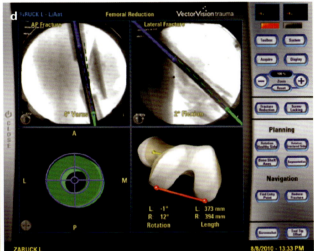

图 4.1　一项重大突破是导航下进行骨折复位手术时可以同时跟踪一个以上骨折端。骨折复位导航软件可以实时跟踪两个附着在骨块上的示踪器，每个骨块上各有一个示踪器。在实验室首先进行体外实验（a，b），然后进行胫骨骨折的实时髓内钉治疗（c，d）

位方法，固定装置的类型、数量以及置入的位置。可以使用商业软件包，将植入物的 2D 数字模板叠加于 X 线影像上，据此设计骨折的复位与固定方案。对于复杂的骨折，利用 CT 扫描的 3D 骨折模型制订手术计划。医生根据术中新摄的 X 线影像修订术前计划。对于简单的骨折，在大多数情况下，这种方法可以获得圆满的结果。但是对于复杂的骨折，报道显示并发症的发生率仍较高。

尽管三维 CT 明显提高了成像效果，但有时仍难以完全确定骨折类型。讨论最多的一个难题是如何选择正确的手术入路。因此，制订严格的术前计划非常关键，尤其是进行经皮手术治疗时。无疑，现在已经有新的技术可以帮助医生精确地设计手术过程。近年来开发的计算机程序已

经能够对受伤的骨骼进行模拟手术。术前就要模拟进行实际手术过程的所有操作步骤。这种方法对于常规手术来说或许只是有所改善，但是对于经皮手术来说却有巨大的帮助。虚拟手术操作可以标记出手术的安全区域，精确计划骨块复位的步骤，确定所需螺钉的长短，以及螺钉的最佳通道，并可以预先检验经皮手术是否可以替代开放手术。而且，骨折的特定影像资料在术中也大有帮助。术前获得的详细资料可以转化到执行阶段，指导术中的导航。目前，所有在实验中的和在临床使用的计算机术前计划软件均基于 CT 扫描结果。

1. 3D 成像可模拟手术过程各个阶段，包括分割、复位、固定。

2. 用于虚拟复位的 3D 图像以健侧肢体的镜像图作为模板。

3. 3D 成像可进行有限元分析，提供必需的信息，以选择最合适的生物力学组合固定装置。

4. 触摸式计算机辅助特定患者制订术前计划。

计算机辅助关节内骨折固定

外科手术中通常用 C 臂透视机进行影像指导。术中透视是一种经济高效而又可以随时进行的检查方式，尽管图像质量可能会因骨骼的不同而有很大差异。关节内骨骨折的固定在技术上有独特的难度。在许多情况下，这种骨折通常是粉碎性骨折，骨折块呈复杂的几何形状，用常规的 CT 断层片或 X 线影像通常难以评估。近 10 年以来，引入了 3D 术中成像设备，例如 Siremobil Iso-C 3D（Siemens Medical Solutions）。3D 成像可以大大提高对术中骨折复位情况以及手术器械所处位置的了解。但是，3D 成像设备也有其局限性。由于会受到辐射，该系统在手术期间只能使用一次或两次，并且其图像是静态的，视野也有限。还有其他的问题，包括对于较小的骨片难以显示，在骨折固定过程中如果骨块有移位也难以发现。最近，一种改进的等中心 C 臂机被引入临床，可以提供更好的图像质量、更大的视野、更高的分辨率，还可以显示软组织，并且术中不需要转动 C 臂机（等中心性）。

另外，最近新开发的专利软件包，可以使用常规的透视技术进行术中 3D 成像，既降低了成本，又减少了辐射。

先进的术中 3D 成像技术判断骨折复位情况

将平板探测器（为射线照相 / 射线透视成像而开发的）应用于锥形束 CT，形成了一种相对新型的术中 3D 成像技术。锥形束 CT（CBCT）可将从围绕患者（例如，环形轨道）的轨道放射线探测器采集到的 2D 投影图进行立体图像重构。在 2D-3D 的注册允许后，可以直接使用锥形束 CT（CBCT）扫描进行术中导航。与现有的术中影像检查（例如 Iso-C 3D）相比，这是一项取得重大进步的技术，可提供更好的影像质量、更大的视野、更高的空间分辨率，可显示软组织。CBCT 可提供精细的关节内结构的影像，可以显示出微小的骨折块并准确定位，可以确认骨折复位的情况以及植入物的位置。CBCT 成像在关节内骨折复位手术中可以显示出对位不良和移位。CBCT 成像有助于对骨折块定位及解剖复位。射线剂量减少时 CBCT 图像干扰会逐渐增大，这在胫骨平台骨折复位固定术中已被证明。此外，即使是大面积粉碎性骨折，也可以应用表面匹配算法，提供更大视野的高分辨率图像。已经证明在股骨骨折手术中使用表面镜像算法，可以准确判断旋转的情况。

近 10 年以来，为了提高术中质量，将机器人与 3D 平板 C 臂机、Artis zeego CBCT C 臂机（西门子）进行组合。近年来，世界各地建立了许多杂交手术室。我们的手术室中，将 3D 平板 C 臂机（Artis Zeego）与导航系统（Brainlab Curve, Brainlab）结合在一起。这种独特的组合使医生可以通过单独的 3D 扫描（图）就可以观察到 CT 般图像质量的整个骨盆。这样，医生就能够掌控术中骨折的复位情况，并据此随时调整方案（图 4.2）。Ulm 手术组在使用上述方法后，骶髂螺钉置入的精确度明显提高。

Artis zeego 系统可以用于不同部位的关节内骨折手术，确认骨折复位和植入物位置，在我院常用于 Pilon 骨折、跟骨骨折、胫骨平台骨折、骨盆骨折以及髋臼骨折手术。在最终放置植入物前，需要对骨折复位的情况再次评估。如有需要，去除临时固定，重新复位。

发展方向

计算机辅助手术的一项有希望发展方向是用

机器人完成术前计划（图 4.3）。如今，各种导航方法都能很好地引导器械的放置，但不能进行骨折复位。10 年前，推出了一款新型微型机器人（SpineAssist; Mazor Surgical Technologies, Caesarea, Israel），该机器人可以帮助精确置入经皮椎弓根螺钉和经椎板关节突螺钉。依据 CT 扫描和透视数据整合，机器人按照术前计划，自动调整找到理想的入口和通道。在此期间获得的丰富经验，使得我们对该系统稍作改进，用于骶髂螺钉的置入。这证明 3D 导航系统根据术前计划，可在狭窄的安全区置入螺钉。

这是一个计算机将术前计划和完成固定结合的示例。但目前还做不到将数字化的术前方案转换为计算机直接控制下的骨折复位。我们希望，不久的将来，在骨折治疗的关键阶段，可以将术前计划和术中引导复位有机地结合起来（图 4.4）。

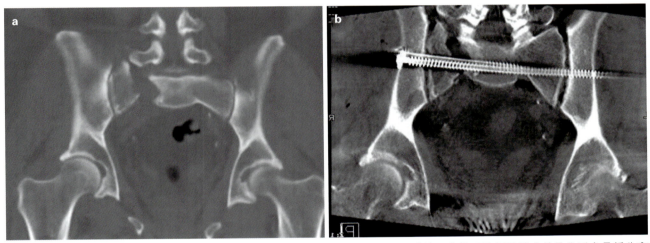

图 4.2　术中高级 3D 成像系统有助于判断骨折复位及植入物位置。骨盆 CT 扫描的冠状位图像显示手术前骨盆后方骨折分离（a）。Artis zeego 系统获取的术中 CT 冠状位图像显示骨盆复位和固定情况（b）

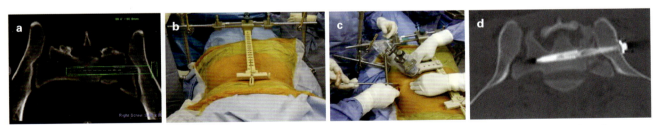

图 4.3　依据 CT 扫描和透视数据整合（a），按术前计划，微型机器人（SpineAssist; Mazor Surgical Technologies, Caesarea, Israel）自动调整找到理想的入口和通道（b 和 c）。我们使用同样的方法置入骶髂螺钉（d）

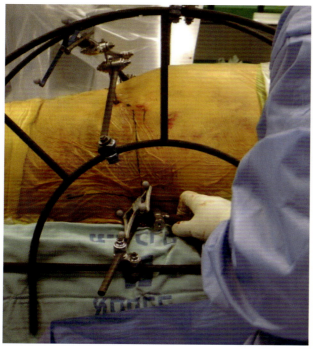

图 4.4　在骨折复位阶段，期望按步骤将术前计划和术中导航技术进行整合。在部分在体实验中，我们使用骨盆复位架，将正常侧的骨盆固定到手术台，就可以对患侧的半骨盆进行操纵。这种骨盆复位架与导航系统结合，提高了对骨盆环闭合复位的能力

参考文献

[1] Nolte L, Beutler T. Basic principles of CAOS. Injury. 2004;35(suppl 1):6–16.

[2] Liebergall M, Ben-David D, Weil Y, et al. Computerized navigation for the internal fixation of femoral neck fractures. J Bone Joint Surg Am. 2006;88A:1748–1754. Reddix RN, Webb LX. Computed-assisted preoperative planning in the surgical treatment of acetabular fractures. J Surg Orthop Adv. 2007;16:138–143.

[3] Mosheiff R, Khoury A, Weil Y, et al. First generation of fluoroscopic navigation in percutaneous pelvic surgery. J Orthop Trauma. 2004;18:106–111.

[4] Weil YA, Liebergall M, Mosheiff R, et al. Assessment of two 3-D fluoroscopic systems for articular fracture reduction: a cadaver study. Int J Comput Assist Radiol Surg. 2011;6(5):685–692.

[5] Kahler DM. Virtual fluoroscopy: a tool for decreasing radiation exposure during femoral intramedullary nailing. Stud Health Technol Inform. 2001;81:225–228.

[6] Weil YA, Liebergall M, Mosheiff R, et al. Long bone fracture reduction using a fluoroscopy-based navigation system: a feasibility and accuracy study. Comput Aided Surg. 2007;12:295–302.

[7] Mosheiff R, Weil Y, Peleg E, et al. Computerised navigation for closed reduction during femoral intramedullary nailing. Injury. 2005;36:866–870.

[8] Tornetta P III, Ritz G, Kantor A. Femoral torsion after interlocked nailing of unstable femoral fractures. J Trauma. 1995;38:213–219.

[9] Jaarsma RL, Pakvis DF, Verdonschot N, et al. Rotational malalignment after intramedullary nailing of femoral fractures. J Orthop Trauma. 2004;18:403–409.

[10] Weil Y, Gardner MJ, Helfet DL, et al. Accuracy of navigated femoral fracture reduction–a laboratory study. Clin Orthop Rel Res. 2007;460:185–191.

[11] Attias N, Lindsey RW, Starr AJ, Borer D, Bridges K, Hipp JA. The use of a virtual three-dimensional model to evaluate the intraosseous space available for percutaneous screw fixation of acetabular fractures. J Bone Joint Surg Br. 2005;87(11):1520–1523.

[12] Cimerman M, Kristan A. Pre-operative planning in pelvic and acetabular surgery: the value of advanced computerised planning modules. Injury. 2007;38(4):442–449.

[13] Noser H, Heldstab T, Schmutz B, Kamer L. Typical Accuracy and Quality Control of a Process for Creating CT-Based Virtual Bone Models. J Digit Imaging. 2011;24(3):437–445.

[14] Varga E, Erdőhelyi B. Severe Pelvic Bleeding: The Role of Primary Internal Fixation. Eur J Trauma Emerg Surg. 2010;36(2):107–116.

[15] Kovler I, Joskowicz L, Weil Y, Khoury A, Kronman A, Mosheiff R, Liebergall M, Salavarrieta J. Haptic computer-assisted patient-specific preoperative planning for orthopedic fractures surgery. Int J CARS. 2015: 10: 1535–1546.

[16] Khoury A, Siewerdsen JH, Whyne CM, Daly MJ, Kreder HJ, Moseley DJ, Jaffray DA. Intraoperative cone-beam CT for image-guided tibial plateau fracture reduction. Comput Aided Surg. 2007;12(4):195–207.

[17] Khoury A, Whyne CM, Daly M, Moseley D, Bootsma G, Skrinskas T, Siewerdsen J, Jaffray D. Intraoperative cone-beam CT for correction of periaxial malrotation of the femoral shaft: a surface-matching approach. Med Phys. 2007;34(4):1380–1387.

[18] Richter PH, Gebhard F, Dehner C, Scola A. Accuracy of computer-assisted iliosacral screw placement using a hybrid operating room. Injury. 2016;47(2):402–407. https://doi.org/10.1016/j.injury.2015.11.023. Epub 2015 Dec 12.

[19] Lieberman IH, Togawa D, Kayanja MM, Reinhardt MK, Friedlander A, Knoller N, Benzel EC. Bonemounted miniature robotic guidance for pedicle screw and translaminar facet screw placement: Part I-Technical development and a test case result. Neurosurgery. 2006;59(3):641–650. discussion 641-650

[20] Stüer C, Ringel F, Stoffel M, Reinke A, Behr M, Meyer B. Robotic technology in spine surgery: current applications and future developments. Acta Neurochir Suppl. 2011;109:241–245. https://doi.org/ 10.1007/978-3-211-99651-5_38.

第五章 关节内骨折球囊扩张复位术（骨成形术）

Peter V. Giannoudis，Theodoros Tosounidis

徐建强 乔 林 / 译 王克利 朱泽兴 / 审校

引言

非椎体球囊成形术（所谓的充气式骨撑开术）作为骨折复位的一种方法近来被广泛应用。该技术现已成功应用于桡骨远端、肱骨头、跟骨以及胫骨平台等部位的压陷骨折的复位。本章将介绍应用该技术对胫骨平台 Schatzker Ⅱ 型、Ⅲ 型关节内塌陷性骨折进行治疗。

骨折局部解剖：基于 X 线片的骨折分型

股骨髁对胫骨关节面的轴向暴力，是胫骨平台关节内骨折的发生原因。

Schatzker 等提出的胫骨平台骨折分型一直是这类损伤最常用的分型（图 5.1）。对于 Ⅱ 型和 Ⅲ 型骨折，和其他任何关节内骨折一样，治疗的原

P.V. Giannoudis, M.D., F.R.C.S. (✉)
Academic Department of Trauma and Orthopaedics,
School of Medicine, University of Leeds, Leeds, UK
NIHR, Leeds, UK

Musculoskeletal Biomedical Research Center,
Chapel Allerton Hospital, Leeds, UK
e-mail: pgiannoudi@aol.com

T. Tosounidis, M.D., Ph.D.
Academic Department of Trauma and Orthopaedics,
School of Medicine, University of Leeds, Leeds, UK

© Springer International Publishing AG 2018
P.V. Giannoudis (ed.), *Fracture Reduction and Fixation Techniques*,
https://doi.org/10.1007/978-3-319-68628-8_5

则仍然是：解剖复位，坚强固定，早期活动。

目前，最常用的复位技术仍然是在骨皮质开窗，经该窗口到骨折凹陷处，用顶棒使凹陷骨折复位。

然而近来，借鉴椎体后凸成形术成功经验，开始将充气球囊作为撑开器对胫骨平台凹陷性骨折进行复位。该技术的优点是将骨窗缩为钻孔，同时还扩大受力面积，从而使复位简单易行，效果满意，创伤减小。

术前计划

早期对患肢进行仔细的临床检查至关重要，以准确评估软组织的情况，了解神经血管的状态，排除筋膜间室综合征。对于多发伤患者，必须进行早期 ATLS（高级创伤生命支持）评估，甚至进行 2 次或 3 次检查，以排除其他部位的损伤。放射线检查包括膝关节正侧位片（图 5.2），以及胫骨的 X 线片。膝关节计算机断层扫描检查（CT）（图 5.3）也很关键，可以详细了解骨折压缩的程度、粉碎的程度，以及有无其他能影响到内植物放置的骨折线，这些对达到最佳稳定状态十分重要。

手术室整体安排

手术室中，患者仰卧位于可透放射线的手术床上（图 5.4）。术者站于患侧，影像增强器放于

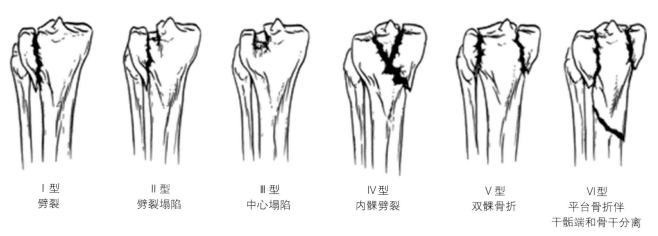

Ⅰ 型	Ⅱ 型	Ⅲ 型	Ⅳ 型	Ⅴ 型	Ⅵ 型
劈裂	劈裂塌陷	中心塌陷	内髁劈裂	双髁骨折	平台骨折伴 干骺端和骨干分离

图 5.1 胫骨平台骨折的 Schatzker 分型

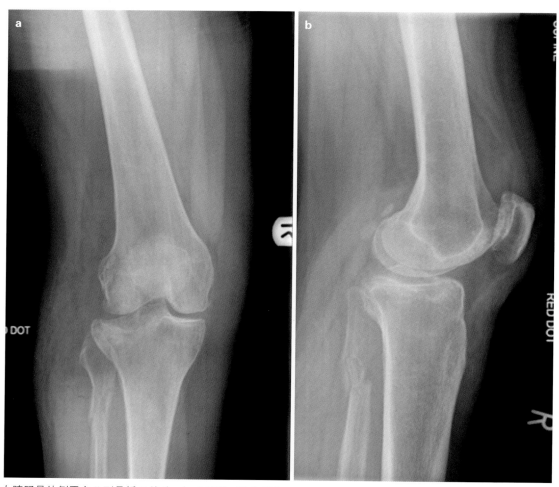

图 5.2 右膝胫骨外侧平台 Ⅱ 型骨折 X 线片。(a) 正位；(b) 侧位

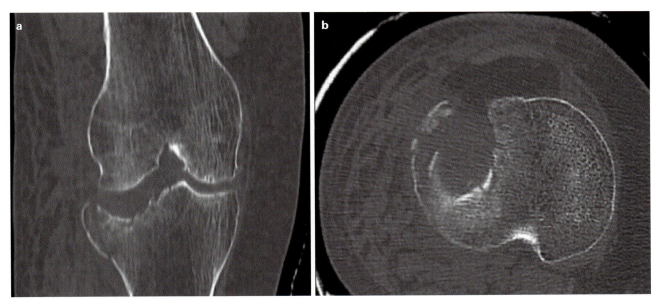

图 5.3　（a, b）右胫骨外侧平台骨折 CT 片

图 5.4　患者仰卧于可透放射线的手术床上

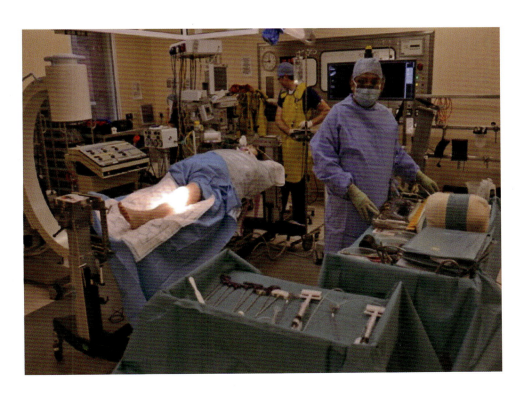

对侧。健侧下肢用连接的腿部支撑架固定于屈曲位，以方便进行膝部的侧位 X 线透视（图 5.5）。

置于三角垫或垫枕上使膝关节略微弯曲 15°，可使腓肠肌松弛（图 5.5）。

闭合复位方法

这种骨折闭合复位比较困难。但是，将患膝

复位器械

所需的仪器包括导针、精密钻、Kyphon 充气注射器、规格适当的充气球囊（IBT）、造影剂、植骨器、植骨材料、克氏针、复位钳、钢板及螺钉（图 5.6）。

在透视引导下，将一根克氏针或其他金属标记物的尖端放置在胫骨平台的内侧，使标记物在正、侧位透视图像上，位于塌陷区下方 2~3mm（图 5.7）。

确定正确平面后，在内侧切一个小切口，将充气球囊撑开器的套管针自内侧向外侧推进，到达塌陷区的下方（图 5.8）。

为了防止充气球囊撑开器自凹陷骨折处向干

手术入路：确定关节塌陷区

微创入路，大腿上止血带。

图 5.5 影像增强器置于医生的对侧。将健侧下肢屈曲并用附加的支架支撑固定，以方便进行侧位 X 线透视。请注意，患肢用垫枕支撑

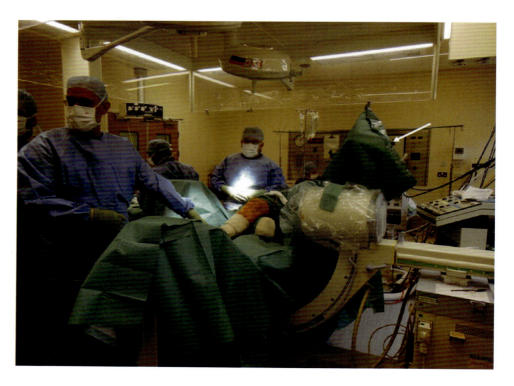

图 5.6 Kyphon 充气球囊设备

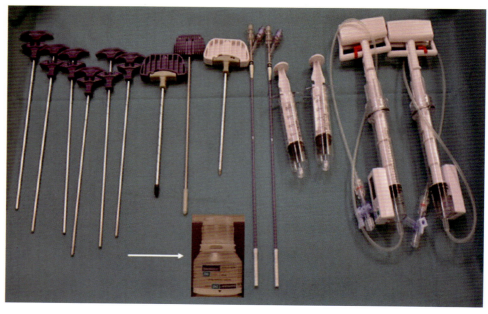

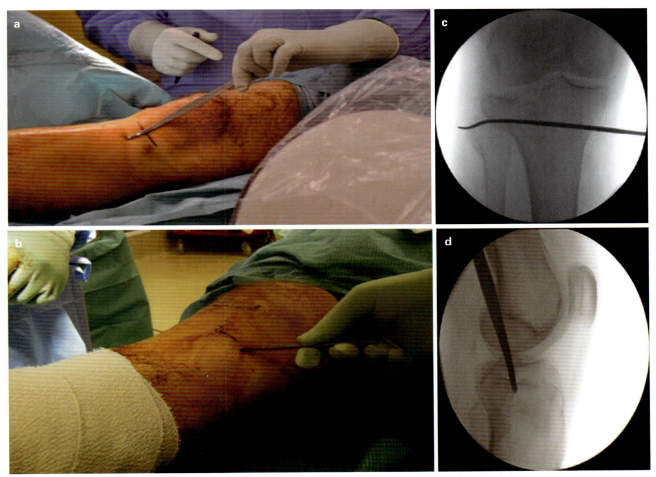

图 5.7（a～d）透视引导下，将金属标记物的尖端放在胫骨平台的内侧，在正、侧位透视图像上，位于塌陷区下方 2～3mm

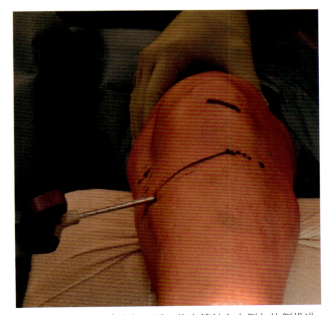

图 5.8 在内侧经皮小切口后，将套管针自内侧向外侧推进，直到塌陷区下方

骺端松质骨区下沉，笔者建议在球囊下方区域并排放置 2～3 根直径 2mm 的克氏针。不过，现在已有一种专用套管，可防止球囊向下方扩张，无须使用克氏针。

向后指向外侧关节线做一弧形切口。建立通道，掀起小腿前间室近端的软组织，插入钢板，支撑外侧壁后部，防止外侧壁移位（图 5.9）。

此步骤中的危险结构是围绕腓骨颈的腓总神经。如果医生认为有必要直视检查关节面就需要经过冠状韧带进行半月板下切开，以显露胫骨平台外侧的骨折。

复位方法

用一个大号的尖头复位钳经皮夹紧钢板和胫

骨内侧平台，以防止球囊充气过程中外侧劈裂骨折块移位（图 5.10）。

将精密钻经过套管拧入骨组织中，准备充气球囊撑开器（IBT）的通道。退出精密钻，将 IBT 插入套管并推送到凹陷区下方，使球囊朝着目标方向扩张。对球囊逐渐充气，在透视监控下，塌陷骨组织逐渐复位到正常的解剖水平（图 5.11）。

复位成功之后，在球囊放气之前，从稍后侧插入一根克氏针，以维持对位（图 5.12a）。

退出充气球囊撑开器，插入植骨装置，便于将骨替代物送入撑开的空腔中。在置入骨替代物之前，将吸引器头放置在骨填充装置的入口处，将空腔中渗出的血液吸除（形成一个干燥的空腔），以便于水泥填充剂的最佳耦合（图 5.12b，c）。随后用骨替代物（磷酸三钙）填充空腔，退出植骨装置。

然后选定钢板，将螺钉拧入钢板远、近端的钉孔，将骨折两端连接起来（图 5.12d，e）。有时，有指征的话，在关节内凹陷骨折复位后，中和钢板固定之前，可以先用 1~2 枚空心螺钉将胫

骨外侧平台稳定住。

术后，患者可以开始早期膝关节活动。活动要求是足趾触地式负重 4 周，然后部分负重 4 周，再完全负重。建议 6 周内要预防血栓治疗。

提示与技巧

· 套管针要精确对准塌陷的关节内骨块，这对随后充气球囊撑开器的准确放置至关重要。

· 必须注意不要过度挤压外侧髁，因为这可能会导致凹陷骨块被卡住，从而无法使关节面达到解剖学上的平整一致（所谓的陷阱门效应）。

· 当关节面广泛塌陷时，要考虑再使用一个 ITB，并使两个球囊同时扩张。

· 要遵循厂家说明，球囊充气时不要超过建议的最大压力，以免球囊爆裂。

· 必须在空腔中填充足够数量的骨替代材料，以避免再次骨折塌陷。

利益冲突 不存在与本章内容直接或间接相关的商业利益。

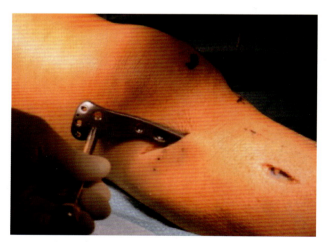

图 5.9 切开切口后，将锁定钢板推进并置于骨的外侧壁

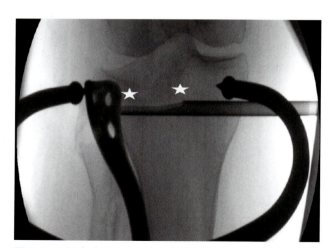

图 5.10 经皮使用一个大的尖头的复位钳夹持，以防止在球囊充气过程中外侧劈裂骨折块移位

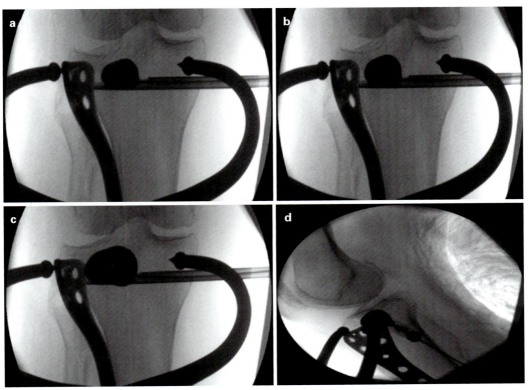

图 5.11 （a~d）将 IBT 送入通道中，对球囊慢慢充气，在透视监控下，将塌陷骨组织逐渐恢复至正常解剖水平

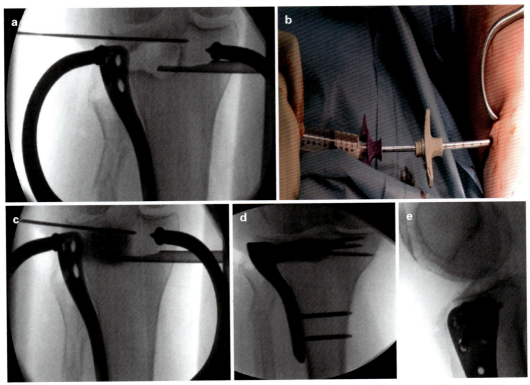

图 5.12 （a）成功复位后，在球囊放气之前，从外侧插入一根克氏针，以确保维持对位。（b，c）置入骨替代物，填充空腔，进行结构支撑。（d，e）将螺钉拧入钢板远近端的钉孔，进行最后的骨连接

参考文献

[1] Sandmann GH, Siebenlist S, Imhoff FB, Ahrens P, Neumaier M, Freude T, Biberthaler P. Balloon-guided inflation osteoplasty in the treatment of Hill-Sachs lesions of the humeral head: case report of a new technique. Patient Saf Surg. 2016;10(1):4.

[2] Ollivier M, Turati M, Munier M, Lunebourg A, Argenson JN, Parratte S. Balloon tibioplasty for reduction of depressed tibial plateau fractures: Preliminary radiographic and clinical results. Int Orthop. 2016;40(9):1961–1966.

[3] Broome B, Mauffrey C, Statton J, Voor M, Seligson D. Inflation osteoplasty: in vitro evaluation of a new technique for reducing depressed intra-articular fractures of the tibial plateau and distal radius. J Orthop Traumatol. 2012;13(2):89–95.

[4] Hahnhaussen J, Hak DJ, Weckbach S, Heiney JP, Stahel PF. Percutaneous inflation osteoplasty for indirect reduction of depressed tibial plateau fractures. Orthopedics. 2012;35(9):768–772.

[5] Schatzker J, McBroom R, Bruce D. The tibial plateau fracture. The Toronto experience 1968-1975. Clin Orthop Relat Res. 1979;138:94–104.

第六章　骨折复位技术创新：阻挡钉

Theodoros H. Tosounidis，Peter V. Giannoudis

徐建强　乔　林 / 译　王克利　朱泽兴 / 审校

阻挡钉临床应用基本原理

Poller 螺钉也叫"阻挡钉"，用在长骨髓内钉内固定中的一项微创复位技术中。它的临床应用首先由 Krettek 等于 1995 年在英文文献中进行了描述，此后它的应用被广泛接受，被认为是一种真正安全有效的经皮微创技术。其最初的手术指征是帮助长骨干骺端骨折复位并增强其稳定性。现在应用范围扩大，用于治疗骨不连和髓内针肢体延长术。阻挡钉应用的基本原理是它减小了髓腔的宽度，阻挡髓内钉移动，增强内植物—骨的强度。

阻挡钉主要用于干骺端骨折的髓内固定，此处喇叭形的短骨段很难与长骨段对齐，将远近端锁定螺钉置入前，即使通过一些方法（单皮质钢板，多平面牵引，经皮钳夹）能够复位，也很难维持。阻挡钉最初建议用在骨折短节段的畸形的凹面。其他关于正确位置的说法包括"将螺钉置

T.H. Tosounidis, M.D., Ph.D. (✉)
P.V. Giannoudis, M.D., F.A.C.S., F.R.C.S.
Academic Department of Trauma and Orthopaedic
Surgery, University of Leeds, Leeds, UK

NIHR Leeds Biomedical Research Unit,
Chapel Allerton Hospital, Leeds, West Yorkshire, UK
e-mail: ttosounidis@yahoo.com

© Springer International Publishing AG 2018
P.V. Giannoudis (ed.), *Fracture Reduction and Fixation Techniques*,
https://doi.org/10.1007/978-3-319-68628-8_6

于不想让它移向的那一侧"或者"皮质骨不足"的这一侧。不过这些描述比较模糊，对于经验不足的医生来说，很难将其应用于临床实践中。

如何更好地置入阻挡钉，早期描述的方法差别不大，共同点是精心的术前计划和仔细的术中操作。后来发现当只使用一枚阻挡钉时，或置入多枚螺钉的第一枚时，Hannah 等提出的方法非常有用且非常正确。该方法基于大多数长骨干骺端骨折都是斜行骨折的特点，先画出短节段和长节段骨段的轴线，再画出骨折线。这样就将短节段和长节段骨块分为四个部分：两个与骨折线成锐角，两个与骨折线成钝角。阻挡钉要置于靠近中线且靠近骨折线的锐角处（图 6.1 说明胫骨远端骨折中阻挡钉的使用）。

应用多枚阻挡钉时，Muthusamy 等描述的方法非常适用。按照他的方法，畸形复位时需要将骨折的顶点和两端同时向中线推挤。用医生的手指（拇指和食指）作为复位工具，对骨折畸形的顶点施加推挤力量，对两端施加折弯力量来实现这一意图。依照"拇指对向法则"，将阻挡钉置于正对拇指及食指所在骨干位置对侧的髓内钉旁。图 6.2 示例说明多枚 Poller 螺钉的应用技术。

提示与技巧

需要特别注意的技术要点：

· 阻挡钉可以在髓内钉置入之前或置入之后

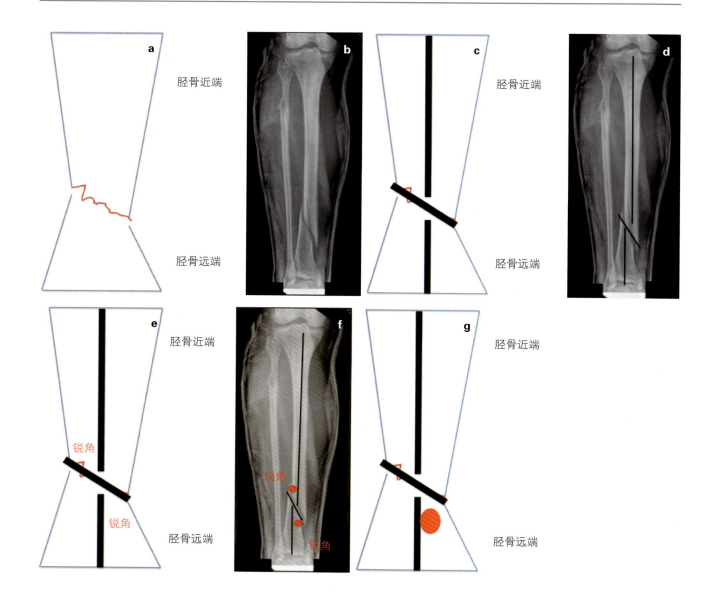

图 6.1 阻挡钉在髓内钉治疗胫骨远端骨折的应用。(a，b) 右胫骨远端骨折的示意图和正位片。(c，d) 画出骨折线和长、短骨段的轴线。(e，f) 骨折线与相应的轴线形成两个角度，一个为锐角，一个为钝角。(g，h) 第一枚阻挡钉置于短节段的锐角区。(i，j) 插入了球头导丝和扩髓钻头。(k) 髓内钉已插入。注意，当钉子遇到阻挡钉后被挤向对侧，畸形被矫正。(l) 最终的术中正侧位透视显示髓内钉位于中心位置。(m) 正侧位片显示术后 5 个月骨折愈合

使用。在髓内钉置入之后使用时，矫正效果有限。重点是阻挡钉必须在远、近端锁定之前置入。

· 阻挡钉距中线和骨折线的确切距离没有明确给定，建议距离骨折线 1~3cm，在安全的前提下尽可能接近中线（6~7mm）。阻挡钉置入位置取决于骨折的形态和所用髓内钉的直径。阻挡钉安装

在非常靠近骨折线的位置有可能会扩大骨折。另一方面，过于靠近中线可能会影响髓内钉的置入。图 6.3 显示置入了无效的阻挡钉。

· 其他类似的"阻挡器"有克氏针或斯氏针。克氏针损伤小，容易调整，可试验性放置。斯氏针可以作为操纵杆对骨折进行撬拨和复位。

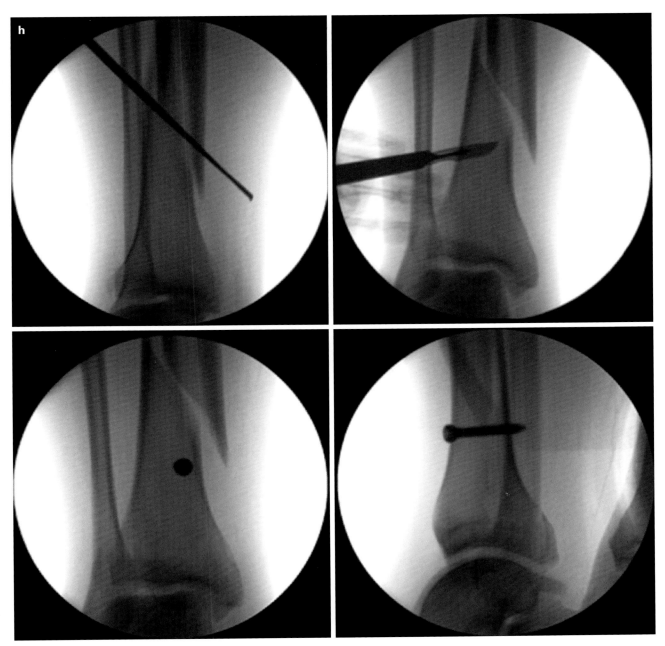

图 6.1（续）

· 使用空心螺钉要谨慎，因为它们会变形，术中或术后取出时会产生问题。

· 靠近阻挡钉扩髓应非常小心，或者尽量避免对其扩髓。

· 可以在短骨折段第一枚阻挡钉的对侧置入第二枚阻挡钉。这种用法一般用在短斜行骨折或极

远端的干骺端骨折。在短骨折段的对侧靠近关节面处安放第二枚阻挡钉，对于髓内钉的置入可以起到"门柱"的作用。

· 阻挡钉可以放在矢状面，也可以放在冠状面，也可同时在两个平面安放。应用于哪个平面取决于骨折移位／畸形的情况，应垂直于相对应的

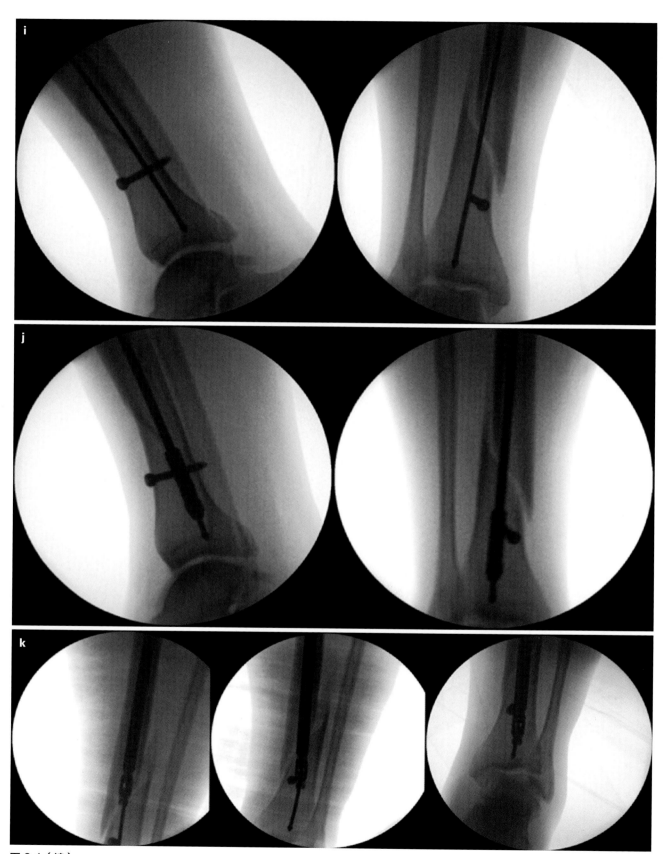

图 6.1（续）

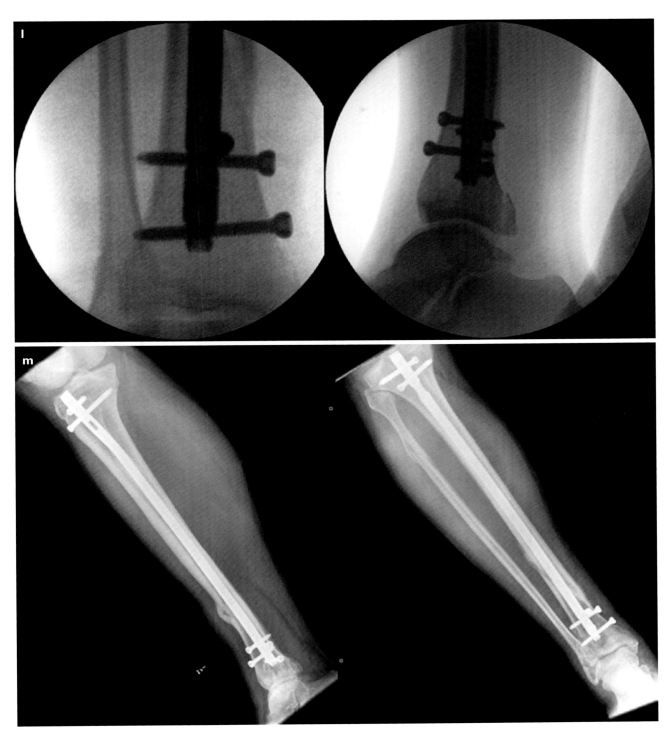

图 6.1（续）

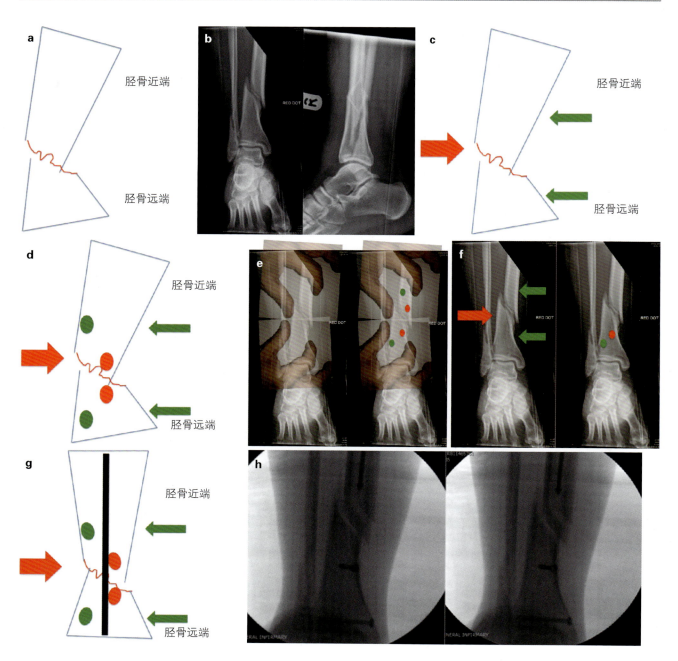

图 6.2　图示在胫骨远端骨折中应用"拇指对向法则"。（a，b）示意图和 X 线片显示骨折向外侧成角的顶点（内翻畸形）。（c，d）为了矫正畸形，将顶点向内侧推，同时将畸形的两端向外侧拉。阻挡钉要置于受力点的对侧，即置于畸形顶点的对侧，在两端置于顶点的同侧。（e）"拇指对向法则"表明阻挡钉位于拇指和食指的对侧。（f，g，h，i，j，k）本例中，仅在远端的短骨折段上放置了阻挡钉。开始的时候，在远骨折段靠近骨折线处置入了一枚阻挡钉，未能矫正畸形，随后在同一（即较短）骨段上，于第一枚阻挡钉远端的对侧再次置入一枚阻挡钉。（l，m）术中和术后即刻 X 线片显示骨折复位的情况及髓内钉与阻挡钉的相互位置

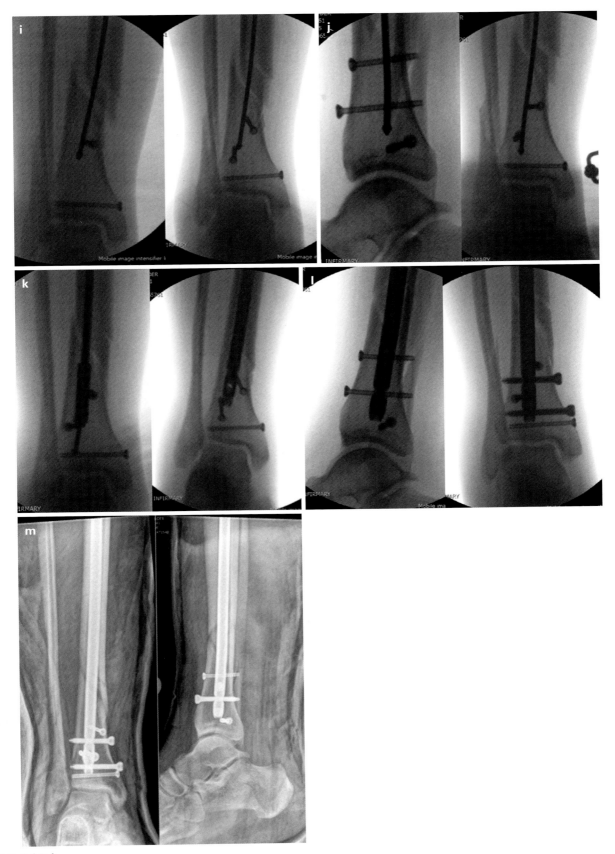

图 6.2（续）

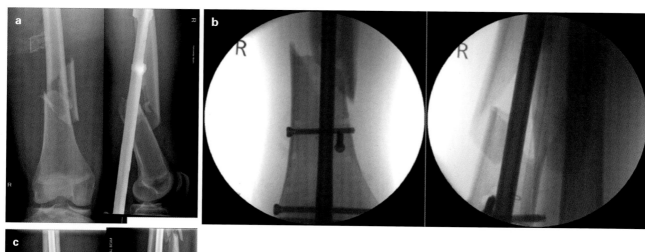

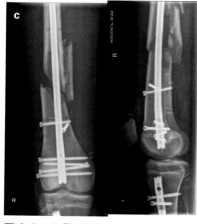

图 6.3 股骨远端无效的阻挡钉固定。（a）正、侧位 X 线片显示股骨远端粉碎性骨折。（b）术中透视显示使用两枚阻挡钉，一个自前向后，一个自外向内。显然，在矢状位上的阻挡钉并未紧靠髓内钉，因此对骨折的复位和稳定不起作用。远、近骨折端之间的错位仍然非常明显。（c）术后 X 线片显示股骨远端复位不良（内翻畸形）

平面。这意味着，如果在冠状面（内翻 / 外翻）上有移位，则在矢状面置入阻挡钉（由前到后）。同样，如果是矢状面有移位（前倾或后屈），则应在冠状面置入阻挡钉。

· 可以将阻挡钉留置原位，以增强结构的稳定性。这在极远端的骨折中尤其有用，因为在远端骨折中，一般很难置入 3 枚锁定钉。根据阻挡钉增强植入物稳定性的原理可将其用于骨不连的治疗。

· 当阻挡钉矫形过度时，将螺钉退出远侧皮质使其稍微失效，使髓内钉更靠近中线。

· 长骨干骺端骨折，特别是涉及胫骨远端的干骺端骨折，通常会有平片上看不到的关节内结构的损伤。我们强烈建议对短骨折段邻近的关节增加 CT 检查，以便使用阻挡钉时能精心地做好计

划，避免骨折线扩大，防止骨折进一步粉碎。显然，在这种情况下，要优先处理关节内骨折，再处理干骺端骨折。

参考文献

[1] Krettek C, Schandelmaier P, Tscherne H. Nonreamed interlocking nailing of closed tibial fractures with severe soft tissue injury. Clin Orthop Relat Res. 1995;315:34–47.

[2] Krettek C, Miclau T, Schandelmaier P, et al. The mechanical effect of blocking screws ("Poller screws") in stabilizing tibia fractures with short proximal or distal fragments after insertion of small-diameter intramedullary nails. J Orthop Trauma. 1999;13:550–553.

[3] Krettek C, Stephan C, Schandelmaier P, et al. The use

of Poller screws as blocking screws in stabilising tibial fractures treated with small diameter intramedullary nails. J Bone Joint Surg Br. 1999;81:963–968.

[4] Hannah A, Aboelmagd T, Yip G, et al. A novel technique for accurate Poller (blocking) screw placement. Injury. 2014;45:1011–1014.

[5] Muthusamy S, Rozbruch SR, Fragomen AT. The use of blocking screws with internal lengthening nail and reverse rule of thumb for blocking screws in limb lengthening and deformity correction surgery. Strategies Trauma Limb Reconstr. 2016;11:199–205.

[6] Shahulhameed A, Roberts CS, Ojike NI. Technique for precise placement of poller screws with intramedullary

nailing of metaphyseal fractures of the femur and the tibia. Injury. 2011;42:136–139.

[7] Seyhan M, Cakmak S, Donmez F, et al. Blocking screws for the treatment of distal femur fractures. Orthopedics. 2013;36:e936–e941.

[8] Eom TW, Kim JJ, Oh HK, et al. Challenge to treat hypertrophic nonunion of the femoral shaft: the Poller screw augmentation technique. Eur J Orthop Surg Traumatol. 2016;26:559–563.

[9] Guthrie HC, Bellringer SF, Nicol S. Fine-tuning of blocking screws in long bone nailing. Ann R Coll Surg Engl. 2015;97:240–241.

第七章　复位评估

David J. Hak

徐建强　乔　林 / 译　王克利　朱泽兴 / 审校

直接复位，使骨折部位可视化，从而大大增加了简单骨折解剖复位的可能。相比之下，间接复位看不到骨折部位，医生需要采取多种方法来保证准确恢复肢体的长度、力线，并纠正旋转。间接复位的好处包括减少软组织的切割和骨膜血供的干扰，有利于促进骨折愈合，减少软组织的并发症。改善骨折愈合并减少软组织伤口并发症。间接复位方法的采用越来越多，评估骨折复位效果的方法变得至关重要。

直视观察

直视比较容易评判骨折是否准确复位，但通常需要大范围地暴露软组织。直视观察只能看到一侧的复位情况，需要注意的是，即使你看到的骨皮质对位良好，但有时在对侧皮质可能存在你看不到的间隙。

触摸检查

可以用手指或 Freer 骨膜起子之类的器械对

D.J. Hak, M.D., M.B.A., F.A.C.S.
Denver Health Medical Center, University of
Colorado School of Medicine, Aurora, CO, USA
e-mail: david.hak@dhha.org

© Springer International Publishing AG 2018
P.V. Giannoudis (ed.), *Fracture Reduction and Fixation Techniques*,
https://doi.org/10.1007/978-3-319-68628-8_7

骨折复位的情况进行触摸检查。它可以检查直视看不到的区域，但软组织限制探查全部复位区域，另外触诊对台阶和旋转程度的判断能力有限。

术中透视

在微创手术中可以通过术中透视检查骨折复位以及植入物的位置。透视的不足之处包括视野有限，某些视野难以投照，肥胖患者的图像质量会有衰减。调整透视角度可能会找到并保存一幅好看的图像，但不能完全反映复位的准确性。另外，透视检查会使手术团队暴露在辐射下，要求医生穿戴防护设备，容易使医生疲劳。

对关节内骨折复位情况用透视评估的准确度有限。研究人员在尸体上模拟关节内胫骨平台外侧骨折，将每个标本制成关节内骨折解剖复位、2mm移位、5mm 移位 3 种情况，用 X 线进行正侧位、关节面切线位片检查。让 8 名创伤骨科专家判断关节面是否复位。对于 5mm 的移位，依据正侧位透视判断的准确度最高，达 90%（95% 的可信区间，83%~94%），其他两种情况，依据透视判断的结果与模型的一致性很差，准确率为 37%~83%。笔者得出结论，临床观察小于 5mm 的骨折移位，需要对关节面进行直视检查。

术中透视检查下肢的力线时，可用电刀线作为不透射线的标线来检查对线情况。将线的一端置于股骨头中央，另一端置于踝关节中央，代表机械轴线。拉紧线，观察其通过膝关节时的位置（图7.1），并与术前计划或对侧下肢机械轴线进行比较。一般情况下，机械轴线通过膝关节时位于膝关节中心内侧10mm处（正常范围3~17mm）。

术中平片检查

随着技术的进步，透视图像的质量已经得到很大提高，但X线片的分辨率仍然在其之上。在尸体标本上模拟对Bennett骨折进行闭合复位、经皮克氏针内固定，在观察关节间隙、台阶及移位时，X线片优于透视。X线片的另一个优点是图像的视野更大，这对评估力线非常有利，例如胫骨截骨。术中平片的缺点是耗时及无菌问题。透视机通常会用专用的无菌单包裹，但便携式X光机通常没有这种标准的预防措施。

关节镜评估

关节镜评估关节复位最初主要用于桡骨远端骨折和胫骨平台骨折。目前，几乎所有关节镜可进入的关节都有用关节镜辅助进行骨折复位和效果评定的报道，包括髋、肩、踝和其他较小的关节。优点是可以直接观察关节面，还可以识别其他软组织损伤。缺点是需要额外的设备，有液体渗漏的潜在风险。

在一项回顾性的病例配对研究中，将15例经关节镜辅助复位治疗的桡骨远端粉碎性骨折与15例透视辅助复位的病例进行比较研究，结果显示经关节镜辅助复位的患者具有更好的旋后、伸腕、屈腕功能，结论是，关节镜辅助复位可以更充分地观察到尺侧结构的损伤。

研究人员连续对17例胫骨平台骨折病例在透视下复位后，又进行了关节镜检查，关节镜发现其中10例患者仍然存在骨折塌陷（≥2mm），需要手术矫正。结论是，关节镜显著提高关节内骨折移位的观察效果，尤其是对胫骨平台后外侧中央区域。在另一项研究中，对连续10例用关节镜

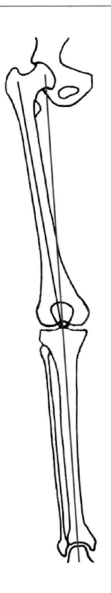

图7.1 可以使用电刀线作为不透射线的标线。将线的一端置于股骨头中央，另一端置于踝关节中央，然后拉紧以代表机械轴线。标线通过膝关节时的位置可以判断肢体是内翻还是外翻

辅助复位的胫骨平台单髁骨折病例和连续23例透视辅助复位治疗的胫骨平台单髁骨折病例进行比较研究，得出的结论是，与透视下复位相比，关节镜检查并不更有优势。

CT检查

CT辅助下的骨折复位与固定，在20世纪90年代初开始广泛用于骶髂螺钉的置入。CT引导骶骨固定的主要优点是可以直接观察到导针和螺钉置入的行径，避免错误置入引起的严重并发症。由于难以直接进入，这种手术通常只能进行经皮手术。

在桡骨远端骨折和髋臼骨折的切开复位内固定术中，对于关节内台阶和裂隙的观察，CT 优于传统的 X 线片。由于 CT 检查只能在手术后进行，如果发现异常，需要翻修手术。

3D 透视

基于 CT 技术的 3D 术中成像系统可用于验证解剖关系，也可以与术中导航结合使用。三维（3D）透视使用可移动的 C 臂装置，该装置经过改进可电动旋转，并能与计算机工作站相连接，能够实时术中评估骨折复位和植入物的位置，术中通过 3D 透视可以提高对骨折类型和置入位置的理解。

ARCADIS Orbic 3D 设备（Siemens, Malvern, Pennsylvania, USA）是一种等中心设计的高端 C 臂机，可以进行 190° 的轨道运动，具有 3D 成像功能。与二维透视的标准 C 臂机相反，3D 设备中的 C 臂绕等中心点旋转，这样，X 线球管和目标区之间的距离就可以保持恒定。该设备间隔相等的角度摄取大约 100 帧二维透视图像，然后将其重建成一幅 120mm 的三维图像。这些图像具有与标准 CT 图像相当的分辨率，也可以起到与 CT 相似的临床意义。

O 臂成像系统（Medtronic, Louisville, Colorado, USA）可以提供实时的 3D 图像，也可以提供多平面的 2D 图像，以及单纯的透视图像。独特的设计允许其进行 360° 的轨道运动，可以与导航设备结合起来进行图像引导手术。其主要用于脊柱手术和神经外科手术的导航，也可以用于评估骨折的复位情况。不管是 2D 还是 3D 立体成像，都可以在几秒内获得与固定 CT 系统相媲美的高质量图像。

经证明，与普通透视相比，3D 透视在尸体胫骨平台骨折模型的复位评估中有更高的精确度。术中 3D 成像，已在桡骨远端骨折、舟骨骨折、跟骨骨折、骨盆骨折、髋臼骨折中进行了应用研究。应用这种先进的术中成像技术可以改善关节复位

的效果，确定植入物的最佳位置。

下肢长度测量

在粉碎性骨折治疗中，可出现下肢不等长。未受伤的对侧下肢，可作为长度的参考。股骨或胫骨粉碎性骨折手术结束时，都应评判下肢的长度。仰卧位测量下肢长度时，躯干和骨盆保持平直，双足并拢，双踝靠在一起。髋、膝屈曲畸形会影响测量结果。另一种测量下肢长度的方法是用卷尺测量从髂前上棘到内踝的长度。另外，还可以通过 CT 扫描图像定量判断下肢长度是否不等。

在一项 91 例用髓内钉治疗的股骨干粉碎性骨折的研究中，研究人员发现 98% 的患者下肢长度平均相差 0.58cm，只有 6 例（7%）相差大于 1.25cm。

可以使用各种放射线检查的方法评测下肢的长度。普遍认为，评判下肢长度是否不等，放射线方法比临床检查更准确、更可靠。

进行 X 线矫形描记照相时，患者应仰卧于带刻度的标尺旁。使用可同时放 3 张胶片的长暗盒，以髋、膝、踝为中心分别曝光。这样可以最大限度地减小由放大比例不同而造成的测量误差。放射线扫描照相时为了最大限度地降低放大误差，也可以使用分别以髋、膝、踝为中心分开曝光图像。患者仰卧于带有刻度的标尺旁边，与 X 线矫形描记照相不同，用的是标准长度的放射线照相暗盒，通过更换获得 3 个部位的曝光图。

也可以用 CT 扫描图像测量下肢长度，取关节的 CT 定位像，用光标进行测量。CT 扫描图的测量结果可重复性更高，并且比常规成像技术所需的辐射剂量更低。通常，使用双侧股骨和胫骨的前后定位像（AP）测量下肢长度。对于膝关节屈曲挛缩的患者，用侧位图像评测下肢的长度更有用。对这些患者，用正位图进行测量，测量值可能会偏低。

旋转评估

间接复位时，旋转对线的评估非常困难。有

文章报道了股骨和胫骨骨折的髓内钉固定术后旋转畸形的发生率。根据术后 CT 检查，在同一个手术台完成的股骨髓内钉内固定的患者中，有 28%（76 名患者中的 21 名）的患者出现 ≥ 15° 的旋转畸形，12 例外旋畸形，9 例内旋畸形。胫骨骨折经髓内钉治疗的患者中，10° 以上旋转畸形的发生率达 22%。

Krettek 推广了几种有用的方法，可用于髓内钉或微创钢板固定过程中判断股骨干骨折的旋转对位。这些方法包括检测皮质的厚度、髓腔皮质内径和皮质外径，以及小转子的轮廓。

比较皮质的厚度可用于评估简单的横行和短斜行骨折的旋转对线。在非粉碎性骨折以及没有偏心扩髓的情况下，骨折远、近端的皮质厚度应一致（图 7.2）。比较皮质外直径可用于评估旋转对位，因为在股骨的许多层面，股骨断面呈椭圆形而不是圆形（图 7.3）。如果皮质直径不同，则表明旋转对位不良。不过，如果皮质直径相等，则不一定表示正确复位，因为如果股骨干的横截面在骨折处是圆形的，即使有明显的旋转对位不良，直径也将相等。

评估股骨髓内钉固定旋转对位最准确的方法是透视观察小转子的轮廓，并与健侧进行比较。由于小转子是后内侧结构，其轮廓会因为股骨近侧骨折段的旋转而变化。由于患者之间存在一些差异，因此，应拍摄并保存健侧小转子轮廓的图像。首先取得真正的膝关节正位图像。健侧下肢保持不动，将透视机移至髋部，透视并保存小转子的轮廓图像。

患侧重复同样的透视过程。再次取得膝关节真正的前后位图像。透视机移动到髋部并获得图像。如果小转子的轮廓与健侧一样，则旋转对位正确（图 7.4）。如果小转子的轮廓小于健侧，说明近侧节段向内旋转（远端节段外旋畸形）。如果小转子的轮廓大于健侧，则表明骨折近端向外旋转（骨折远端内旋畸形）。

Jeanmart 等介绍了一种通过股骨近端和远端少量的 CT 断层片来判断股骨旋转不良的方法。沿着

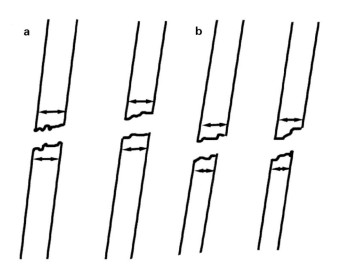

图 7.2　检查骨折部位的皮质厚度以评估旋转复位的准确性。骨折远、近端的皮质厚度相等，表明旋转对线正确（a）。骨折近端皮质厚度与骨折远端不等，表明旋转对线不良（b）

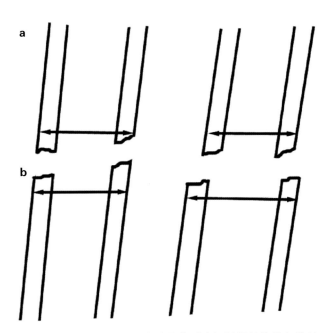

图 7.3　（a）检查骨折部位的骨皮质直径以评估旋转复位的准确性。如果骨折处的股骨横截面为椭圆形而不是圆形，则骨折近端的皮质直径与远端皮质直径相等时，表明旋转对位正确。（b）骨折近端皮质直径与远端直径不等，表明旋转对位不正确

股骨髁的后缘画一条线，经过股骨颈再画出另一条线，测量这两条线之间的角度，比较健侧和患侧两个角度的差别（图 7.5）。患侧角度的减小表明骨折远端外旋增大。同理，该角度增大则表明

图7.4 小转子轮廓用于判断。确定健侧下肢在旋转中立位时小转子的轮廓（膝关节前后位像）（a）。患侧小转子轮廓匹配，则表明旋转正常（b）。小转子的外形较小，表示骨折近端存在内旋（骨折远端外旋畸形）（c）。小转子轮廓较大，表明骨折近端外旋（骨折远端内旋畸形）（d）

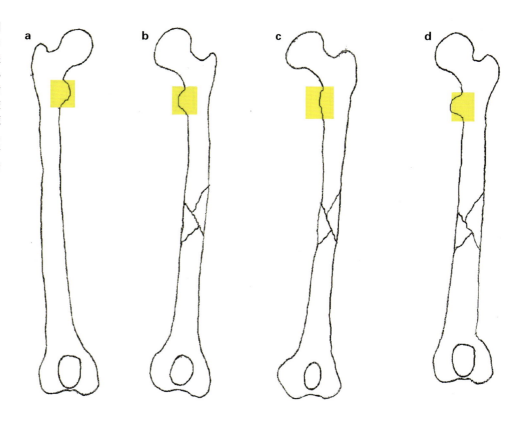

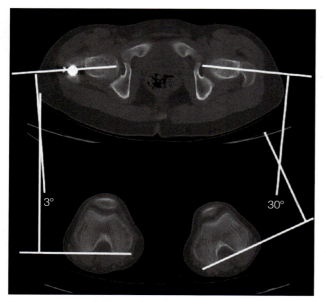

图7.5 用 CT 判断股骨旋转畸形。画股骨颈轴线和股骨髁后缘线的垂线。如图所示测量两条线的夹角。根据患侧和健侧夹角差异判断是否有旋转移位。患侧角度减小表示骨折远端外旋增加，而角度增大表示骨折远端内旋增加。健侧的角度为30°，而旋转畸形侧的角度仅为3°，表明远端有27°外旋畸形

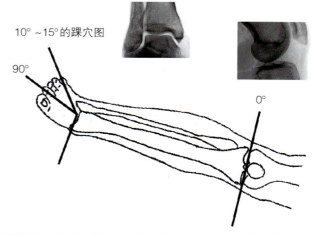

图7.6 透视评估胫骨旋转。首先，将股骨内髁和外髁重叠，找到膝关节的标准侧位。保持下肢不动，将球管旋转90°，就是真正的前后位。如果胫骨骨折准确复位，球管再旋转10°~15°，就能准确地看到踝穴

股骨远端内旋增大。

胫骨旋转可通过测量膝关节的标准前后位像和踝关节的标准踝穴位之间的旋转差来评估（图7.6）。将股骨内侧髁和外侧髁重叠找到标准的膝关

节侧位。下肢保持不动，将球管旋转 90°，就是膝关节真正的前后位。然后将透视机向下移动到踝部，接着旋转到真正的踝穴位。从真正的前后位再旋转 10°~15°，即可得到准确的踝穴位视图。通过对健肢透视成像以确定患者胫骨的正常旋转度，从而获取更精确的旋转角度。但是，在一项针对 100 名普通患者的研究中，双下肢的胫骨扭转度相差可以达到 15°，两侧之间的平均差为 2.1°，标准差为 5.2°。

参考文献

[1] Haller JM, O'Toole R, Graves M, Barei D, Gardner M, Kubiak E, Nascone J, Nork S, Presson AP, Higgins TF. How much articular displacement can be detected using fluoroscopy for tibial plateau fractures? Injury. 2015;46(11):2243–2247.

[2] Paley D, Tetsworth K. Mechanical axis deviation of the lower limbs: Preoperative planning of uniapical angular deformities of the tibia or femur. Clin Orthop. 1992;280:48–64.

[3] Paley D, Herzenberg JE, Tetsworth K, McKie J, Bhave A. Deformity planning for frontal and sagittal plane corrective osteotomies. Orthop Clin North Am. 1994;25(3):425–465.

[4] Capo JT, Kinchelow T, Orillaza NS, Rossy W. Accuracy of fluoroscopy in closed reduction and percutaneous fixation of simulated Bennett's fracture. J Hand Surg Am. 2009;34(4):637–641.

[5] Probe RA. Lower extremity angular malunion: evaluation and surgical correction. J Am Acad Orthop Surg. 2003;11(5):302–311.

[6] Belanger M, Fadale P. Compartment syndrome of the leg after arthroscopic examination of a tibial plateau fracture. Case report and review of the literature. Arthroscopy. 1997;13(5):646–651.

[7] Ruch DS, Vallee J, Poehling GG, Smith BP, Kuzma GR. Arthroscopic reduction versus fluoroscopic reduction in the management of intra-articular distal radius fractures. Arthroscopy. 2004;20(3):225–230.

[8] Krause M, Preiss A, Meenen NM, Madert J, Frosch KH. 'Fracturoscopy' is superior to fluoroscopy in the articular reconstruction of complex tibial plateau fractures – an arthroscopic assisted fracture reduction technique. J Orthop Trauma. 2016;30(8):437–444.

[9] Lobenhoffer P, Schulze M, Gerich T, Lattermann C, Tscherne H. Closed reduction/percutaneous fixation of tibial plateau fractures: arthroscopic versus fluoroscopic control of reduction. J Orthop Trauma. 1999;13(6):426–431.

[10] Nelson DW, Duwelius PJ. CT-guided fixation of sacral fractures and sacroiliac joint disruptions. Radiology. 1991;180:527–532.

[11] Duwelius PJ, Van Allen M, Bray TJ, Nelson D. Computed tomography-guided fixation of unstable posterior pelvic ring disruptions. J Orthop Trauma. 1992;6(4):420–426.

[12] Cole RJ, Bindra RR, Evanoff BA, Gilula LA, Yamaguchi K, Gelberman RH. Radiographic evaluation of osseous displacement following intra-articular fractures of the distal radius: reliability of plain radiography versus computed tomography. J Hand Surg [Am]. 1997;22:792–800.

[13] Borrelli J Jr, Goldfarb C, Catalano L, Evanoff BA. Assessment of articular fragment displacement in acetabular fractures: a comparison of computerized tomography and plain radiographs. J Orthop Trauma. 2002;16:449–456.

[14] Moed BR, Carr SE, Gruson KI, Watson JT, Craig JG. Computed tomographic assessment of fractures of the posterior wall of the acetabulum after operative treatment. J Bone Jt Surg Am. 2003;85-A:512–522.

[15] Hott JS, Papadopoulos SM, Theodore N, Dickman CA, Sonntag VK. Intraoperative Iso-C C-arm navigation in cervical spinal surgery: Review of the first 52 cases. Spine. 2004;29(24):2856–2860.

[16] Hsu AR, Gross CE, Lee S. Intraoperative O-arm computed tomography evaluation of syndesmotic reduction: case report. Foot Ankle Int. 2013;34(5):753–759.

[17] Gösling T, Klingler K, Geerling J, Shin H, Fehr M, Krettek C, Hüfner T. Improved intra-operative reduction control using a three-dimensional mobile image intensifier – a proximal tibia cadaver study. Knee. 2009;16(1):58–63.

[18] Mehling I, Rittstieg P, Mehling AP, Küchle R, Müller LP, Rommens PM. Intraoperative C-arm CT imaging in angular stable plate osteosynthesis of distal radius fractures. J Hand Surg Eur Vol. 2013;38(7):751–757.

[19] Eckardt H, Lind M. Effect of intraoperative three-dimensional imaging during the reduction and fixation of displaced calcaneal fractures on articular congruence and implant fixation. Foot Ankle Int. 2015;36(7):764–773.

[20] Grossterlinden L, Nuechtern J, Begemann PG, Fuhrhop I, Petersen JP, Ruecker A, Rupprecht M, Lehmann W, Schumacher U, Rueger JM, Briem D. Computer-assisted surgery and intraoperative three-dimensional imaging for screw placement in different pelvic regions. J Trauma. 2011;71(4): 926–932.

[21] Luria S, Safran O, Zinger G, Mosheiff R, Liebergall M. Intraoperative 3-dimensional imaging of scaphoid fracture reduction and fixation. Orthop Traumatol Surg Res. 2015;101(3):353–357.

[22] Eckardt H, Lind D, Toendevold E. Open reduction and internal fixation aided by intraoperative 3-dimensional imaging improved the articular reduction in 72 displaced acetabular fractures. Acta Orthop. 2015;86(6):684–689.

[23] Weil YA, Liebergall M, Mosheiff R, Singer SB, Joskowicz L, Khoury A. Assessment of two 3-D fluoroscopic systems for articular fracture reduction: a cadaver study. Int J Comput Assist Radiol Surg. 2011;6(5):685–692.

[24] Herscovici D Jr, Scaduto JM. Assessing leg length after fixation of comminuted femur fractures. Clin Orthop Relat Res. 2014;472(9):2745–2750.

[25] Terry MA, Winell JJ, Green DW, Schneider R, Peterson M, Marx RG, Widmann RF. Measurement variance in limb length discrepancy: Clinical and radiographic assessment of interobserver and intraobserver variability. J Pediatr Orthop. 2005;25:197–201.

[26] Sabharwal S, Kumar A. Methods for assessing leg length discrepancy. Clin Orthop Relat Res. 2008;466(12): 2910–2922.

[27] Jaarsma RL, Pakviz DFM, Verdonschot N, et al. Rotational malalignment after intramedullary nailing of femoral fractures. J Orthop Trauma. 2004;18:403–409.

[28] Puloski S, Romano C, Buckley R, Powell J. Rotational malalignment of the tibia following reamed intramedullary nail fixation. J Orthop Trauma. 2004;18: 397–402.

[29] Krettek C, Miclau T, Grun O, et al. Intraoperative control of axes, rotation and length in femoral and tibial fractures. Technical note. Injury. 1998;29(Suppl 3): C29–C39.

[30] Jeanmart L, Baert AL, Wackenheim A. Computer tomography of neck, chest, spine and limbs. Atlas of pathologic computer tomography, vol. 3. New York, NY: Springer-Verlag; 1983. p. 171–177.

[31] Clementz BG. Assessment of tibial torsion and rotational deformity with a new fluoroscopic technique. Clin Orthop Rel Res. 1989;245:199–209.

[32] Clementz BG. Tibial torsion measured in normal adults. Acta Orthop Scand. 1988;59(4):441–442.

第八章　术前计划的一般原则

Charalampos G. Zalavras

徐建强　乔　林 / 译　王克利　朱泽兴 / 审校

定义

计划是思考和组织实现预期目标所需的活动的过程。它包括计划的制订和维护，《美国传统英语词典》将其定义为"要素或重要部分的系统安排""计划采取的行动""实现目标所需要的有条不紊或逐步的构想或方案"。

计划包括以下关键要素：

1. 分析当前状况，明确现有问题，确定预期目标。

2. 评估现有可用的方法，确定最佳行动方案，以达到目标（策略）。策略（源自古希腊语"τακτική"，意为"安排的艺术"）是一种针对实现目标的概念性行动。

3. 计划的执行（组织实施）。组织实施（来自古希腊语"λόγος"，意为说服或演讲；"λογιστικός"表示"算账或计算"）是复杂操作的详细组织和实施。

同样，在骨折手术中，术前计划包括仔细评估各种因素（骨折特征、肢体条件、患者状况），以明确存在的问题，确定治疗目标，制订和实施

个体化的治疗方案，达到最优治疗效果。

术前计划的重要性

出于多种原因，术前计划非常重要。最重要的是，术前计划可提高患者治疗效果。如果对骨折、肢体、患者的具体特征不进行全面认真的分析，没有详细评估现有可选择的治疗方案，则可能会漏掉最佳治疗方案，影响最终的治疗结果。例如，不常见的骨折类型可能没有识别出来，选择的固定方法可能不是最佳的，就有可能导致失败。精心计划可以防止这类失败。

术前计划可使医生的效率和手术最优化。在内心里制订计划并预演手术过程的每个步骤，使医生做好准备，减少手术中思考和讨论选择方案的时间。这会减少不必要的耽误，术者可全神贯注于当前操作，不用考虑下一步，手术会更加流畅，术者的压力更小。预见可能出现的问题，制订备选方案，以便术中出现较大困难时实施。明确的手术计划有利于团队之间的沟通。

重视保障工作，确保计划执行时不会因为资源短缺而措手不及。例如，某些必需的植入物和设备可能并不常备，需要提前申请。

最后，制订术前计划的过程对外科医生自己，以及参与治疗的住院医师和医学生来说，都具有独特的教学价值。仔细评估每例特定骨折患者，详细分析潜在治疗方案，会激发大家重要的想法，

C.G. Zalavras, M.D., Ph.D., F.A.C.S.
Department of Orthopaedics, Keck School of
Medicine, University of Southern California,
Los Angeles, CA, USA
e-mail: zalavras@usc.edu

© Springer International Publishing AG 2018
P.V. Giannoudis (ed.), *Fracture Reduction and Fixation Techniques*,
https://doi.org/10.1007/978-3-319-68628-8_8

提高每个参与人员的决策能力。

Antoine de Saint-Exupéry 格言：没有计划的目标只是愿望；Benjamin Franklin 格言：由于没有准备，你必准备失败。这两句话同样适用于骨折手术。术前，医生花在术前计划的时间至关重要，常决定手术成败。本章笔者认为，决策过程和术前计划是患者治疗的组成部分，甚至比手术还重要。

不幸的是，尽管几乎所有的医生都知道术前计划多么重要，但还是没有常规执行。Wade 等报道，有 94% 的主任医师和 100% 的住院医师能认识到术前计划对创伤骨科的重要性，但只有一半的医生常规执行。时间紧张是常用的借口。但是，在计划和准备上花费时间是值得的，正如 Abraham Lincoln 所说："磨刀不误砍柴工。"

术前计划方法

术前计划包括仔细评估各种因素，以制订和实施个性化治疗方案，实现最佳的骨折治疗效果。具体地说，术前计划包括以下要素：

1. 分析当前情况，明确问题并确定预期目标。

术前计划首先分析骨折特征、肢体条件、患者状况。基于此分析，手术医生需要明确当前的问题并确定治疗目标。理想情况下，目标应该是骨折愈合，没有任何并发症，恢复肢体和患者原有功能。但是，这个目标并不总能实现。

主治医生应通过详细病史和查体、评判影像学以及回顾既往创伤史和手术史（例如，在先前骨折内固定的钢板末端，出现新发植入物周围骨折），获得尽可能多的信息。

需要仔细评估骨折的特征，如骨折的骨骼、骨折部位（骨干、干骺端、关节内）、骨折类型、并发骨折。

这些涉及骨折最佳固定方法的选择。应拍摄高质量正侧位 X 线片并仔细进行分析。进一步影像学检查，如 CT、3D-CT、MRI，有助于医生了解骨折的确切类型和/或发现并发骨折，对治疗非常重要，如股骨颈合并股骨干骨折。

例如，老年骨质疏松会危及固定的稳定性，在选择植入物时应加以考虑。例如，当需要钢板固定时应首先考虑锁定钢板。

受累骨既往存在的创伤和/或手术会对骨折固定带来特殊挑战。如果存在畸形，并且髓腔闭塞，髓内钉就难以应用。如果骨折部位已经有植入物存在（例如，钢板末端的植入物周围骨折或关节置换后的假体周围骨折），需要作出决定和计划，是去除还是保留已有的植入物，同时还要为新骨折选择合适植入物。仔细分析 X 线片，复习既往病历，识别已有的植入物。

仔细评估骨折周围软组织，小刺穿伤口意味着开放性骨折，可能会忽略。关节内骨折，例如胫骨平台骨折或 Pilon 骨折，通常会有严重软组织肿胀并会出现水疱。肿胀消退有助于减少软组织并发症，应据此决定手术时机。

应注意肢体的神经血管和功能状态。如果血管损伤危及肢体灌注，需要紧急处理，尤其要安排好治疗顺序：

血管修复与骨折固定，临时固定与最终固定。周围神经损伤的处理应纳入总体治疗计划中，例如，修复的时机，直接修复还是神经移植。既往存在的功能缺陷（例如，邻近关节僵硬、以前损伤、神经问题等）会影响最终效果，骨折愈合后功能不一定恢复。

需要仔细考虑合并伤。例如，合并呼吸窘迫时按照损伤控制理论处理，对股骨骨折应采取临时外固定而不是髓内钉固定，以免加重肺部损伤。合并脊柱损伤时不能侧卧，要在仰卧位下以髓内钉固定股骨骨折。合并同侧髌骨或胫骨骨折，逆行髓内钉固定更好。

患者的健康状况是影响愈合能力以及手术风险的重要因素。手术前需要将患者全身状况调至最佳状态，并在术后采取具体措施以最大限度地减少并发症，改善预后。

2. 评估各种方案，确定最佳流程（策略）。

确定骨折愈合、有无并发症、恢复原有功能的目标，评估实现目标的不同方案，以及解决当前问题的各种方法。

需评估不同方案的优缺点、风险和收益以及可行性。还要评估骨折类型是适合绝对稳定还是相对稳定，哪种技术和方法可以实现，以及稳定到何种程度最佳，同时还能最大限度减少软组织损伤。通常，不止一种方案合理，各有其优缺点，这就需要与患者讨论，让他/她一起参与决策。

如此最佳方案及其各独立部分即可确定，据此制订出手术策略，指导每一步手术操作。术前和术后的问题也应包含在计划中。

对手术计划进行推敲时，还需要准备好替代方案，以应对术中的新问题或患者全身状况的变化。事先制订出 A 计划和 B 计划（甚至 C 计划），会使手术流程更加完美（图 8.1）。

术前注意事项

如果骨折不需急诊手术，则术前可对患者全身状况进行评估和调整优化，请相关专科医生及麻醉师会诊，例如纠正凝血病或电解质紊乱。讨论并决定麻醉方法，术中是否需要高级监护和血液制品。

术中注意事项和策略

假如确定手术，首先要决定最佳手术时机。伴有血管损伤的骨折需要紧急处理，而伴有软组织肿胀的关节内骨折可能需要延迟 2 周或更长时间，肿胀消退后才能手术。

然后决定对骨折进行临时固定还是最终固定。如伴血管损伤，可能需要在修复血管之前，先用外固定架临时固定。关节内骨折伴有软组织肿胀，需要先使用跨关节的外固定架临时固定，肿胀消退后再进行最终固定。临时固定要避免对最终固定造成影响。例如，外固定架的固定针应置于最终钢板的放置区域之外，之后确定整体手术准备细节和手术步骤（策略）。

整体手术准备包括手术室准备和患者准备。手术室准备包括用于骨折的或可透视手术床，配备透视机，置于手术床旁最佳位置。患者的准备包括体位摆放、突出部位衬垫、是否使用止血带、术区消毒。术中可能需要取骨、静脉或神经移植，要对这些部位消毒铺单。

手术主要步骤包括入路、骨折复位和固定。可能需要附加手术，如植骨。这些决定是反向倒推作出的，也就是说，首先决定合适的固定方法，然后决定复位方法，最后决定手术入路以及患者体位。

术前要复习手术入路和相关解剖，特别是当医生不熟悉该入路时。应意识到有损伤血管神经的风险，要制订专门计划使风险最小化，操作应与这些结构保持安全距离，或将其显露并进行标识，以便在整个手术过程中能够直视并加以保护。例如，当决定从前外侧入路对肱骨干骨折进行钢板固定时，需要在复位和固定骨折之前游离并保护桡神经。

骨折复位是手术的重要组成部分。可以采用直接复位技术，例如使用复位钳；也可以采用间接复位技术，例如使用骨折手术床或通用牵引设备；也可以联合直接和间接技术。通常会用克氏针临时固定。

选择固定植入物是术前计划的关键，仅考虑髓内钉、钢板螺钉还是外固定架哪一种能更好地完成固定是不够的，还要考虑细节问题，比如植入物具体类型、大小，如何放置，置入的具体部位等。

例如，当决定使用股骨髓内钉时，需要考虑选择顺行还是逆行插入。顺行插入又要选择用头髓钉还是标准钉，入钉点在梨状窝还是大转子。选定髓内钉类型后，要根据影像结果来判断所需尺寸（长度和直径）。健侧肢体影像有助于确定粉碎性骨折的长度和旋转。

在考虑钢板固定时，要确定使用解剖板还是标准板、钢板规格（厚度、宽度和长度）、钢板类型（非锁定板、锁定板、联合使用）、置入方式（微创还是切开）、钢板在骨上的位置、骨折两端

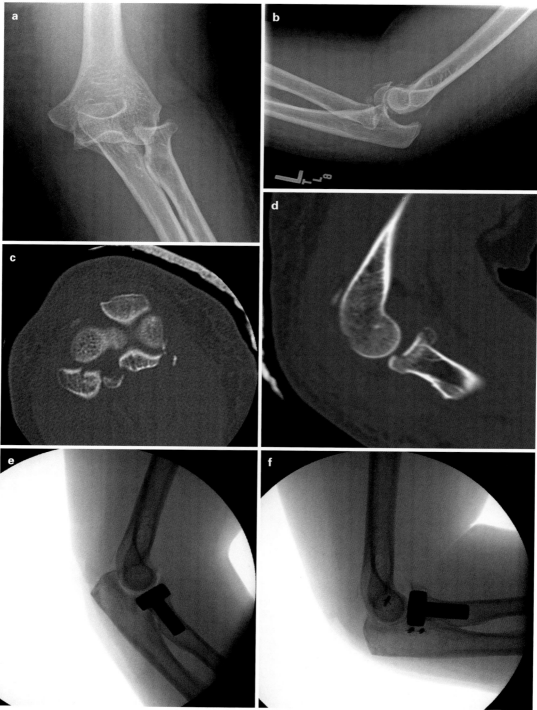

图 8.1 一名 55 岁的女性患者摔倒后左肘脱位。肘关节正侧位片显示伴有桡骨头骨折和冠状突骨折，构成恐怖三联征（a，b）。桡骨头主体似乎完好，医生可能会计划固定桡骨头骨折，以恢复肘关节的稳定性。但是仔细观察冠状位 CT，发现桡骨头除了移位的骨片，其余部分还有压缩（c）。压缩在矢状位也很明显（d）。了解这种类型骨折的复杂性，会提醒医生，桡骨头骨折很难达到稳定固定，需要据此作出相应计划。在肘关节恐怖三联征中，应准备假体和器械，以便在需要时能够进行桡骨头置换。根据骨折分型，选择直接假体置换或骨折固定。如果选择固定（A 计划），应把置换作为替代（B 计划）以备难以达到稳定固定时选择。另外，需要做好准备，处理固定或置换后残存的不稳定（C 计划），包括固定冠状突骨折，修复内、外侧副韧带，应用铰链外固定架或以上各项的组合。术前计划可让医生做好准备，根据每种手术的特殊需要，制订不同方案，配备必需设备。本例中，笔者选择直接桡骨头置换，术中透视证实成功恢复了肘部稳定性（e）。修复了外侧副韧带（f），但没必要固定冠状突骨折或采取其他干预措施

的螺钉数量、螺钉置入的顺序，以及是否必须锁定或者非锁定螺钉。根据骨折类型考虑是否置入拉力螺钉，钢板外置入还是经钢板置入。

使用外架固定时，需要决定是单边半针外固定架还是全环克氏针外固定架，外固定架的大小，半针或克氏针的确切进针位置，以及框架结构的详细情况。

特别是在钢板固定中，传统上是通过制作模板来进行规划的，用患侧和健侧骨的 X 线片制作模板，利用阅片箱、描图纸、铅笔和植入物的模板，在纸上手绘最终的复位和骨折固定结构。

模板可帮助医生确定所需的植入物类型和置入位置。当骨骼和骨折的特性必须使用一种不常备的植入物时，模板非常重要。例如当要跨越较大的粉碎性骨折区域时，需要一块很长的钢板；为了与患者的髓腔解剖结构相匹配，有时需要直径很细或者很粗的髓内钉（图 8.2）。模板帮助医生在脑海里预演手术的每个步骤，并提前做好准备。模板可以直接用术后 X 线片验证术前计划，还可以评估术前计划是否成功地执行，是否达到预期效果，从而实现质量控制。

数字化 X 线片和 CT 的广泛应用使得新颖的数字化术前计划成为可能。使用数字影像的软件可以对骨折和畸形愈合进行 3D 重建，并可以对手术复位和固定进行术前规划，实际大小的模型可以实现事半功倍。

治疗方案还包括附加手术，如切取自体骨移植、使用同种异体移植物或者骨替代物、放置引流、闭合伤口，以及各种形式的夹板固定或制动。

术后注意事项

术后需要考虑的问题包括：患者出院（日间手术）或者入院，甚或入住 ICU；预防血栓；营养支持；负重或活动限制；理疗和职业治疗；随访计划。还需要考虑其他的干预措施，如加强糖尿病的控制，戒烟和抗骨质疏松症治疗。

3. 落实计划（组织工作）。

作为术前计划的一部分，医生应确保计划的所有步骤（手术策略）均能顺利实施，不能出现与空间、人员、植入物 / 设备 / 物品等资源有关的障碍。

组织工作的重要内容包括：必要的会诊以调整优化患者手术前的身体状况；准备好具备所需手术床和透视机的手术室；准备好所需要的辅助设备。对于复杂的手术，有经验的助手非常重要，应事先确认其能参加手术。

确保准备好所有必需的和可能有用的物品，包括植入物、设备和各种物品（例如，血液制品、同种异体骨、骨移植替代物或其他生物制品），并且需要提前确认。在制订手术计划期间，医生应想到可能会使用特殊类型和特殊尺寸的内植物，以及必需的器械。但这还不够，还要想到可能发生的问题：（a）有些特殊类型的植入物并不常备，有一个预定、运输和消毒的过程；（b）有特殊类型的植入物，但没有患者所需的特定尺寸，例如，非常长的钢板，或者直径很小或很大，或很长的髓内钉；（c）有这些必需的内植物和手术器械，但其他医生在同一时间段内于另一手术间也要用。这些问题会影响到手术效果，但是可以避免，重视组织工作将有利于手术计划的顺利实施。

提前与手术室人员进行清晰的沟通与协调至关重要。对于复杂的手术，这有助于将必用的植入物和设备（在操作过程中应打开并准备使用）与备用的植入物和设备区别准备。比如，如果在固定新的骨折之前需要先取出原钢板，应预见到取出内植物可能会遇到的问题，例如螺钉滑丝或折断，这就需要提前准备好断钉取出器并将其准备在手术台上。

小结

在骨折手术中，术前计划是治疗的重要组成部分，可以优化治疗效果，提高医生的工作效率和操作能力，提升参与手术过程的每个人的教学经验。术前计划始于对骨折、肢体以及患者特点

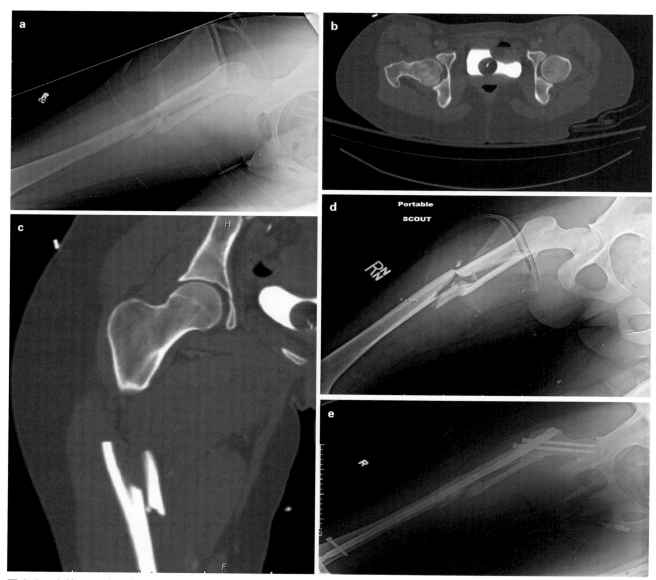

图 8.2 女性，18 岁，车祸伤，右股骨粗隆下骨折（a）。仔细观察术前 X 线片，发现骨折会向近端延伸可能影响股骨颈完整性。CT 扫描未显示股骨颈骨折或骨折延伸到梨状窝（b，c）。选择头髓钉固定骨折。术前测量髓腔峡部直径 < 8mm（d）。医院常备的头髓钉的最小直径为 10mm，狭窄的髓腔提醒医生，过度扩髓插入 10mm 的髓内钉难以实现。因此调配来直径为 8.5mm 的青少年重建钉，用于该患者。值得注意的是，这个 8.5mm 重建钉只能经股骨大转子置入，而直径较大髓内钉的入钉点既可是大转子也可是梨状窝。图片 e 和 f 显示了术后正侧位片。术前计划帮助医生避免了多个陷阱，例如：（1）低估了骨折的复杂性而没使用头髓钉；（2）没有认识到需要更小直径的髓内钉，也没有备好最佳髓内钉；（3）建立了经梨状窝入点后，才意识到必须使用经转子置入的髓内钉。避免了这些陷阱使患者获得最佳治疗，提高了疗效。术后 2.5 月的正位 X 线片显示骨折愈合中（g）

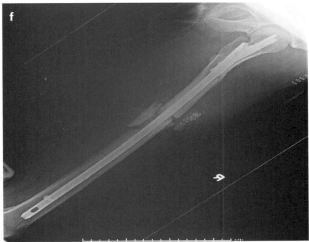

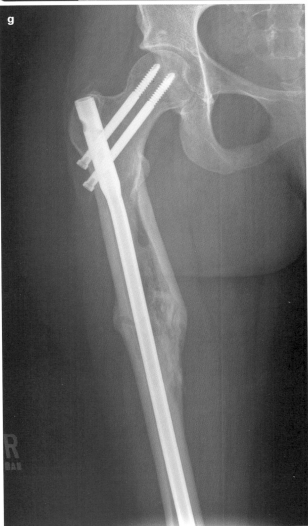

图 8.2（续）

的分析，以了解存在的问题，并确定治疗目标；评估可能的治疗方法，确定最佳的治疗方案，形成并逐步实施个性化的治疗计划。传统的手术计划根据放射线影像制作最终骨折复位和固定的手绘图。现代数字成像技术利用软件使术前计划数字化成为可能。

参考文献

[1] https://www.ahdictionary.com/word/search.html?q=plan. Assessed 15 May 2017.

[2] Graves ML. The value of preoperative planning. J Orthop Trauma. 2013;27(Suppl 1):S30–S34.

[3] Hak DJ, Rose J, Stahel PF. Preoperative planning in orthopedic trauma: benefits and contemporary uses. Orthopedics. 2010;33(8):581–584.

[4] Ruedi TP, Buckley RE, Moran CG. AO principles of fracture management. Switzerland: AO Publishing; 2007.

[5] Wade RH, Kevu J, Doyle J. Pre-operative planning in orthopaedics: a study of surgeons' opinions. Injury. 1998;29(10):785–786.

[6] Atesok K, Galos D, Jazrawi LM, Egol KA. Preoperative planning in orthopaedic surgery. Current practice and evolving applications. Bull Hosp Jt Dis (2013). 2015;73(4):257–268.

[7] Citak M, Gardner MJ, Kendoff D, Tarte S, Krettek C, Nolte LP, Hüfner T. Virtual 3D planning of acetabular fracture reduction. J Orthop Res. 2008;26(4):547–552.

[8] Pilson HT, Reddix RN Jr, Mutty CE, Webb LX. The long lost art of preoperative planning–resurrected? Orthopedics. 2008;31(12):1–3.

[9] Suero EM, Hüfner T, Stübig T, Krettek C, Citak M. Use of a virtual 3D software for planning of tibial plateau fracture reconstruction. Injury. 2010;41(6):589–591.

[10] Wang H, Wang F, Newman S, Lin Y, Chen X, Xu L, Wang Q. Application of an innovative computerized virtual planning system in acetabular fracture surgery: a feasibility study. Injury. 2016;47(8):1698–1701.

[11] Fürnstahl P, Vlachopoulos L, Schweizer A, Fucentese SF, Koch PP. Complex osteotomies of tibial plateau malunions using computer-assisted planning and patient-specific surgical guides. J Orthop Trauma. 2015;29(8):e270–e276.

第三部分 基于解剖学的方法：上肢

第九章　肩锁关节脱位

Paul Cowling

朱方正　许　杰 / 译　刘复州　乔　林 / 审校

骨折部位：骨折的 X 线分型

　　诊断肩锁关节脱位所需要的放射学检查包括肩关节标准正位片（图 9.1），以及轴位片，以判断前后方向的脱位。也可以使用 Zanca 位（射线向头侧倾斜 15°）来确定不明显的向上半脱位。应力位 X 线片需要内收位患肢持重时拍摄，并需要与未持重的对比，因加重疼痛，目前很少使用。肩锁关节损伤最常用的分型是 Rockwood 分型系统。一般情况下，Ⅰ型和Ⅱ型损伤可通过理疗等保守治疗，预后良好。Ⅲ～Ⅵ型，存在喙锁韧带（CC）撕裂，可能需要手术治疗，但手术时机仍有争议。一般来说，需要与患者就以下方面进行详细的讨论，包括手术的风险和益处、患者自己的期望（包括运动和任何过顶动作），以及保守治疗和手术治疗的可能效果。

简要术前计划

　　经典的方法是采用"Weaver–Dunn"及其改良术式，其中喙肩韧带（CA）移位到锁骨远端重建

P. Cowling, M.B.B.S., M.Sc., F.R.C.S. (Orth)
Leeds General Infirmary University Hospital,
Leeds, UK
e-mail: paulcowling@nhs.net

P.V. Giannoudis (ed.), *Fracture Reduction and Fixation Techniques*,
https://doi.org/10.1007/978-3-319-68628-8_9

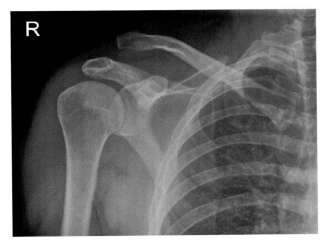

图 9.1　右肩正位片示 V 形肩锁关节脱位

撕裂的喙锁韧带。最近，医生更倾向在锁骨远端和喙突间应用内固定。一般应用缝线或其他材料替代喙锁韧带，同时应用金属材料固定锁骨和 / 或喙突。经验丰富的关节镜外科医生也在关节镜下行肩锁关节固定。

手术室整体安排

　　虽然标准的沙滩椅位用于大多数上肢手术，但笔者更喜欢将手术台的头端抬高 30°，这样手臂的重量就不会加重损伤畸形，从而有助于复位。麻醉机远离手术台的头端，与手术台成 90° 或 180° 角，以便肩部手术。需要一个透射线的手术台（最好是专用于肩部手术的手术台，允许透视机从

各个角度对肩关节进行透视），还需要支撑头环或其他头部支撑装置。皮肤消毒范围从胸骨到肩胛骨内缘，并用U形单覆盖前区。上肢用弹力袖套覆盖至肱骨近端单独包裹，允许其活动以帮助复位。术者站在患侧，助手站在头侧（图9.2）。透视机可以很容易进入手术区域，通常是从头端进入，显示器在患者对侧。

闭合复位

通常，Ⅲ型ACJ脱位的复位需要将肱骨近端推向肩峰，同时在锁骨上施加小的反向的对抗力。

ACJ分级越高，闭合复位越困难，因为斜方肌和/或三角斜方筋膜可能嵌顿于锁骨远端和肩峰之间。

复位器械

图片描述和展示了手术专用器械：

·基本的肩部手术器械应包括大、小软组织牵开器（图9.3）。

·如果利用缝线或其他材料绕过喙突下"钩住"喙突以提供固定，则需用穿线器。

·选择并检查制造商特定固定器械盒，确保所需的器械齐备。

手术入路

在肩锁关节有许多手术入路，但垂直"军刀"切口可显露锁骨远端和喙突，能够满足手术显露需要，也是令患者满意的美容切口。切开皮肤，游离三角肌，即可暴露下方的锁骨远端和肩锁关节。在较严重的肩锁关节损伤中，斜方肌也可能需要从锁骨远端剥离。喙突位于锁骨远端下方，在术中很容易被触及。肌皮神经于喙突以远2.5~8cm处进入联合肌腱内缘，允许喙突向下显露至其基底部。通常不需要分离内侧的胸小肌和外侧的喙肩韧带。尽管没有证据支持保留或切除，有些医生仍选择切除锁骨外端1cm，尤其是陈旧性病例，以利于复位和防止撞击。

切开复位

肩锁关节复位需将肱骨向肩峰方向上举，同时锁骨远端下压。显露完成后，用尖头复位钳一端置于喙突外下方，一端置于锁骨远端上方，复位肩锁关节。在矫正向上移位的同时，还要注意前后向复位。正位透视可用来评估复位效果，也需要拍摄Zanca位。

植入物置入

置入所选择内固定物，如果需要在喙突进行悬吊缝合，要将缝线和其他材料从喙突内侧穿向

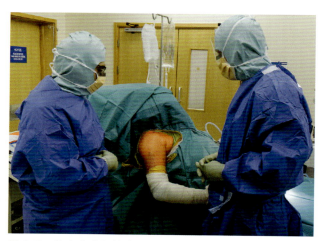

图9.2 将患者头部抬高30°，上肢悬垂，图中右侧为术者，左侧为助手位于患者头侧

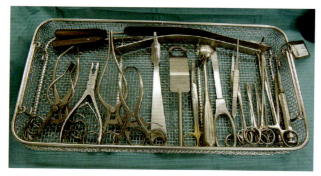

图9.3 肩部手术基础器械，包括牵开器和用于喙突下穿线或其他材料的弧形穿线器

外侧，并始终保持穿线器紧贴喙突的下面，以防止损伤神经。如果在喙突上钻孔，显露喙突的上表面，以确保钻孔通过喙突横臂的中心。同样，在拧紧并锁定内固定物之前，行正位透视来评估复位效果，通常也需要 Zanca 位（图 9.4）。

提示与技巧：陷阱

·复位效果用直视与透视进行评估，必须确保向上移位和前后移位都获得复位。

·为了避免在固定过程中发生喙突骨折，任何从喙突下方穿过的缝线都应该在联合肌腱深层穿过该骨的"肘部"。

·同样，如果使用的内固定装置，需要在喙突上钻孔，必须在喙突水平部中心钻孔。任何向内侧或外侧的偏移都会导致偏心载荷。

·锁骨内固定物的安放（需要锁骨钻孔或置于锁骨上方），是决定固定成功的重要步骤，要求放置在喙突中心的正上方，位置偏内或偏外可能导致偏心载荷和失效。

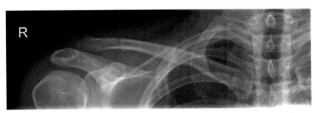

图 9.4 术后正位 X 线片显示肩锁关节已固定，锁骨上有两个钻孔，缝线穿过喙突下

参考文献

[1] Modi CS, Beazley J, Lawrence TM, Veillette CJH. Controversies relating to the management of acromioclavicular joint dislocations. Bone Joint J. 2013;95-B:1595–1602.

[2] Rockwood CA, Williams GR, Young DC. Acromioclavicular injuries. In: Rockwood CA, Green DP, Bucholz RW, Heckman JD, editors. Fractures in adults, vol. I. 4th ed. Philadelphia, PA: Lippincott-Raven; 1996. p. 1341–1413.

[3] Weaver JK, Dunn HK. Treatment of acromioclavicular injuries, especially complete acromioclavicular separations. J Bone Joint Surg Am. 1972;54-A:1187.

第十章 胸锁关节脱位

Harish Kapoor，Osman Riaz，Adeel Aqil
朱方正 许 杰 / 译 刘复州 乔 林 / 审校

骨折部位

正位 X 线片包括双侧胸锁关节（图 10.1）。由于胸锁关节脱位很难在正位片上显示，因此建议使用 Serendipity 位投照（图 10.2），X 线束朝头侧 40° 倾斜。前脱位（更常见）患侧锁骨较对侧高。后脱位患侧锁骨较对侧低。

CT 是诊断胸锁关节脱位的金标准，其轴位片可确定锁骨内侧端与纵隔结构的关系和相关损伤（图 10.3）。后脱位可发生纵隔结构急性压迫症状。锁骨内侧端在 23~25 岁时最后融合，在此期间可能发生生长板损伤。

术前计划

临床评估——通常是高能量损伤（RTC，接触性竞技运动），畸形伴瘀斑、肿胀、压痛和捻发音。前脱位可触及局部隆起，后脱位可伴有呼吸

H. Kapoor, M.B.B.S., M.S.(Orth), D.N.B. (✉)
Consultant Trauma and Orthopaedics,
Leeds General Infirmary, Leeds, UK
e-mail: harish.kapoor@nhs.net

O. Riaz, M.B.B.S., M.R.C.S. • A. Aqil, M.B.B.S., M.R.C.S.
Department of Trauma and Orthopaedic Surgery,
Leeds General Infirmary, Leeds, UK

© Springer International Publishing AG 2018
P.V. Giannoudis (ed.), *Fracture Reduction and Fixation Techniques*,
https://doi.org/10.1007/978-3-319-68628-8_10

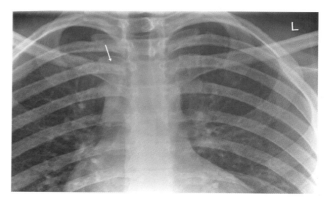

图 10.1 正位片显示右锁骨内侧端向下移位（箭头所指），锁骨后脱位

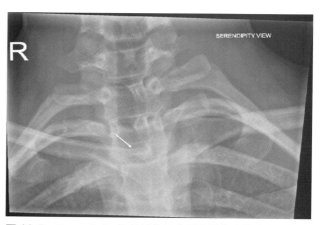

图 10.2 Serendipity 位 X 线片示右后方脱位（箭头所示）

困难、吞咽困难、气促和喘鸣，仰卧位症状加重。重要的是评估是否并发气胸或血胸。评估并记录上肢的血管状态，以及损伤侧和对侧的外周动脉搏动的差异。评估神经系统状况以确定是否存在臂丛神经损伤。术前需要请心 / 胸外科医生会诊，

并最好在术中随时待命。麻醉——在全麻诱导期，根据当地医院的规定预防性应用抗生素。

建议行交叉配血，备 4 个单位的红细胞。耗材——AO 的 3.5mm 器械，FiberWire 或 Ethibond 的缝线。建议在手术室准备胸骨切开器械。

手术室整体安排

手术台设置：仪器设备放置在术侧，透视机放在对侧，将手术台对角放置在手术室内，确保手术区空气洁净。患者仰卧位，上肢放在可透视手术台（OSI 或类似的）的边缘，侧方有支撑（图 10.4），术者和助手站立于患侧。

闭合复位（前脱位）

上肢外展伸直位进行轴向牵引，同时巾钳或

手指直接向后压锁骨内侧。"8"字绷带悬吊固定维持复位 6 周时间。

手术入路

常规消毒，范围为整个胸部和双侧锁骨，颈前部至三角肌外侧。按胸骨切开铺单，一旦需要可显露纵隔结构。沿锁骨内侧端切开至胸骨，弧形向下（图 10.5）。使用电刀，自皮下切开直至骨膜，行胸锁关节骨膜下剥离（图 10.6）。切除纤维软骨关节盘，显露胸锁关节，以创造空间利于复位（图 10.7）。

切开复位

确保锁骨内侧端不与纵隔结构绞锁，尤其是陈旧损伤，如果存在绞锁，需要心 / 胸外科医生配合仔细解剖分离。将巾钳或持骨钳夹持锁骨内

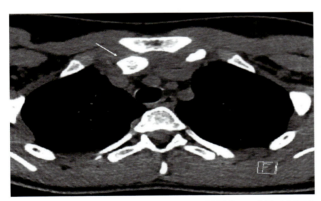

图 10.3　右侧锁骨后脱位与纵隔结构关系的轴位 CT（箭头所示）

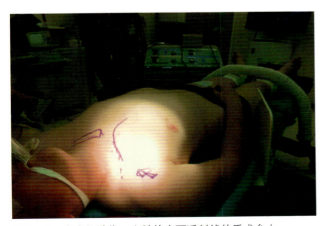

图 10.4　患者仰卧位，上肢放在可透射线的手术台上

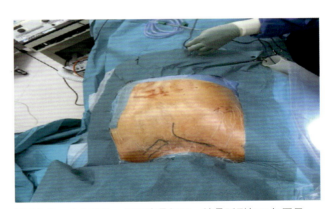

图 10.5　术中铺单，便于胸骨切开。锁骨弧形切口如图示

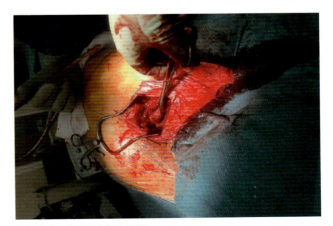

图 10.6　切开剥离至骨膜

侧端，轻柔复位于胸骨柄上。用 Langenback 钳轻轻提起胸骨柄可以增加后方视野，帮助锁骨复位。用 2.5mm 钻头在锁骨内端离胸锁关节约 2cm 处建立通道（图 10.8）。在胸骨后放置钝头可塑形拉钩进行保护，在胸骨关节面再做另一个通道，将 FiberWire 或 Ethibond 缝线以"8"字形穿过通道，至少捆扎两道以确保稳定。复位关节，确保维持完全复位，收紧缝线打结（图 10.9）。通过肩关节外展、屈曲和后伸运动来评估关节动态稳定性。行正位和 Serendipity 位透视以确认复位。继续使用 1/0、2/0 vicryl 和 3/0 S/C 逐层关闭皮下组织和皮肤切口。多条吊带保护固定手臂 6 周。

提示与技巧：陷阱

· 术前一定要进行 CT 扫描和三维重建。

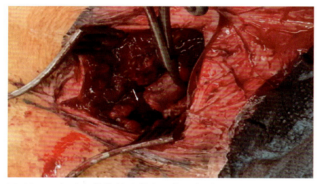

图 10.7　切除纤维软骨关节盘，创造复位空间

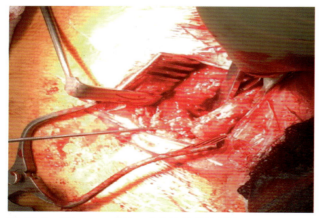

图 10.8　用 2.5mm 钻头，在胸锁关节外侧约 2cm 的锁骨内端建立通道

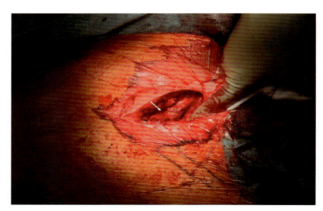

图 10.9　FibeWire 线穿过通道打结维持复位

· 大多数胸锁关节向前半脱位可以闭合复位或非手术治疗，但有一小部分关节不稳的患者需要手术治疗。

· 胸锁关节后脱位，进行切开复位时，需心胸外科团队随时待命，并在手术室准备好胸骨切开器械，以备应对急性血管损伤。

· 手术切口不要太小，尤其是后脱位。切口太小将造成术中显露观察困难。

· 先尝试闭合复位，可能会成功。

· 切除胸锁关节的关节盘，以创造后脱位锁骨复位的空间。

· 建议使用 FibeWire 缝线，因为它具有良好的强度和把持力。也可以使用其他坚强的不可吸收缝合线，如 Ethiond/Ticron。

· 在锁骨内端复位后，修复后关节囊和骨膜袖，有助于防止锁骨内侧端脱入无效腔。

· 常规术中 Serendipity 位透视和术后 CT，以确认复位效果。

· 制动 6 周，限制肩关节外展和屈曲勿超过 90°，4~6 个月内避免接触性竞技运动。锁骨内端可能长期存在局部肿胀情况。

· 避免应用金属植入物，因其移位和失效的风险很大，会导致灾难性后果。

· 我在初次固定中不使用移植物，但文献报道了通过骨隧道行包括胸锁乳突肌筋膜在内的肌腱移植，替代不可吸收缝线。

· 必要时，可在第一肋骨附加缝线 / 锚钉固定。

第十一章　锁骨骨折

Makoto Kobayashi，Takashi Matsushita

朱方正　许　杰 / 译　刘复州　乔　林 / 审校

锁骨骨折通常见于年轻男性，占成人所有骨折的 2%~4%。最常见于中段，其次是外侧和内侧。多年来，无论骨折类型如何，锁骨骨折均采用保守治疗。然而，有新证据表明，非手术治疗导致骨不连的发生率高，达 40% 的患者功能下降。因此，手术治疗引发人们更大兴趣。Neer 分型和 AO 分型是最常用的骨折分型。

骨折部位

跌倒时肩部直接着地是最常见的受伤机制。查体应评估患肢的神经血管状况。正位和 15° 头侧倾斜位（ZANCA 位）X 线片可以确定骨折类型和上下移位（图 11.1）。CT 有助于详细评估骨折类型。

术前计划

评估骨折类型和粉碎程度。本例患者中间的

M. Kobayashi
Department of Orthopaedic Surgery, Teikyo
University School of Medicine, Tokyo, Japan

T. Matsushita (✉)
Department of Traumatology, Fukushima Medical
University, Fukushima, Japan
e-mail: takashi@matsushita.net

© Springer International Publishing AG 2018
P.V. Giannoudis (ed.), *Fracture Reduction and Fixation Techniques*,
https://doi.org/10.1007/978-3-319-68628-8_11

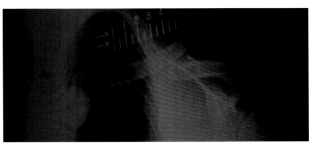
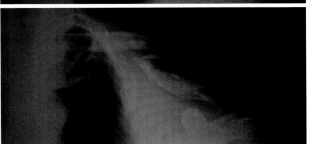

图 11.1　X 线片示一名 48 岁男性锁骨中段粉碎性骨折。上图：头侧斜位。下图：尾侧斜位

骨折碎片很小，很难在不影响血供的情况下解剖复位。由于主要骨折间的接触面积很小，髓内固定并不是防止锁骨短缩的理想方法。因此，我们决定应用 MIPO 技术：微创钢板内固定技术置入解剖型锁定钢板。

手术室整体安排

患者仰卧于可透射线手术台上。上肢无须消毒。脊柱下放置垫枕以减少锁骨短缩。透视机置于患者头侧，允许术中行头侧和尾侧倾斜透视。

手术方法

皮肤上标记整个锁骨的形状（图 11.2）。只需两个小切口用钢板固定两个主要骨折端即可。在锁骨内侧和外侧各做一个 4cm 的切口。专用解剖钢板带有锁定或非锁定螺钉孔。复位器械包括克氏针、小尖头复位钳。主要骨折段直接用小尖头复位钳钳夹复位。

切开复位

主要骨折段直接用小尖头复位钳钳夹固定。然后用克氏针（1.8~2.0mm）经髓内临时固定（图 11.3）。将克氏针钝头剪尖，呈双尖状。克氏针从骨折处插入内侧骨折端，经髓内至锁骨内端皮肤穿出。然后将克氏针另一端从骨折处插入外侧骨折端。这种"切换插入"节省了时间。用两个不同投照位透视，检查骨折对位情况。

内植物置入（图 11.4 和图 11.5）

解剖型锁定板便于行 MIPO 技术操作。钢板应足够长，保证骨折两端至少 3 枚双皮质螺钉固定。本病例选择八孔锁定板。钢板从皮下插入，使用

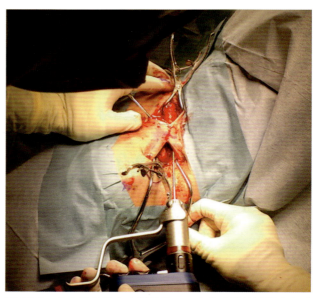

图 11.3 将克氏针插入内侧骨端，双尖克氏针从骨折端穿过内侧骨段，主要骨折段用复位钳直接钳夹固定

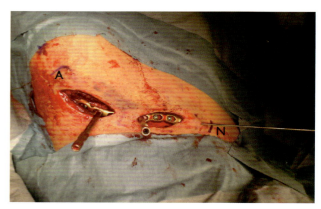

图 11.4 克氏针临时固定，放置钢板。双尖克氏针穿出胸骨上切迹附近的皮肤。然后，将克氏针回推，另一端进入外侧骨折端。将解剖型锁定板置于锁骨上，骨折两端各有 3 枚连续的螺钉孔。A. 肩峰；N. 胸骨上切迹

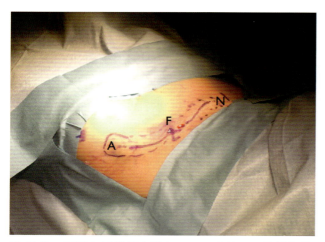

图 11.2 标记左侧锁骨皮肤切口。A. 肩峰；F. 骨折部位；N. 胸骨上切迹

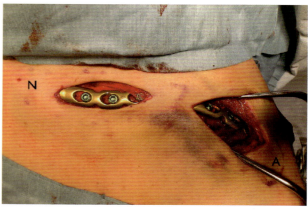

图 11.5 钢板安放完毕。A. 肩峰；N. 胸骨上切迹

两枚 1.8mm 克氏针与骨折端临时固定（图 11.4）。透视确定钢板位置。骨折两端各有 3 个连续的螺钉孔，是确保骨折固定获得最佳稳定性的关键。然后，将 3 枚双皮质锁定螺钉分别拧入骨折两端

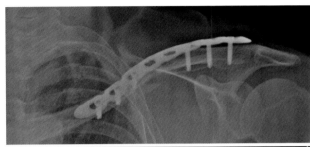
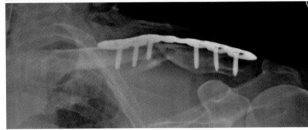

图 11.6 术后 X 线检查

（图 11.5）。使用 1/0、2/0vicryl 和 3/0 S/C 线缝合伤口。在出院前进行术后 X 线检查（图 11.6）。

术后使用吊带 1 周，以保证舒适并促进伤口愈合。不限制日常活动，但在 X 线片上看到骨痂形成之前，不允许用手（图 11.7）。

提示与技巧：陷阱

·克氏针"切换插入"可在维持复位的同时节省时间。

·在螺钉拧入前，透视确认钢板在锁骨上的位置是否正确。

·为了获得最佳稳定性，骨折两端必须有 3 枚双皮质螺钉。

·确保螺钉长度不会刺激和损伤锁骨下神经血管。

·注意不要使骨折端失去血供。

·预防颈丛皮神经医源性损伤。

图 11.7 术后 8 周 X 线片显示骨折愈合

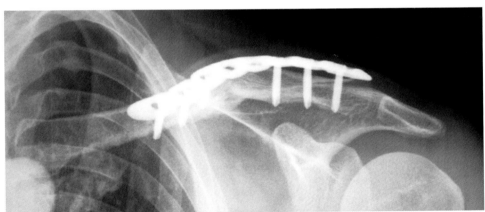
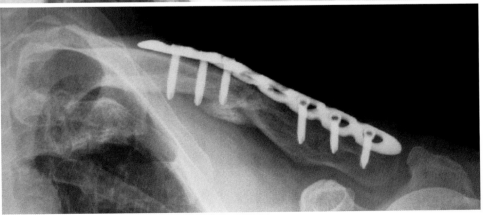

参考文献

[1] Postacchini F, Gumina S, De Santis P, Albo F. Epidemiology of clavicle fractures. J Shoulder Elb Surg. 2002;11(5):452–456.

[2] Xu J, Xu L, Xu W, et al. Operative versus nonoperative treatment in the management of midshaft clavicular fractures: a meta-analysis of randomized controlled trials. J Shoulder Elb Surg. 2014;23:173–181.

[3] van der Meijden OA, Houwert RM, Hulsmans M, Wijdicks FJ, Dijkgraaf MG, Meylaerts SA, et al. Operative treatment of dislocated midshaft clavicular fractures: plate or intramedullary nail fixation? A randomized controlled trial. J Bone Joint Surg Am. 2015;97:613–619.

[4] VanBeek C, Boselli KJ, Cadet ER, Ahmad CS, Levine WN. Precontoured plating of clavicle fractures: decreased hardware-related complications? Clin Orthop Relat Res. 2011;469:3337–3343.

[5] Wijdicks FJ, Van der Meijden OA, Millett PJ, Verleisdonk EJ, Houwert RM. Systematic review of the complications of plate fixation of clavicle fractures. Arch Orthop Trauma Surg. 2012;132:617–625.

第十二章 肩胛骨骨折

David Limb

朱方正　许　杰/译　刘复州　乔　林/审校

骨折部位：骨折 X 线分型

肩胛骨体部骨折通常是由直接暴力造成的高能量损伤。因此，肩胛骨体部和肩胛冈骨折常伴有胸部创伤，也可能伴有腹部和头部损伤。肩峰骨折是暴力作用于肩部造成的，如果暴力直接向下，臂丛易受损伤。作用于肩关节前方的高能暴力可导致肩锁关节分离，在极端情况下，还会造成肩胛胸壁分离和血管损伤。如果力通过上肢传递到肩胛骨，那么关节盂可能发生骨折，伴或不伴盂肱关节脱位。当然，这些损伤的任何组合都有可能发生，这取决于传递到肩关节周围能量的大小和方向。

肩胛骨骨折的外科治疗通常适用于移位骨折，包括肩胛盂（图 12.1），因为可能对肩关节功能有很大影响。入路主要取决于骨折部位，例如：肩胛骨体和后下部骨折常用后方入路，而上、前和前下骨折常用前方入路。后者包括与肩关节脱位伴发的肩胛盂边缘前下骨折。例如，运动场上的损伤能量要低得多，许多都可用关节镜治疗，本章不深入讨论，而主要讨论高能量损伤的手术治

D. Limb
Leeds Teaching Hospitals Trust, Chapel Allerton
Hospital, Leeds LS7 4SA, UK
e-mail: david.limb@nhs.net

© Springer International Publishing AG 2018
P.V. Giannoudis (ed.), *Fracture Reduction and Fixation Techniques*,
https://doi.org/10.1007/978-3-319-68628-8_12

疗。考虑到前、后入路的巨大差异，这两种入路都要考虑。有时复杂的骨折类型要求采用联合入路，但并不少见的是，肩胛颈骨折伴锁骨骨折移位（最常见的一种浮肩损伤），因此必须决定是否固定锁骨，如果是，是否重新定位患者，还是在同一个体位完成两种手术。

术前计划

肩胛骨骨折的处理本身并不是为了挽救生命，可以进行术前计划。手术指征虽不明确，但应包括肩胛盂骨折伴肱骨头固定性半脱位或脱位，以及关节盂 5mm 或以上的关节面移位。非常严重的粉碎性骨折可能无法固定，但往往表现出继发的关节匹配，即许多骨折块排列在肱骨头上并愈合，形成关节窝，在此可产生关节运动。CT 有助于识别骨折、伴发的关节半脱位或脱位、肩锁关节或锁骨损伤以及可能影响手术治疗时机的胸壁或胸部损伤。

如果 CT 有足够的数据，三维重建对于计划手术入路和固定方式非常有用（图 12.2）。如果没有，患者病情好转，就可以进行特定的肩部 CT 检查。平片对骨折的评估仍然有帮助，但必须以损伤部位为中心：正位、轴位和肩胛骨侧位。需要注意的是，拍片时，肩胛骨面向前方约 30°；拍胸部正位或肩部正位片时，肩胛骨会转向片盒，因此用处不大。

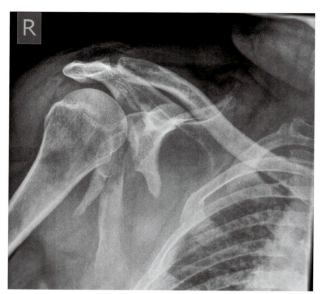

图 12.1　肩胛骨正位 X 线片示累及肩胛颈和关节面的骨折，伴有喙突和肩胛盂骨折块内移、旋转

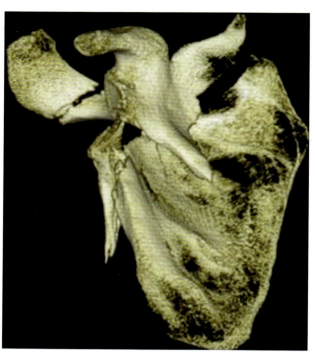

图 12.2　CT 数据的三维重建在术前计划中非常有用。本病例已去除肱骨头，更容易观察肩胛盂骨折

最后，手术时机也很重要——患者身体条件足够好才能手术，肩胛骨骨折的固定常常推迟到创伤急性期后进行。然而，由于肩胛骨被血供丰富的肌肉组织包裹，骨折很快形成骨痂并愈合，尤其是肩胛骨体骨折在创伤后 2 周复位已很困难，3 周后即不可能复位了。

一般来说，前方累及盂窝的大骨折块，通常在上部或前下部，可直接或关节镜下观察到关节面复位满意后，用拉力螺钉固定。肩胛骨后方移位骨折，特别是外侧柱（通常包括部分肩胛盂，通常是其下半部分）、肩胛冈和肩峰，通常用钢板和螺钉固定。

手术室整体安排

前路手术，患者采用沙滩椅位（图 12.3）。在肩胛骨内侧和脊柱外侧垫胶垫或沙袋有助于推动肩胛骨向前。上肢单独消毒包裹，放在 Mayo 手术桌上。术者面向肩部，站在手术台和 Mayo 手术桌之间。通过前入路可以直接复位，拉力螺钉固定。这个体位也方便术中透视。透视机从肩部后方进入，上升到最大高度。然后，C 臂机可在肩部上方旋转。这样，术者看屏幕时也不影响手术操作。

后路手术，患者侧卧位，下面垫沙袋或骨盆支架支撑。同样，上肢单独消毒包裹，放置在术者对侧的 Mayo 手术桌上（图 12.4）。Mayo 手术桌可以抬升，使上肢外展，放松三角肌，便于显露关节盂后部。

闭合复位

闭合复位方法在肩胛骨骨折固定中作用有限，然而，肩关节不稳定会影响骨折复位。活动上肢可通过关节囊间接移动肩胛盂骨折块，当然肩关节切开后更有帮助。然而，上肢单独包裹可以进行牵引、抬高、外展、屈曲、后伸以及旋转，所有这些都有助于术中复位。

复位器械

到目前为止，最有用的辅助复位工具类似于操纵杆：粗克氏针或细长螺钉，拧入骨折段并用来控制复位。对于关节面的大骨块，特别是位于

图12.3 沙滩椅位适合于前路手术，并且便于术中透视

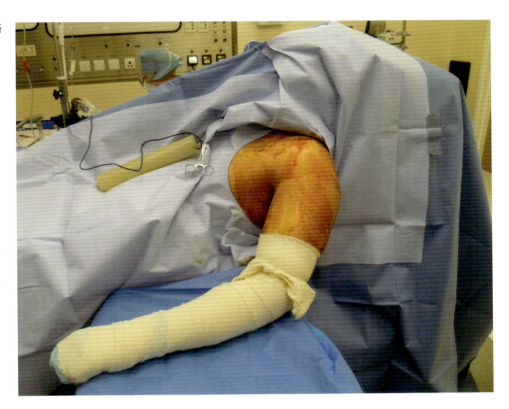

前部的，导针可用于复位，最终经导针行空心钉固定。一个与喙突相连的关节盂上部大骨块，很容易从前方三角胸大肌入路处理，可使用持骨钳抓持喙突以复位关节盂上部骨块。小器械盒里的持骨钳（尖头和鳄鱼形）对于复位后方骨折也很有用（图12.5）。肩胛骨体部很薄，但边缘足够坚固，可以用持骨钳夹持，这也是唯一可用钢板固定的地方。因此，骨折块牵引复位后，在钢板置入前，除关节盂周围临时固定的克氏针，必须先取出其他用作操纵杆的克氏针和螺钉。可用电钻和粗针在骨块上制备成对的孔道，用持骨钳夹持孔道或缝线通过孔道作为操纵杆复位骨块。

手术入路

前方经三角胸大肌入路是最经典入路，不会影响将来可能的肩部损伤手术。切口可以完全显露胸三角区，也可以部分显露。例如，低位三角胸大肌入路可以劈开肩胛下肌，以显露单个前下骨折块，并可用微型螺钉或空心钉固定。高位三

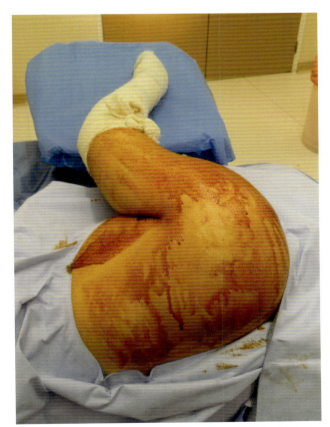

图12.4 侧位可以从后入路进入肩胛骨。上肢单独消毒包裹，活动上肢可间接复位与完整关节囊相连的关节骨折块

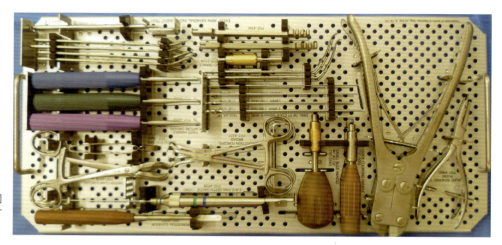

图 12.5 持骨钳、克氏针、钢丝钳和精选的牵开器和螺钉可用作复位辅助工具

角胸大肌入路可以打开肩袖间隙，检查肩胛盂表面；经该入路可夹持喙突，并复位与其相连的肩胛盂上部骨块。如果涉及喙突骨折，也可以通过此入路进行固定。

从后侧的 Judet 入路能够充分显露整个肩胛冈和体部，掀起冈下肌，以显露肩胛骨内侧和外侧柱。然而，鉴于肩胛骨内、外侧柱的厚度，即使健壮患者，也只能用 14mm 或更短的螺钉。

然而，Judet 入路本身创伤很大，许多骨折主要影响外侧柱、肩胛颈和肩胛盂，可以采用更小的直接后入路进行固定。切口位于关节线后方，沿肩胛骨外侧柱向下延长（图 12.6）。这里的皮肤很厚，脂肪层富含纤维，牢固附着在肌肉筋膜上。将脂肪与肌肉层剥离后，识别并向头侧提起三角肌下缘，上肢外展放松，找到冈下肌和小圆肌（图12.7）。后两者之间存在一个可利用的神经间界面。由于冈下肌位于肩胛骨体，所以很难看到，但通常很容易触及，小圆肌起自外侧柱，向上走行并离开外侧柱，止于肱骨头。通常，间隙的位置很容易确定，外侧柱骨折时骨折块与小圆肌同时移位，冈下肌原位不动，使神经界面间隙变大，即可显露骨折。确认并打开此间隙后，向下延伸可至肩胛骨下角平面，向上至肩袖肌腱——在此切开关节囊打开关节。但请记住，肩胛盂关节面向前约成 30°角，所以虽然可触摸到关节面，但直视困难（也可以从前面插入关节镜检查，同时行后路开放手

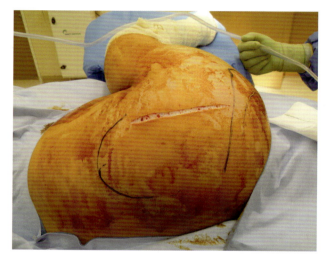

图 12.6 后入路切口从后关节线开始，经神经间界面，垂直向下显露外侧柱，最大限度减少肌肉剥离

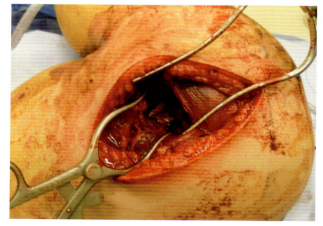

图 12.7 确定三角肌下缘，其下是冈下肌和小圆肌并行，但常因损伤分开。该间隙可以扩大并用自动撑开器撑开

术）。冈下肌向内侧提起约 1cm，即可显露整个外侧柱和肩胛盂的后下半部分直至肩胛切迹。

切开复位

从前方显露关节盂前下骨块，最好先用一枚克氏针距关节面 5mm，平行于关节面穿入，直达骨折面。然后，在克氏针穿过关节盂后部皮质前，以其为操纵杆，复位骨块。如果使用三角胸大肌入路，可以在直视下完成，这与关节镜下固定骨性 Bankart 损伤原理完全相同。如果有空间，将一枚螺钉或第二枚克氏针穿入固定，然后用螺钉替代克氏针。另一种方法是经导针拧入空心螺钉。虽然 3.5mm 的小空心螺钉完全适合固定这些骨折块，但其导针非常细软。因此，在使用关节镜时，应选择直径至少为 4.5mm 的较大螺钉，以便使用更粗硬的导针作为操纵杆，更易于复位骨折，之后将其穿过骨折线。

与喙突相连的关节盂上部骨块，可通过夹持喙突复位（图 12.8），或将一枚长螺钉从前缘置入骨折块用作操纵杆将骨块复位——也在骨折部位用小骨撬轻柔复位。固定则取决于骨折线方向。斜行骨折从前面用拉力螺钉固定很容易，斜行穿过骨折线，加压时不要引起滑移导致复位丢失。横行骨折可以在透视下从上往下经皮克氏针固定（图 12.9），入针点在锁骨远端（关节镜术语中为 Nevassier 入口）后方，通过冈上肌腹进入肩胛盂。复位满意，可经克氏针拧入空心钉固定骨折，然后取出克氏针。

在直视下可复位后壁骨折块，但外侧柱和肩胛盂常被肌肉组织覆盖，使从前方安全地抓持和操作成为挑战。肩胛盂后部通常可直视，有足够的空间拧入一枚长螺钉（50mm 螺钉仅插入骨质 10mm，留下足够的长度作为操作杆复位关节盂），可用其轻轻提拉和旋转外侧柱以复位，如果显露充分，且没有第二枚螺钉作为操纵杆，也可以用复位钳夹持（图 12.10）。幸运的是，肩胛骨血供丰富，即使骨折无加压也会愈合。尽管如此，仍

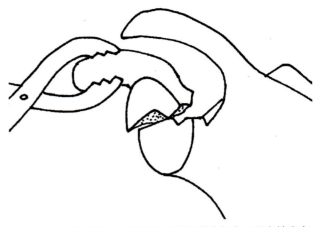

图 12.8　如果肩胛盂上部骨块与喙突基底相连，可夹持喙突，以复位关节面

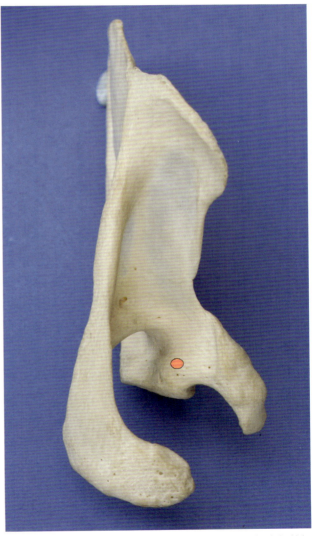

图 12.9　肩胛骨上面观，可用鳄鱼钳夹住喙突，复位与其相连的肩胛盂上部骨块。夹持喙突维持复位同时，从上往下（入钉点用圆圈表示）拧入螺钉

应尝试在加压钢板上适当位置拧入螺钉以实现加压。如上所述，如果移除夹持的器械后，外侧柱骨块再次移位，可通过与钢板相邻的钻孔或在外侧柱周围穿入 2 号或 5 号线，将骨折块与钢板捆绑在一起，持续固定。

植入物置入

从前方沿导针拧入空心螺丝前，一定要试着打入第二枚克氏针，因为钻孔会造成骨折块与克氏针之间失去摩擦，使骨折块在克氏针上滑动。螺钉拧入可将骨块推回原位，但要注意避免骨块旋转而导致关节面不平。

从后入路置入钢板（图 12.11），注意肩胛盂关节面是向前倾斜的，如果从矢状面向前进钉，螺钉几乎一定会进入肩关节。将螺钉拧入肩胛盂骨块时，应充分考虑肩胛骨倾斜，必要时，可通过关节后方切开进行直视或触摸，或从前方插入关节镜。术中透视，以确保复位满意、螺钉未进入关节，旋转上肢检查，确保平滑、全范围运动。

提示与技巧：陷阱

· 肩胛骨骨折是高能量损伤，通常术前计划进行固定，尽管损伤 2 周后骨折快速愈合使复位非常困难。CT 和 3D 重建是有用的术前计划工具。移位的关节盂上、前下部骨块通常从前入路进入，而其他肩胛骨骨折和累及肩胛盂下、后部的骨折通常采用后入路。

· 从前入路看关节面相对容易，但从后入路比较困难，因为肩胛盂关节面向前与冠状面约成 30°。关节镜有助于观察肩关节，而一些前部骨折可通过关节镜完成固定。

· 神经间界面和最小限度的肌肉剥离有利于术后快速愈合和康复。然而，显露较困难，可巧妙复位，可将长螺钉短距离拧入后下关节盂和外侧柱，用器械抓持螺钉，用来复位骨折。

· 上述操作的目的是重建平整的肩胛盂，并由肩胛骨，特别是外侧柱支撑（图 12.12）。幸运的

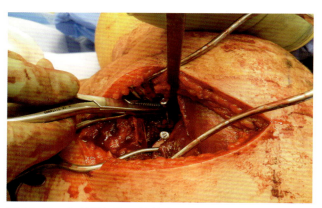

图 12.10 将长螺钉拧入骨折线两侧，用复位钳夹住螺钉，可以控制和复位外侧柱，在直视下复位

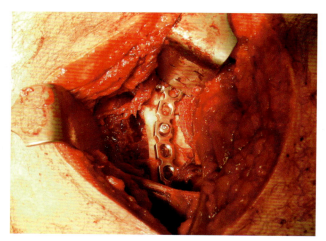

图 12.11 外侧柱已行钢板固定，塑形使其远离关节面。一枚单独的拉力螺钉将两个大肩胛盂骨折块加压固定

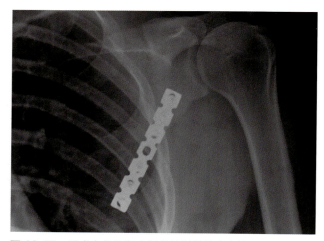

图 12.12 手术力争恢复肩胛骨外侧柱的稳定性，支撑完整的肩胛盂，肩胛骨体部粉碎性骨折几乎不需要任何干预或固定

是，肩胛骨外侧柱最结实，适合钢板固定。另一个目的是早期关节活动。从某种程度上说，长期的并发症几乎不可避免，即关节僵硬，而制动会使情况更糟。

参考文献

[1] Bartoníček J, Tuček M, Frič V, Obruba P. Fractures of the scapular neck: diagnosis, classifications and treatment. Int Orthop. 2014;38(10):2163–2173.

[2] Lewis S, Argintar E, Jahn R, Zusmanovich M, Itamura J, Rick Hatch GF. Intra-articular scapular fractures: outcomes after internal fixation. J Orthop. 2013;10(4):188–192.

[3] Mighell MA, Hatzidakis AM, Otto RJ, Watson JT, Cottrell BJ, Cusick MC, Pappou IP. Complex trauma to the shoulder girdle, including the proximal humerus, the clavicle, and the scapula: current concepts in diagnosis and treatment. Instr Course Lect. 2015;64:121–137.

[4] Pizanis A, Tosounidis G, Braun C, Pohlemann T, Wirbel RJ. The posterior two-portal approach for reconstruction of scapula fractures: results of 39 patients. Injury. 2013;44(11):1630–1635.

[5] Schroder LK, Gauger EM, Gilbertson JA, Cole PA. Functional outcomes after operative management of extra-articular glenoid neck and scapular body fractures. J Bone Joint Surg Am. 2016;98(19):1623–1630.

[6] Zlowodzki M, Bhandari M, Zelle BA, Kregor PJ, Cole PA. Treatment of scapular fractures: Systematic review of 520 fractures in 22 case series. J Orthop Trauma. 2006;20-3:230–233.

第十三章　肱骨大结节撕脱骨折

Mark Philipson

朱方正　刘琳琳 / 译　刘复州　许　杰 / 审校

手术指征及术前计划

对于移位、孤立的大结节骨折，外科治疗并不存在争议。移位超过 5mm 的大结节骨折均适宜手术固定。

处理这类骨折不像骨折固定手术，更像开放的肩袖修复术。即使骨质看起来很好，单纯螺钉固定也往往失败。手术目的是将撕脱骨块复位重建到骨床上以修复肩袖。

手术室整体安排

沙滩椅位，手臂单独消毒铺单，外展位放在 Mayo 手术桌上，以减少三角肌的张力。术者面向肩关节站立，虽然其他医生可能常规应用透视，但我一般不用。

闭合复位

闭合复位除了在盂肱关节脱位时复位肱骨头外，没有其他作用（图 13.1 ）。

M. Philipson
Leeds General Infirmary, Leeds, UK
e-mail: mark.philipson@nhs.net

P.V. Giannoudis (ed.), *Fracture Reduction and Fixation Techniques*,
https://doi.org/10.1007/978-3-319-68628-8_13

手术入路

采用冠状位切口，从肩锁关节延伸至肩峰远端 3~4cm（图 13.2 ）。将喙肩韧带自肩峰剥离。如果是钩状肩峰，则用锯或骨刀进行肩峰成形术。在肩峰的前外侧找到腱间隙，并在这里将三角肌分开约 4cm。旋转肱骨以便显露。

切开复位

助手使用一个大的 Langenbeck 尖撬来隔开肩峰。术者牵引肱骨，扩大肩峰下间隙，用巾钳拉出已向后上方回缩的肩袖和大结节骨块。在冈上肌腱预留缝线。

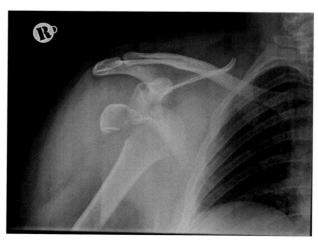

图 13.1　孤立的大结节撕脱骨折合并肩关节前脱位的 X 线片

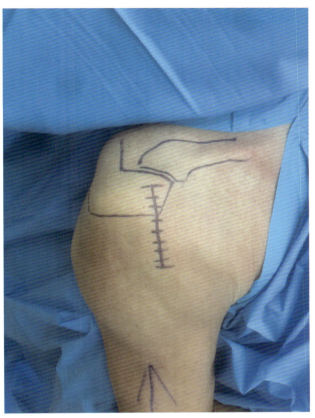

图 13.2 外上侧三角肌劈开入路皮肤切口

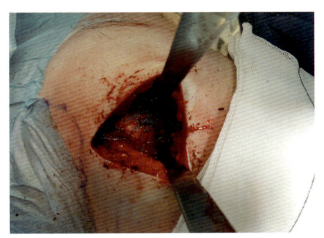

图 13.3 用两枚双线锚钉修复重建大的孤立大结节骨折

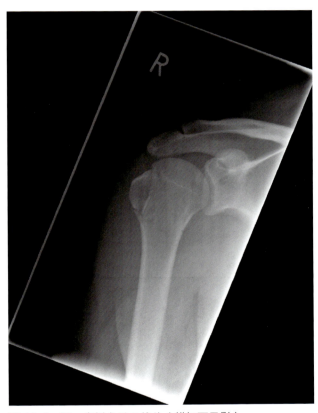

图 13.4 同一病例术后 X 线片（锚钉不显影）

对于合并大结节骨折绞锁的前脱位，仍使用上述外上侧入路。可很好地显露空虚的关节盂，清理关节内的骨碎屑，并很容易用手指操纵肱骨头。如果复位仍然困难，使用骨钩勾在肱骨近端，操纵肱骨复位。

植入物置入

在结节间沟后缘置入两枚锚钉，另一个有效方法是在干骺端钻孔，经骨间缝合也可有效修复。然而，在外上入路钻孔和缝合是非常困难的。每个锚钉都有双根耐磨的缝线。用 4 根缝线，从前向后采用 4 个水平褥式均匀缝合肩袖。在收紧打结缝线之前，将冈上肌腱前外侧游离缘与肩胛下肌后外侧的肩袖间隙组织缝合。换言之，将肩袖固定在结节间沟的上面，有助于当打紧 4 个褥式缝线滑结时肩袖解剖修复（图 13.3 和图 13.4）。在

新鲜损伤，很容易在无意中使肩袖组织过紧。

术后处理

如果是新鲜损伤，肩袖的张力很小，锚钉打入的骨质很好，修复效果将安全可靠，患者可以

立即开始辅助主动练习，简单悬吊 4~6 周。

提示与技巧：陷阱

· 手术宜早不宜晚。2 周内最易复位。6 周时，由于肩袖挛缩，修复将很困难。超过 6 周，即使广泛松解，也可能无法修复。

· 避免单独使用螺钉固定，应将其作为肩袖损伤来对待。

· 使用外上小切口，采用双线锚钉比经骨间缝合更优。

· 避免肩袖过度拉紧。

第十四章　肱骨近端骨折切开复位内固定

Harish Kapoor，Adeel Aqil，Osman Riaz

朱方正　张　楠 / 译　宋迪煜　许　杰 / 审校

初步评估

　　所有肱骨近端骨折都要拍正位（图 14.1）和轴位 X 线片（图 14.2 和图 14.3）进行评估。轴位片在大多数情况下较易获得；然而，在一些情况下，疼痛限制肩关节的运动，可拍摄调整角度的轴位片，以确保不漏诊脱位。肩胛骨侧位片也可能有用。对于复杂损伤，CT 有助于诊断和制订手术计划。CT 扫描可以帮助确定肱骨头是否完整，并评估大小结节的位置和粉碎程度（图 14.4）。

　　三部分骨折或四部分骨折选择用内固定还是关节置换治疗是非常困难的。如果肱骨头完整、肩袖肌肉没有损伤，就可恢复更好的功能。

　　严重粉碎性骨折，因为肱骨头、大小结节和肱骨干彼此分离，切开复位非常困难。当骨折不能重建，特别是在老年人群中，可以采用半肩、全肩或反肩关节置换。即使是三部分甚至四部分骨折，年轻患者也应尽可能采用内固定。

H. Kapoor, M.B.B.S., M.S.(Orth), D.N.B. (✉)
Consultant Trauma and Orthopaedics,
Leeds General Infirmary, Leeds, UK
e-mail: harish.kapoor@nhs.net

A. Aqil, M.B.B.S., M.R.C.S. • O. Riaz, M.B.B.S.,
M.R.C.S.
Department of Trauma and Orthopaedic Surgery,
Leeds General Infirmary, Leeds, UK

© Springer International Publishing AG 2018
P.V. Giannoudis (ed.), *Fracture Reduction and Fixation Techniques*,
https://doi.org/10.1007/978-3-319-68628-8_14

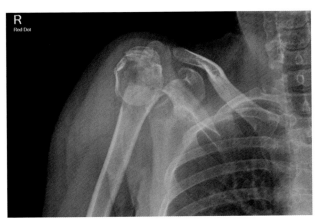

图 14.1　右肱骨近端骨折的正位 X 线片

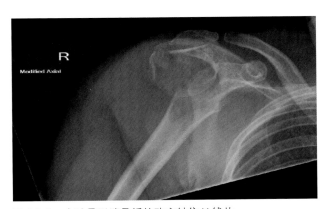

图 14.2　右肱骨近端骨折的改良轴位 X 线片

　　临床需评估血管神经状况，尤其是腋神经和臂丛。

术前计划与麻醉

　　通常使用全麻，加或不加肌间沟阻滞。神经

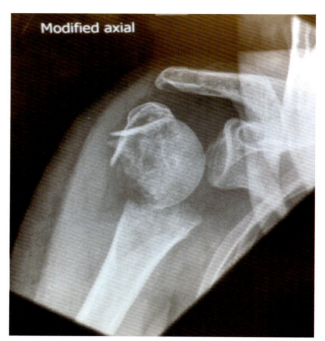

图 14.3 右肱骨近端骨折的改良轴位 X 线片

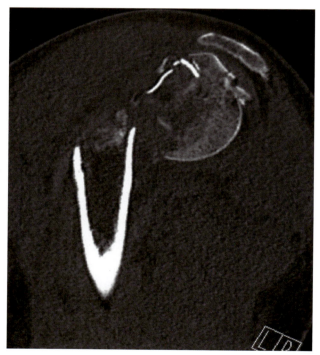

图 14.4 术前 CT 扫描

阻滞非常有用，可提供有效的术后镇痛；然而，它们也会带来其他风险，包括气胸或膈神经损伤麻痹。一个有经验的麻醉师在上肢手术中是非常有用的。

由于手术部位靠近气道，气管插管应固定牢固，以免过度靠近术野，造成插管移位或妨碍外科医生的工作。因为麻醉师看不到患者头面部，要保证气管插管的安全可靠。因为喉罩易脱落，一般不用，尤其是在沙滩椅位时。

抗生素预防应用，根据医院规定执行。

一套通用的外科器械，包括合适的牵开器（West、Norfolk 和 Norwich 自动拉钩）是足够的，但特殊设计的肩关节牵开器可以使显露更佳。

应备有不同长度的钢板及配套的正确瞄准锁定螺钉的舷架，还应备有小骨块固定器械套件、克氏针和 Ethibond 缝合线。

手术室整体安排

患者的手术室安排和手术显露步骤要有条理，以列表形式逐项显示。

·可以使用肩部支架将普通手术床转换成沙滩椅（图 14.5）。

·患者取沙滩椅位，躯干通常与地面成 40°，如需要从后路或前路进入肩关节，躯干直立位更合适。脊柱和头部需要支撑，同时，将整个肩部显露出来。

·患者的下肢向上倾斜，以避免滑下。膝关节弯曲，后面放一个枕垫。

·使用透射线手术台，以免干扰透视。

·肱骨近端手术时，术者在患肩的腋侧，助手或 C 臂机位于患肩上方。

·麻醉机应在手术床尾侧，远离头侧，需要加长呼吸机管路。

·因为在层流洁净区域，器械护士及器械需在术者后面。

·常规消毒皮肤。

·消毒范围自胸部中线到肩胛骨的内缘，上自颈根部下至乳头，上肢至腕部。

·消毒区域一个 U 形无菌单覆盖，上肢用防水袜套套至肘部以上，可自由活动上肢。

·C 臂机两端均覆盖无菌单（图 14.6）。

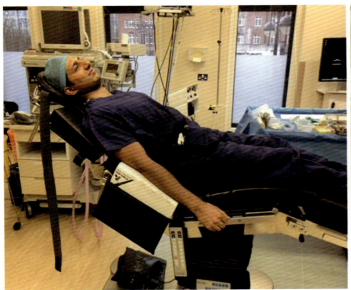
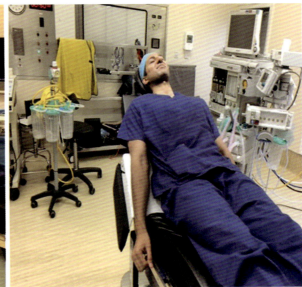

图 14.5　模拟患者体位（模特）——反折臂部支架

图 14.6　手术室整体安排

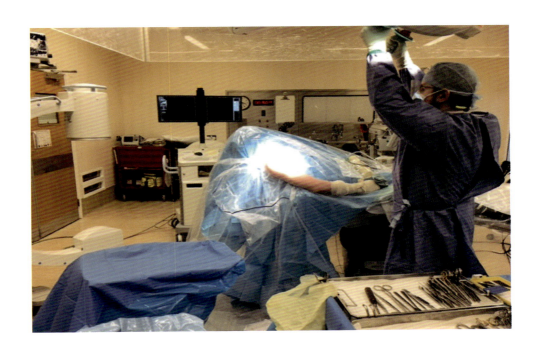

闭合复位

　　通过牵拉、内收和内旋上肢进行闭合复位。远端骨折块通常向前、内移位，向后、外推压可复位，可以通过一个小切口插入骨撬，推挤肱骨头的外上侧来矫正内/外翻成角。如果需要，可以在肩峰下间隙放置骨钩，通过向前、下牵拉大结节来完成复位。三部分或四部分骨折脱位可以是嵌插的，也可以不是。对于嵌插骨折，在手术室麻醉和透视下，可试行手法复位，四部分骨折一直存有肱骨头坏死的危险，解除嵌插可使其风险增加。在开放性手术中，抬起嵌插的肱骨头动作要轻柔。

　　总的来说，如果使用微创髓内钉固定，这些闭合复位操作是有用的，但开放性手术更容易复位，当以钢板内固定骨折时，闭合复位就不那么重要了。肱骨头内翻畸形时，如果选用髓内钉固定，可以通过稍微内移入钉点来实现复位。然而，需注意的是，这并不能矫正大的内翻畸形，可以使用此技术矫正轻度内翻畸形，不要过度侵犯关节面。肱骨近端锁定钢板可能更佳，少见的肱骨近干骺端偏远骨折或病理性骨折才用髓内钉治疗。在一些中心髓内钉用于复杂的两部分、三部分，甚至四部分骨折，也取得了同样不错的效果。

复位器械

用于骨折复位的工具：术者的手指、尖头复位钳、骨钩、钝头牵开器和大的 Bristow 剥离器。术中透视可以随时监控到手指复位达到的效果。因为骨折块很尖锐，用手指复位时必须小心，以防刺破手套，危及术者和患者。因此，建议手指复位仅作为最后的手段。克氏针可以作为有用的操纵杆，一旦复位后可以插入骨块固定。选择粗大的克氏针是为了防止弯曲和插入时偏离预定的轨道。一般使用最小直径为 2mm 的克氏针。其他

通用的工具，如 Trethowan 骨撬，可以撬起骨块，便于复位操作。可以用坚强的缝线缝系上部肩袖和肩胛下肌腱，牵拉缝线把结节往下拉，并系在钢板上或彼此之间打结固定。有时可以使用 5mm 的骨锚将大小结节及其肌腱向下拉到所需位置，作为复位和固定工具。在三部分或四部分骨折中，在钢板固定之前使用经骨缝线将结节复位来重建肱骨头部的外形。

手术入路

三角胸大肌入路是肩关节骨折固定中经典的入路。它可以充分暴露关节，并更容易显露头部骨折片，这些骨折片可能在肩前方骨折脱位时遗留在后部。在三角胸大肌入路中，切口从锁骨跨过喙突外缘，向下至臂部，位于三角肌前缘和肱二头肌之间，切口长度取决于所需暴露范围（图 14.7）。分开三角肌和胸大肌，根据需要向外侧或内侧牵开头静脉（图 14.8a~c）。显露三角胸大肌间隙深层筋膜，在联合肌腱的外侧垂直切开此筋膜，在联合肌

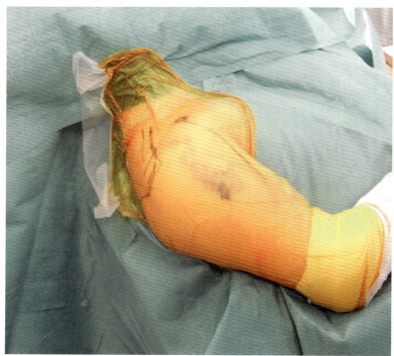
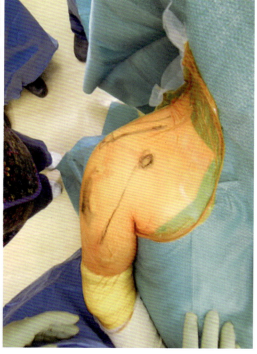

图 14.7 标记三角胸大肌切口

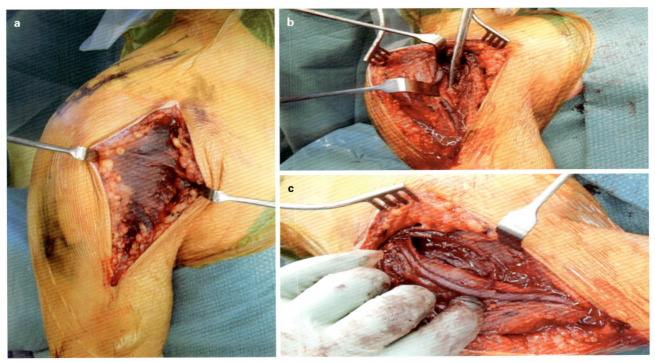

图 14.8 （a~c）分离三角肌和胸大肌，根据需要将头静脉拉向外侧或内侧

腱深层用手指将紧邻的腋神经推离，然后插入自动牵开器，暴露肱骨近端及肩袖（图 14.9）。在新鲜和 7~10 天内移位的两部分骨折，可用直接外侧入路，劈开三角肌，将钢板置于肱骨干合适位置后，先拧入一枚非锁定螺钉，利用钢板复位。

切开复位

重要的是复位过程不能进一步损害肱骨头的血液供应，不要剥离肩袖肌腱和关节囊，使用术中透视检查复位情况（图 14.10a，b）。任何涉及大小结节的骨折应用粗的 5 号 Ethibond 缝线，缝在止于大结节的冈上下肌腱与止于小结节的肩胛下肌上，牵拉复位于肱骨头。内翻成角因肱骨头部与肱骨干已分离，由仍附着在近端的肩袖牵拉所致。如果只是小结节连接在头部，头就会被肩胛下肌拉向内旋位。嵌插骨折时肱骨头内侧与肱骨干重叠，外侧骨膜通常是完整的。完整的外侧骨膜可提供稳定性，允许通过包括肩关节的外展和牵拉在内的手法复位来减少内侧重叠。用

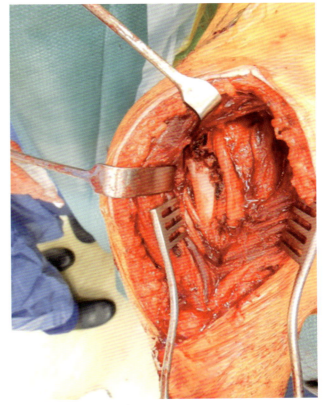

图 14.9 暴露肱骨近端

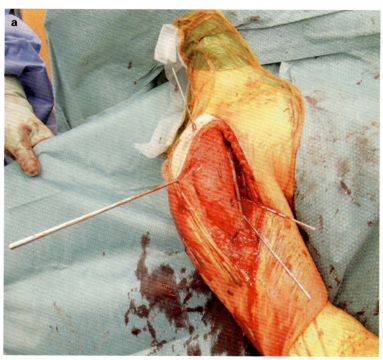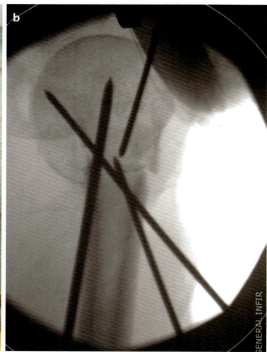

图 14.10 术中照片（a）和术中透视所见（b）显示使用克氏针复位骨折

Bristow 骨膜剥离器或类似工具插入结节与头之间，将肱骨头外上部向上撬起，内侧骨膜起铰链作用，阻止头部的内侧移位。

无嵌插骨折时头与肱骨干完全分离，外侧骨膜撕裂，复位的难度大大增加。第一步是将肱骨头与干复位。牵拉上肢，在解剖颈的内缘插入一个钝头骨剥，以复位内侧铰链。通过在肩胛下肌腱止点套圈缝合，然后从内侧向外侧牵拉，可以矫正头部内旋畸形。外翻成角时，头部外侧与骨干嵌插，骨折的大小结节与头和骨干无明显分离，连接四个骨块的外侧骨膜完好，应检查内侧铰链完整性。骨折脱位时，在肩关节切开前，可以利用经皮克氏针进行复位。将上肢置于旋转中立位以确定肱骨头和大小结节的复位情况，复位满意时，使用张力带缝线穿过锁定板固定大小结节。

植入物

用螺钉拧入滑动孔将板连接到肱骨干上，以便调整钢板高度（图 14.11a，b）。锁定钢板应位

于大结节的肩袖止点处或其下方，高于此点会造成撞击。通过板上的小孔，用克氏针将板固定在肱骨干上。钢板的前缘应在结节间沟后缘约 0.5cm 处，以避免激惹肱二头肌肌腱。在肱骨头部和大小结节处拧入螺钉来固定骨折。根据骨折部位和内植物的设计，尽可能固定住钢板下的大结节。行正位和轴位透视，活动肩关节检查稳定性。确保钢板位于正侧位的中心（图 14.12a，b）。远端至少需要固定 8 层皮质，近端根据内植物设计（最好至少 6 枚螺钉）。最好使用锁定钉，加压螺钉可用于年轻、骨质强壮的或大的头部骨折块，以额外加压。

提示与技巧：陷阱

·确保正确体位，保证术野不受麻醉设备的干扰。

·优秀的放射技师对 C 臂机进行摆位，可以使手术更加容易；铺单之前检查 C 臂机位置。

·避免剥离关节囊和肩袖肌肉，因为这会进一

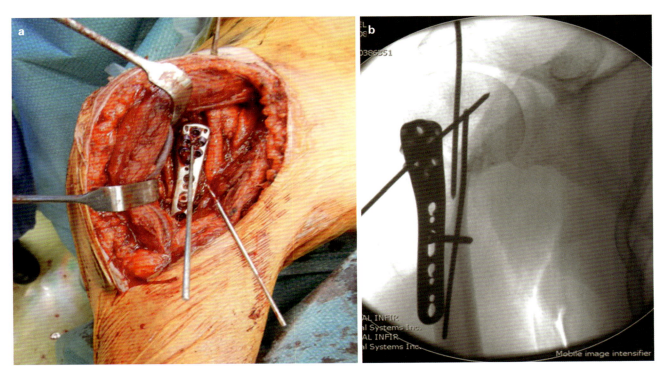

图 14.11　术中照片（a）和透视（b）显示钢板在肱骨干上的应用

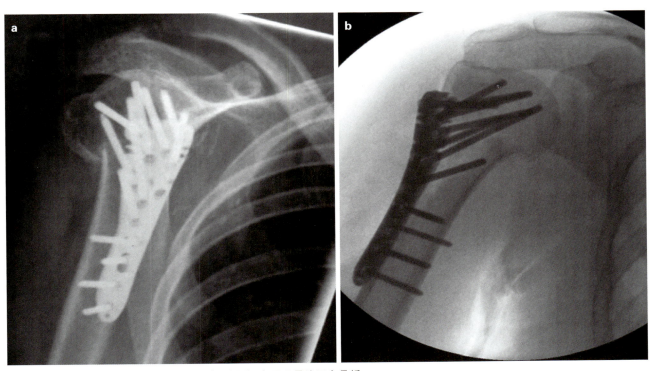

图 14.12　肱骨近端侧位透视（a）和正位透视（b）显示最终固定骨折

步破坏血液供应，复位需要时可进行最小限度分离，以保留头部骨折片的血液供应。

· 使用不可吸收的缝线，如 Ethibond 线，将大小结节向下拉至钢板的螺孔处固定。

· 在复杂的三部分或四部分骨折中，在钢板置入前，通过充分地松解、游离结节，获得良好的复位，重建肱骨头。

· 恢复 Gothic 弓，类似骨盆的 Shenton 线。

· 恢复和重建内侧肱骨距是关键，肱骨距螺钉对防止再次塌陷很重要。

· 老年骨质疏松患者多应用锁定钢板。

· 术中螺钉穿透风险高。在所有位置进行透视，包括动态透视，以避免每个朝向近端置入的螺钉穿透进入关节腔。

· 把握好软骨下固定与钉头插入深度之间的平衡，保持软骨下 5~8mm 的安全距离。

第十五章　肱骨干骨折（横行、斜行、蝶形、双平面）

Anthony Howard，Theodoros Tosounidis，Peter V. Giannoudis

刘　冰　张秋红 / 译　宋迪煜　许　杰 / 审校

骨折部位

　　肱骨干始于外科颈下方，具有圆柱形横截面，在冠状面上近髁部变扁平。

　　肱骨中段骨折（图 15.1a，b）占所有骨折的 3%~5%，多发于高能量损伤的年轻患者和低能量损伤的老年患者，呈双峰年龄分布。

　　这些类型的骨折大部分可以非手术治疗。研究发现，当骨折短缩＜ 3cm、矢状面上畸形＜ 20°、内翻 / 外翻成角＜ 30° 时，功能仍能保持良好。

　　肱骨干骨折后桡神经麻痹的发生率约为 12%，尤其是横行和螺旋形骨折。因此，密切观察桡神经损伤情况至关重要。在任何手术中，都必须识别和保护桡神经。根据 AO 分类系统对骨折线进行分类。A1 型为中段螺旋形骨折，A2 型为斜行骨折，A3 型为横行骨折。根据形态，蝶形骨折可分为 B1-3 型，双平面骨折可分为 C1-3 型。

A. Howard • T. Tosounidis • P.V. Giannoudis (✉)
Academic Department of Trauma and Orthopaedic Surgery, University of Leeds, Leeds, UK
e-mail: pgiannoudi@aol.com

© Springer International Publishing AG 2018
P.V. Giannoudis (ed.), *Fracture Reduction and Fixation Techniques*,
https://doi.org/10.1007/978-3-319-68628-8_15

简要术前计划

　　尽管许多骨折可以非手术治疗，但解剖复位和坚强固定是手术治疗的目标（图 15.2a，b 和图 15.3a~c）。手术适应证：非手术处理失败、开放性骨折、神经血管损伤、高能量损伤、同侧桡骨 / 尺骨需固定、即将发生的病理性骨折、双侧肱骨骨折、肱骨干骨折延伸至关节内并有移位的骨折、肥胖、多发伤。

　　CT 有助于粉碎性骨折的术前计划。在髓内固定中，髓腔大小、髓内钉长度和直径均可通过健侧肱骨 X 线片测量。

　　严重粉碎性骨折、缺乏软组织覆盖或肿胀严重，需要外固定架临时固定，应使用 4~5mm 螺钉（图 15.4 和图 15.5）。

手术室整体安排

　　尽管阻滞麻醉可以使患者早期活动和减轻疼痛，但考虑到桡神经损伤的高发生率和潜在的筋膜间室综合征，神经阻滞可能掩盖这两种症状，必须谨慎选择，故手术多在全麻下进行。

　　固定方法和手术入路的选择将决定患者术中体位。沙滩椅位或仰卧位可用于顺行进钉和前入路（图 15.6）。然而，对于逆行髓内钉和后入路，应俯卧位，手臂放在臂架上或侧卧位（图 15.7）。

　　C 臂机要有足够空间进入相关位置，还需要

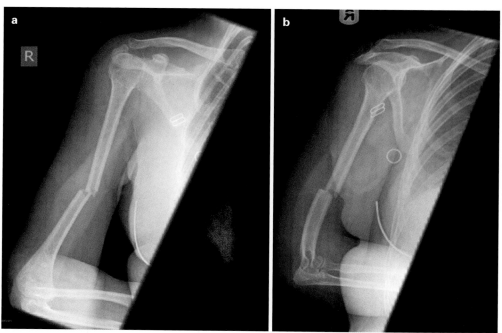

图 15.1 右侧肱骨干中段骨折正位（a）和侧位（b）X 线片

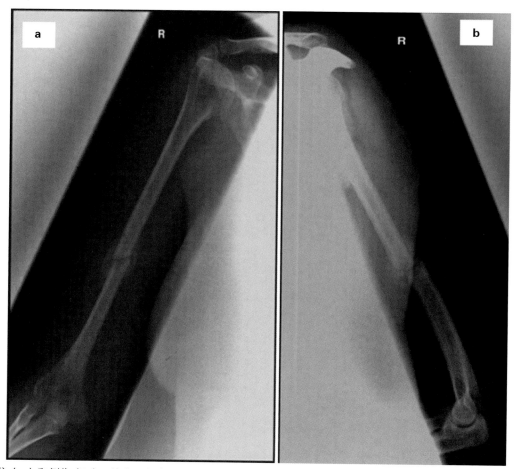

图 15.2 正位（a）和侧位（b）X 线片。保守治疗右侧肱骨中段骨折，功能性支具固定，伤后 6 周显示骨折愈合

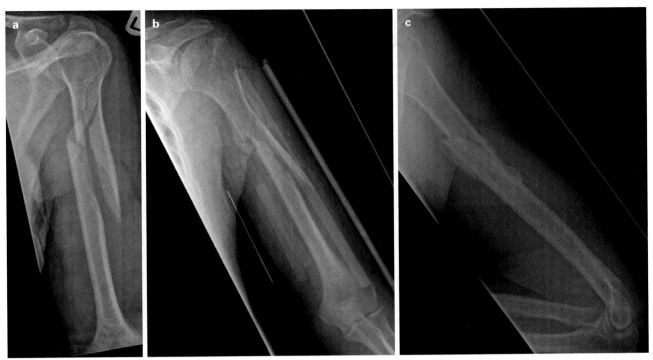

图 15.3 （a）左肱骨螺旋形粉碎性骨折正位 X 线片。（b）非手术治疗支具固定后正位 X 线片。（c）6 周后侧位 X 线片示骨折愈合

透射线的臂架 / 手术床。

闭合复位

确定保守治疗，采用如下方法：牵引、悬吊石膏、悬吊带（图 15.8）和功能支具等。通常情况下，早期使用悬吊石膏，3 周更换为功能支具。当患者保持直立（站立或坐位），产生的重力有助于复位，保守治疗更有效。保守治疗时（如功能支具、悬吊石膏、悬吊带），为了更有效地维持位置，患者应保持直立，并避免肘部支撑。只要可以耐受，应尽快开始肩、肘、腕和手指的关节功能锻炼。

连续的 X 线检查对保证维持满意的复位是必须的，如果达不到满意复位，则需要手术治疗。

对于骨质疏松性肱骨骨折，即将发生病理性骨折的肱骨，髓内固定具有优势。尽管有损伤肩袖的缺点，这种情况还是多用顺行髓内钉。患者沙滩椅位或仰卧位，头侧抬高 40°，标记表面解剖，髓内钉入口为肩峰前外侧角，中心位于大结

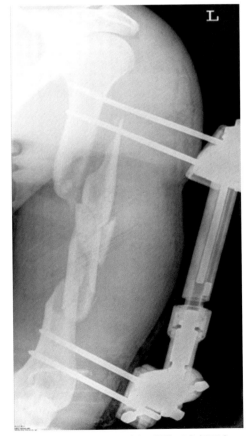

图 15.4 左肱骨中段节段性骨折早期外固定架固定

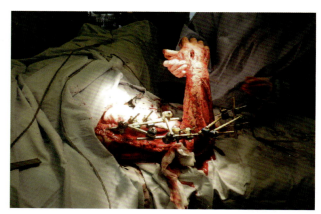

图 15.5 工业事故致右肱骨干开放性骨折，外固定架固定。由于筋膜室综合征，前臂和手行筋膜切开术

节上方，向远端延伸不超过 5cm，以免损伤腋神经。透视下，由克氏针确定入钉点（大结节顶点内侧、关节面边缘外侧、结节间沟后侧 5mm）。根据选用的髓内钉确定进钉点和处理髓腔（图 15.9a，b）。

逆行髓内钉插入时需要将远端肱三头肌劈开，在鹰嘴窝上 2.5cm 做 2cm 入钉点切口，近端锁定钉可从外向内锁定（腋神经损伤风险）或从前向后锁定（肱二头肌肌腱损伤风险）。

无论顺行还是逆行髓内钉，固定后骨折端无间隙残留，否则将增加骨不连风险；如果穿钉过程中出现困难，都应做辅助切口，以保证桡神经不被卡在骨折部位。

复位器械

对于肱骨，可用以下复位工具：小 Hohmann 拉钩、小骨膜剥离器、Howarth 骨膜剥离器、尖头复位钳、钝头和齿状持骨钳（小鳄鱼嘴持骨钳）、带关节的张力装置和作为操纵杆的克氏针。

在严重粉碎性骨折或采用微创钢板内固定，应使用外固定架临时固定以降低对线不良或畸形愈合风险。

手术入路

前外侧入路用于近端和中段干部骨折，而对于偏远端骨折，可利用肱骨远端平坦的后表面放

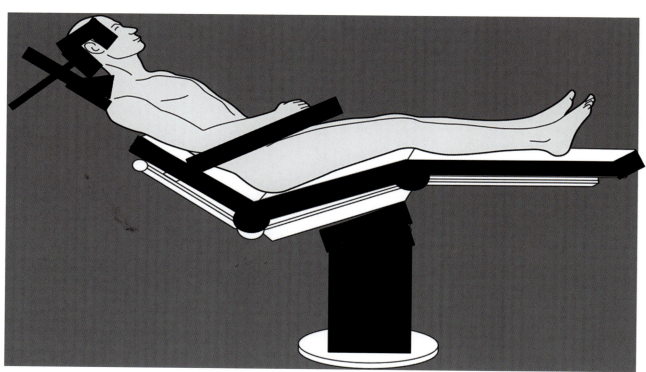

图 15.6 患者沙滩椅体位

图 15.7　患者侧卧位

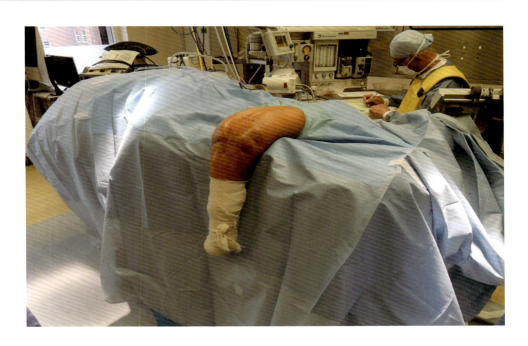

劈开肱三头肌并游离桡神经，后路可显露76%的肱骨，在臂后侧中线上行一个大切口，可延伸至鹰嘴窝，浅层在肱三头肌的长头和外侧头之间，深层至内侧头，切开内侧头显露肱骨干（图15.11a~c）。桡神经跨过肱骨后方，平均在内上髁近侧 $20.7 \pm 1.2cm$，外髁近侧 $14.2 \pm 0.6cm$。

切开复位

骨折线位于三角肌和胸大肌附着点的位置会影响骨折复位的效果，如果骨折位于三角肌和胸大肌之间：

1. 骨折线在肩袖和胸大肌之间，肱骨头会外展和内旋。

2. 胸大肌和三角肌之间，远侧端向外侧移位，近端内收。

3. 在三角肌止点的远端，近端节段将内收。

了解和抵消由于肌肉作用于肱骨骨折段而引起的相应的牵拉力，将使复位更容易、更有效。

复位需要维持至钢板固定牢固（图 15.12）；对于螺旋形或蝶形骨折，可以使用拉力螺钉来实现。另一种选择是用一个小的钢板或环扎钢丝来固定钢板。

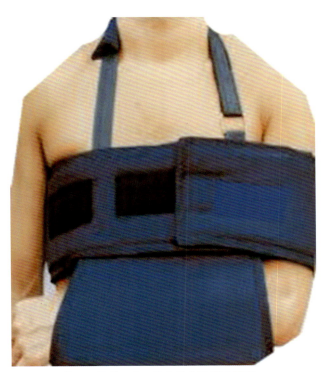

图 15.8　使用悬吊带固定，保守治疗肱骨干骨折

置钢板，后侧入路更好。

前外侧入路是三角胸大肌入路的远端延伸，沿着肱二头肌外侧分开肱肌，显露肱肌外侧的桡神经和位于切口远侧的前臂外侧皮神经非常重要（图 15.10）。

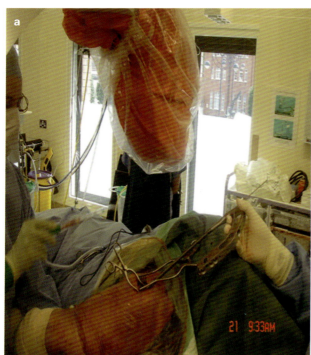 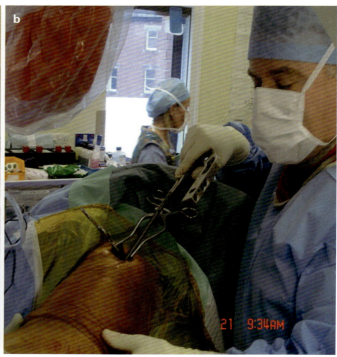

图 15.9 （a）将肱骨髓内钉插入肱骨髓内。（b）在保持骨折闭合复位的同时，将髓内钉推进骨折远端

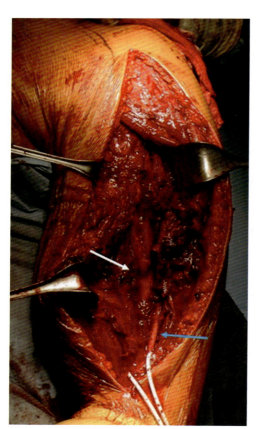

图 15.10 左肱骨骨折前外侧入路显露（白色箭头）。蓝色箭头表示桡神经

如果骨折严重粉碎，可以使用外固定架。在近端，钉应该从前外侧方向沿三角肌止点的前缘插入（图 15.13）。远端钉进钉点在肱骨后面桡神经沟下方。

切开复位固定

将骨折片从周围软组织中分离出来，以便确定骨折块的位置，达到良好复位。骨折的两端用复位钳夹住，使两端旋转到合适的方向，以达到复位。完成复位的力的旋转方向通常与导致骨折移位或作用于骨折段的肌肉牵拉力方向相反（图 15.14a~d）。

获得并保持良好的复位至关重要；在螺旋形或斜行骨折中，可以通过使用拉力螺钉实现复位和加压。如果肱骨骨折为横行或斜行骨折，角度＜30°，则可采用加压 DCP 钢板进行复位加压。骨折部位近端和远端至少 6 枚皮质骨螺钉固定（图 15.15a，b）。需要注意，确保钢板与肩关节不发生撞击。此外，恢复原有的肱骨长度也很重要。如

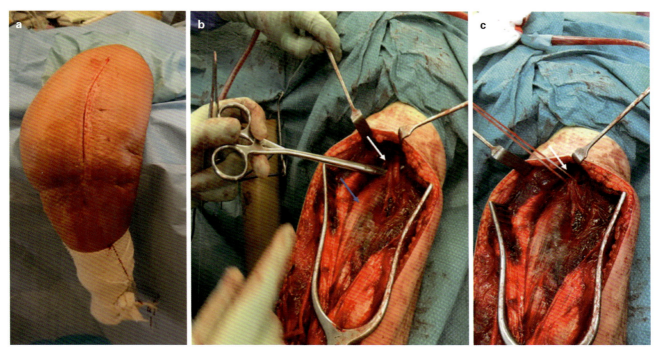

图 15.11 （a）臂部后正中长切口，一直延伸至鹰嘴窝。（b）肱三头肌的长头和外侧头平面，深面为内侧头，注意使用动脉钳移动桡神经（白色箭头示桡神经，蓝色箭头示肱三头肌内侧头）。（c）照片显示已游离的桡神经

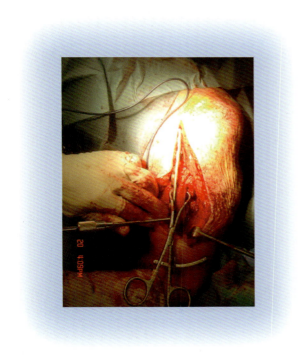

图 15.12 采用前外侧入路，联合应用钢板复位钳复位肱骨骨折，维持复位的同时，完成钢板固定

果需要早期活动，或者患者的依从性较差，需要在肱骨轴位上与第一个钢板成 90° 位放置第二块钢板。

在粉碎严重的骨折中，需要使用牵开和长钢板桥接技术来恢复肱骨原来的长度。在这种情况下运用合适的技术，使用微创经皮内固定技术，具有减少生物破坏和软组织剥离的优点。最近的一项 Meta 分析发现，与钢板相比，髓内钉更具有优势。

术中如果可行，识别保护相关神经，在固定时移动手臂要轻柔，避免医源性损伤。

提示与技巧：陷阱

· 如果使用支具固定骨折，由于患肢肿胀不断减轻，需在术后 2 周内定期收紧支具。

· 无论采用何种术后功能锻炼方式，都应鼓励上肢钟摆式运动，以提高肩关节的灵活性。

· 在内固定决策方面，肱骨应被视为一个完全承重的结构。

图 15.13 采用腹直肌游离皮瓣及外固定架治疗肱骨开放性骨折

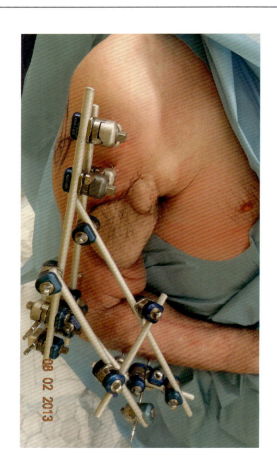

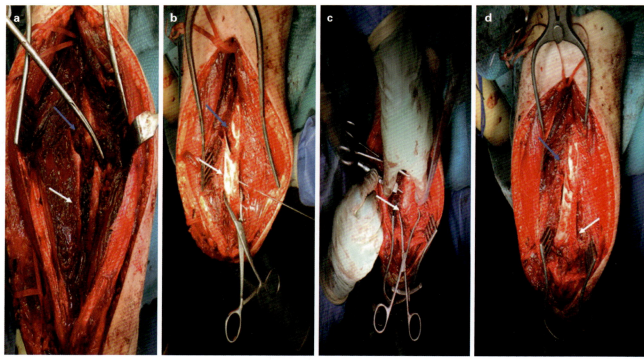

图 15.14 （a）采用后路手术，肱骨干远端 1/3 已显露。白色箭头示远端为两个骨折块。蓝色箭头示骨折线。（b）用复位钳和克氏针（白色箭头）复位。蓝色箭头是骨折线。（c）将拉力螺钉拧入劈裂远端骨折块，使其成为一体。（d）在拧入拉力螺钉后，远端骨折块作为一个整体移动（白色箭头），与近骨折端对位。蓝色箭头表示骨折线

图 **15.15**　肱骨干中段骨折后路钢板固定的正位（a）和侧位（b）片。注意，有6枚螺钉固定骨折块

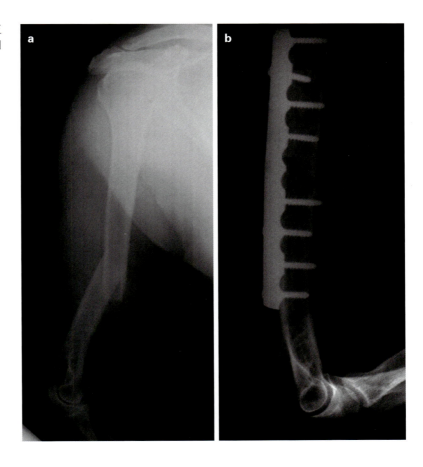

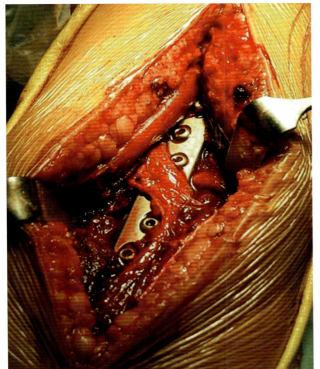

图 **15.16**　后路钢板固定肱骨骨折。请注意，在钢板上保持桡神经松弛

· 在后路手术中，识别并游离桡神经以避免医源性损伤。确保桡神经在钢板上是松弛的（图15.16）。

参考文献

[1] Shao YC, Harwood P, Grotz MR, Limb D, Giannoudis PV. Radial nerve palsy associated with fractures of the shaft of the humerus. J Bone Joint Surg Br. 2005;87-B(12):1647–1652.

[2] Humeral Shaft Fractures. https://www.orthobullets.com/trauma/1016/humeral-shaft-fractures.

[3] Walker MPB, Badman B, Brooks J, Van Gelderen J, Mighell M. Humeral shaft fractures: a review. J Shoulder Elb Surg. 2011;20(5):833–844.

[4] Klenerman L. Fractures of the shaft of the humerus. J Bone Joint Surg Br. 1966;48(1):105–111.

[5] Bencic I, Cengic T, Prenc J, Bulatovic N, Matejcic A. Humeral nail: comparison of the antegrade and retrograde application. Acta Clin Croat. 2016;55(1):110–116.

[6] Euler SA, Petri M, Venderley MB, Dornan GJ, Schmoelz W, Turnbull TL, Plecko M, Kralinger FS,

Millett PJ. Biomechanical evaluation of straight antegrade nailing in proximal humeral fractures: the rationale of the "proximal anchoring point". Int Orthop. 2017;41(9):1715–1721.

[7] Langer P, Born C. Intramedullary fixation of humeral shaft fractures. In: Wiesel S, editor. Operative techniques in orthopaedic surgery. London: Lippincott Williams & Wilkins; 2011.

[8] Lee H-J, C-W O, J-K O, Apivatthakakul T, Kim J-W, Yoon J-P, Lee D-J, Jung J-W. Minimally invasive plate osteosynthesis for humeral shaft fracture: a reproducible technique with the assistance of an external fixator. Arch Orthop Trauma Surg. 2013;133(5):649–657.

[9] Garberina M, Getz C. Plate fixation of humeral shaft fractures. In: Wiesel S, editors. Operative techniques in orthopaedic surgery. London:Lippincott Williams & Wilkins.

[10] Carroll EA, Schweppe M, Langfitt M, Miller AN, Halvorson JJ. Management of humeral shaft fractures. J Am Acad Orthop Surg. 2012;20(7):423–433.

[11] Gerwin M, Hotchkiss RN, Weiland AJ. Alternative operative exposures of the posterior aspect of the humeral diaphysis with reference to the radial nerve. J Bone Joint Surg Am. 1996;78(11):1690–1695.

[12] Higgs D. Humeral shaft fractures - principles of management. In: Bentley G, editor. European surgical orthopaedics and traumatology. Berlin: Springer; 2014.

[13] Crenshaw A. Fractures of shoulder, arm and forearm. In: Canale ST, Beaty JH, Campbell WC, editors. Campbell's operative orthopaedics, vol. 3. London: Mowby; 2003.

[14] Zhao JG, Wang J, Meng XH, Zeng XT, Kan SL. Surgical interventions to treat humerus shaft fractures: a network meta-analysis of randomized controlled trials. PLoS One. 2017;12(3):e0173634.

第十六章 肱骨远端骨折

Stefaan Nijs

刘复州 陈福文 / 译 朱方正 傅 捷 / 审校

骨折部位

肱骨远端骨折是发生在肱骨干骺端的骨折，伴或不伴关节内骨折。

可将肱骨远端干骺端看作是一个三角形，由桡侧柱和尺侧柱组成，关节位于其间（图 16.1）。关节部分由桡侧的半球状肱骨小头和尺侧的线轴型滑车组成。

冠状面，滑车轴与肱骨纵轴成 94°~98° 角（图 16.2）。因此，前臂与上臂轴线并不在一条直线上。两者之间的角度就是我们所说的"提携角"。旋转轴线是肱骨小头中心和滑车沟中心之间连线，出口在内上髁前下方，与滑车轴一致。

矢状面，内侧（尺侧）柱与肱骨纵轴成 10°~20° 角（图 16.3），外侧（桡侧）柱与肱骨纵轴成 30°~40° 角（图 16.4）。

生理情况下，前臂约 60% 的载荷通过肱桡关节传递至肱骨。当然，这种负荷的传导也会随屈肘和 / 或伸肘时前臂两骨相对位置的不同而有所变化。

S. Nijs
Department Trauma Surgery, UZ Leuven,
Leuven, Belgium

Department Development and Regeneration, KU
Leuven, Leuven, Belgium
e-mail: stefaan.nijs@uzleuven.be

© Springer International Publishing AG 2018
P.V. Giannoudis (ed.), *Fracture Reduction and Fixation Techniques*,
https://doi.org/10.1007/978-3-319-68628-8_16

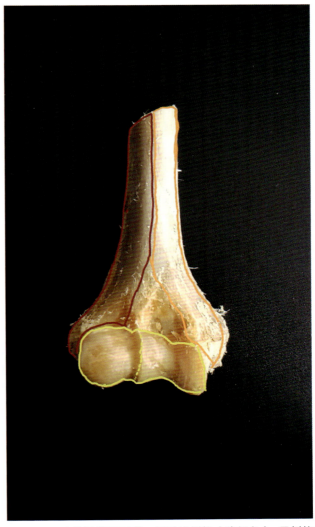

图 16.1　肱骨远端正面观，显示桡侧柱（暗红色）、尺侧柱（橙色）和其间的关节部分（黄色）

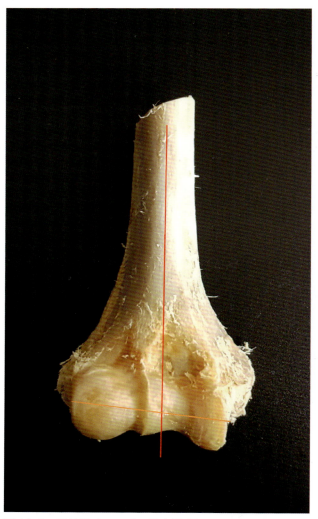

图 16.2 肱骨远端正面观。滑车轴（橙色）与肱骨纵轴（红色）成 94°~98°角

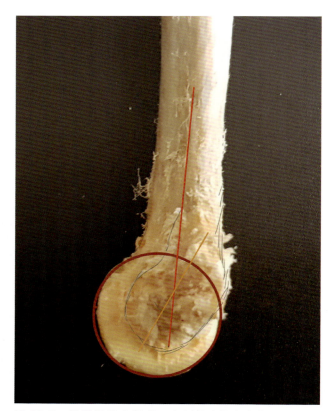

图 16.3 肱骨远端内侧观。内侧柱（橙色）与肱骨纵轴（红色）成 10°角，滑车位于肱骨干稍前方

根据 AO 分类系统对骨折进行分类。A 型骨折是关节外骨折。B 型骨折是部分关节内，单柱骨折。C 型骨折为关节内，双柱骨折。

术前计划

解剖复位和稳定固定是肱骨远端骨折的手术目标。

对于关节内骨折，要求绝对稳定固定；干骺端骨折只需相对稳定即可。

因此必须切开复位内固定，间接复位固定效果欠佳，应避免使用。标准切开复位内固定技术

应轻柔处理软组织。

CT 平扫和三维重建应用于评估骨折及制订手术计划（图 16.5），术前计划还应该考虑到关节面和双柱骨折的粉碎情况。此外，CT 对判断肱骨小头剪切骨折的情况也很有帮助（图 16.6）。

固定肱骨远端时可使用远端解剖接骨板，干骺端使用 3.5mm 螺钉，关节内使用 2.7mm 螺钉。可选择皮质螺钉或角度稳定螺钉（最好是万向角稳定性）。对于干骺端和（或）关节内骨折，可采用双板固定系统，即内侧钢板与后外侧或外侧钢板相结合。B 型骨折，可采用单侧接骨板 + 拉力螺钉固定。

在传统 AO 理念里，肱骨远端骨折可采用内侧和后外侧接骨板联合（90°结构，垂直置板）的固定方式。但 O'Driscoll 对此提出异议，认为可以用内侧和外侧接骨板联合（180°结构，平行置板）的固定方式。临床研究证明两者效果无差异。生物力

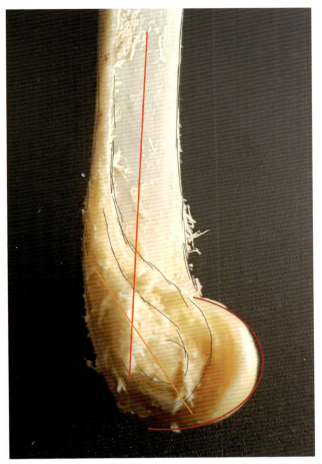

图 16.4　肱骨远端外侧观。外侧柱与肱骨纵轴成 30° 角。肱骨小头位于肱骨干的前方

学上，180° 构型在轴向载荷下强度更高，但两种构型的失效载荷均远高于临床载荷。基于这些研究，我们制订了如流程 16.1 所示的治疗策略流程图。

对于关节外干骺移行部骨折，或者延伸至骨干部，可用单独后外侧 3.5mm 角稳定钢板固定。

为了固定关节小骨块，可使用无头拉力螺钉和 / 或可吸收螺钉。临时固定时可使用 1.6mm 和 2mm 的克氏针。

鹰嘴截骨面可预先置入 2mm 克氏针和 1.25mm 钢丝，或用解剖板固定。

手术室整体安排

由于手术时间较长，应用全麻。局部阻滞麻醉可减少术后疼痛并可早期活动，但要在术后密切观察有无筋膜间室综合征以及神经（尺神经）损伤。

患者俯卧位或侧卧位，患肢置于可透视的侧桌上（图 16.7）。消毒铺单前应检查肘关节是否可以自由屈曲，最好超过 90°，以保证肘关节前室（即肱骨小头和滑车前半部分）显露清楚，注意透视桌位置不要影响术中透视。也可以将手术台旋转 90°，以便患肢能够位于手术室中央位置。

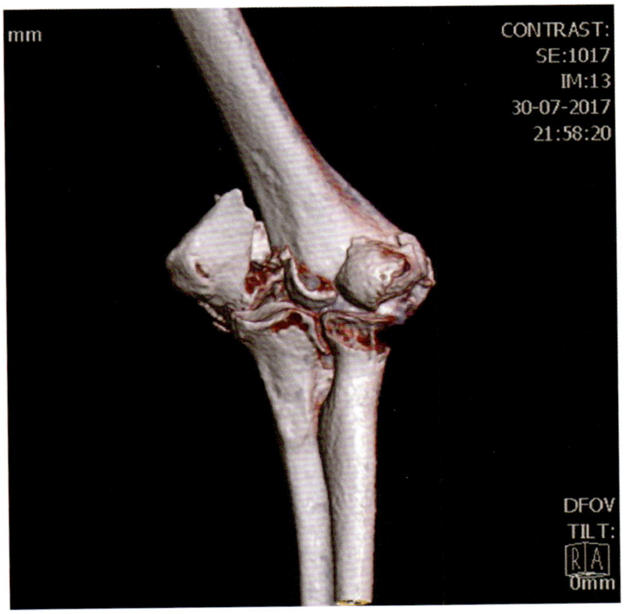

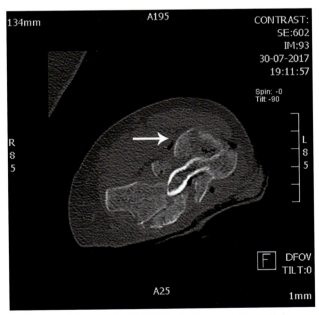

图 16.5　CT 三维重建见关节粉碎性骨折块及移位情况

图 16.6　轴位 CT 可显示冠状位的剪切骨折（箭头处）

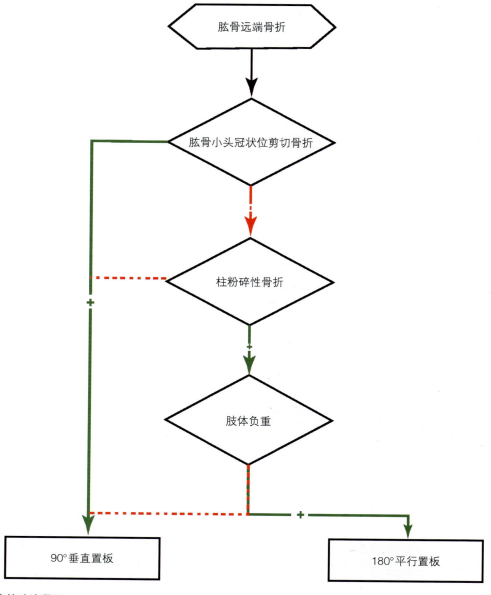

流程 16.1 治疗策略流程图

预置止血带，并在术前静滴抗生素后开始消毒、铺单。使用止血带有利有弊，有人认为使用时间长可能会造成止血带反应，反之则会导致出血增多，而致术野模糊、手术时间延长。C 臂机置于患者头侧。

组织条件很差（肿胀、擦伤）时使用临时外固定，直到肿胀消退。在这种情况下，伸直位固定比屈肘 90° 固定更容易，也更稳定。

闭合复位

肱骨远端骨折不适合闭合手法复位。在软组

复位器械

复位肱骨时，可使用工具如下：小号 Hohmann 拉钩，小号骨膜剥离器，Howarth 剥离器，尖头复位钳，钝 / 锯齿形持骨钳 / 夹（小鳄鱼持骨钳），带关节牵张器，用作操纵杆和临时固定的克氏针。

手术入路

肱骨远端朝向尺骨后嵴做后路直切口。切口绕开鹰嘴尖，避免缝合后伤口压力过大（图16.8）。切开皮肤和皮下组织直至肱三头肌筋膜，向两侧在筋膜上游离，形成两个大的皮瓣（图16.9）。

沿肱骨外侧缘将肱三头肌游离，显露外侧窗（图16.10）。如有必要，切口近端可延伸至三角肌止点（图16.11）。在肱三头肌外侧缘，可见前臂后侧皮神经，沿其向近端追寻可找到桡神经。对于向骨干近端延伸的骨折，必须找到并保护桡神经，并将其向外侧牵开（图16.12）。

为了显露肱骨远端桡侧柱和后表面，可以在肘肌和尺侧腕伸肌之间的间隙（Kocher间隔）延长入路（图16.13）。

对于更远端及关节内的骨折，可以开第二窗，即在内侧解剖出尺神经（图16.14）并将神经营养血管及一层软组织一起保留，以覆盖内植物，避免内植物与神经直接接触（图16.15）。

神经应从Struthers弓近端开始游离至深层

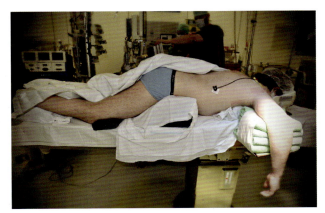

图16.7　患者俯卧于手术台，患肢置于可透视侧桌上

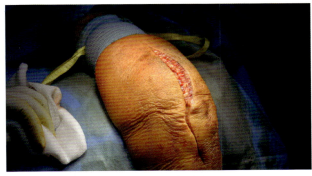

图16.8　后路直切口，绕开尺骨鹰嘴尖

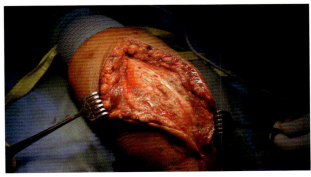

图16.9　切开直至肱三头肌筋膜，向内外两侧牵开皮瓣

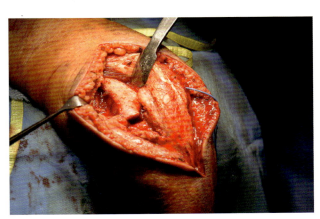

图16.10　显露外侧窗，从外侧肌间隔松解肱三头肌，沿Kocher间隙（即肘肌和尺侧伸腕肌之间）向远端分离，显露肱骨外侧柱

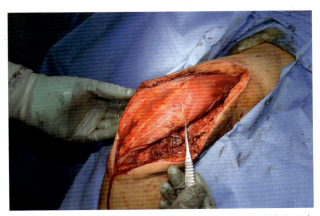

图16.11　向近端分离直到三角肌止点水平，找到前臂后皮神经，进而找到桡神经

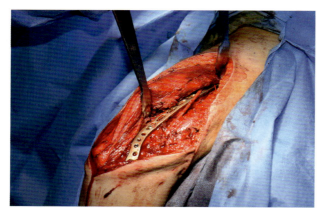

图 16.12 向内侧整体掀开肱三头肌，可见肱骨干和桡神经。钢板置于桡神经下方。神经和钢板之间应保留薄层软组织，以避免粘连

屈肌—旋前圆肌腱膜以远，切开肘管支持带和 Osborne 韧带，显露支配尺侧腕屈肌的第一运动支。尺神经前移时切除部分内侧肌间隔，避免移位后神经扭转。尺神经前移后，紧邻尺神经游离肱三头肌内侧头在肱骨上的附着部，形成内侧窗（图 16.16）。这两个窗口足以处理肱骨关节外和简单关节内骨折。在严重粉碎的关节内骨折时，需要更广泛地显露关节面。已报道了多种入路，然而，最广泛显露关节面的入路是尺骨鹰嘴截骨术，行顶点在远端的 V 形截骨术（图 16.17）。首先剥离肘肌尺骨止点，将其与肱三头肌一起向上掀开，

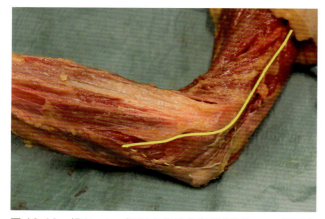

图 16.13 沿 Kocher 间隔（黄线）延长桡侧切口。需要鹰嘴截骨时，剥离肘肌在尺骨的止点，因其神经支配来自桡神经穿过肱三头肌的分支，所以将肘肌和肱三头肌一同掀起

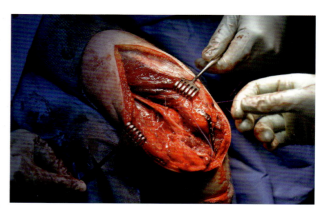

图 16.15 图中可见尺神经外的一薄层软组织，其中包括神经营养血管，应与神经一起保留，这样才能使神经和内植物间有软组织隔开，以避免粘连。同时，保护神经血供很重要，因为术后缺血是神经炎发生的重要原因

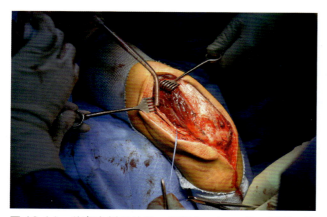

图 16.14 游离内侧尺神经，切开 Struthers 弓、屈肌—旋前圆肌腱膜，打开肘管支持带和 Osborne 韧带，可见支配尺侧腕屈肌的尺神经第一运动分支

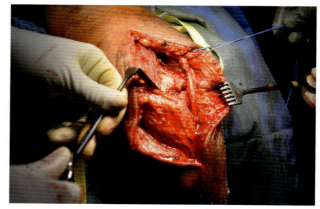

图 16.16 游离肱三头肌内侧头后，显露第二窗，可直视肱骨内侧柱

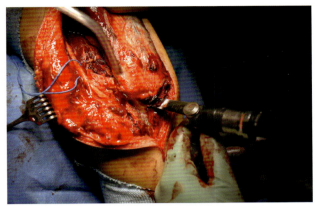

图 16.17　复杂关节内骨折可采用 V 形截骨术，尖端在尺骨鹰嘴和冠状突之间的裸区

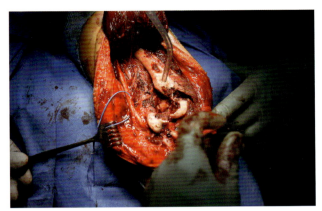

图 16.18　截骨后显露骨折端，冲洗清除血肿

这种肱三头肌翻转肘肌瓣入路（TRAP 入路）避免了肘肌的失神经支配和继发萎缩。肘肌是肘关节的主动稳定肌（桡骨头后方稳定结构）。截骨顶点在尺骨鹰嘴和冠状突之间的裸区。

切开复位

显露骨折后，清除碎裂的软组织和血肿（图 16.18）。

在大多数情况下，双柱中会有一柱为简单骨折，此时先复位简单骨折，可用克氏针和复位钳维持复位（图 16.19）。伴关节骨折时，下一步重建关节面，力争达到完美的解剖复位。对于简单的关节骨折，在骨折处用一个大的复位钳将其夹住并加压，但在粉碎性骨折中，则应避免复位方法，因为过度加压可能导致关节宽度变小，使关节匹配不佳。这时，可用多根细的克氏针维持复位（图 16.20），最后重建另一个柱。如果为简单骨折，应完全复位。对于粉碎性骨折，关节骨折块应对位好，以重建肱骨远端与纵轴在冠状位和矢状位上的角度。

如果双柱均是严重粉碎，则应先重建关节骨折块，然后在冠状位和矢状位重建其与肱骨纵轴的角度。在特别严重粉碎的情况下，为重建骨接触可接受柱的短缩，但要考虑到轴线正确，以及鹰嘴窝就有足够空间容纳鹰嘴尖端。

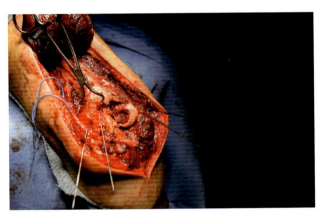

图 16.19　骨折端复位后用克氏针和复位钳临时固定

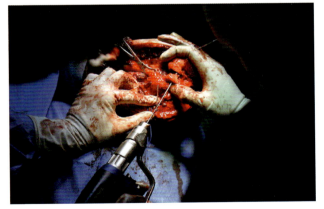

图 16.20　重建关节面

干骺端骨折，若没有关节受累，可只用外侧窗入路，单一后外侧钢板固定。简单骨折需坚强固定，复杂骨折桥接固定（图 16.12）。

切开复位内固定

克氏针和持骨钳临时固定后，透视以确保正侧位上对位对线良好（图 16.21 和图 16.22）。

根据流程 16.1 来确定钢板位置。首先，确定是否存在肱骨小头冠状面剪切骨折，如果有，则由后向前将螺钉经钢板固定骨折块于柱上，因此，

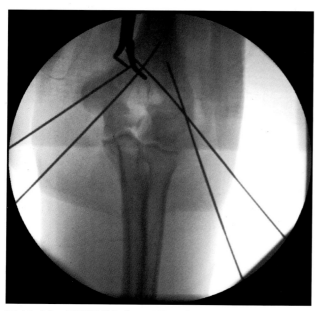

图 16.21 透视评估复位后肱骨远端轴线和临时固定

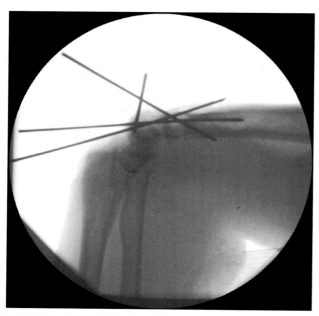

图 16.22 透视评估复位后肱骨远端轴线和临时固定

桡侧钢板应该放在后方。如果没有冠状位剪切骨折，只需关注柱的粉碎情况，如果柱没有粉碎，钢板位置无明显差别，如何固定主要取决于术者的习惯。然而，平行置板时，需要肘外侧更广泛的软组织松解，理论上有影响血供和医源性韧带损伤的风险（外侧副韧带复合体，其中外侧尺骨副韧带损伤风险最大）。基于这些原因，我个人倾向于垂直置板。如果柱有粉碎性骨折，最好采用角稳定的桥接钢板固定。在生理负荷下，无论是垂直置板还是平行置板，其结构承受的负荷远高于生理负荷。在轴向载荷（上肢负重）中，生物力学研究提示平行置板结构有优势。因此，对于需要拐杖或助行器的患者（由于先前下肢功能存在异常或并发下肢损伤），首选平行置板结构。

关节内骨折，简单和复杂骨折间的固定原则不同。简单骨折解剖复位和坚强固定（拉力螺钉加压骨折端）是"金标准"。但粉碎性骨折使用拉力螺钉有过度加压和继发关节面缩窄的风险，导致肱尺和 / 或肱桡关节匹配不佳。粉碎性骨折可使用相互交叉的 2.7mm 螺钉构成三维支架结构支撑骨块。每个螺钉应尽可能多地固定骨折块，一定要有对侧的骨折块，以增加稳定性（图 16.23）。

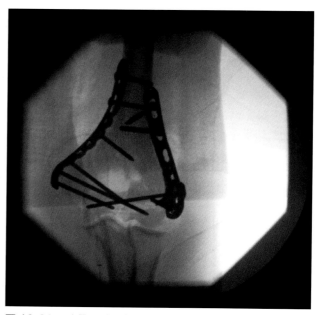

图 16.23 肱骨远端行复位固定

尺神经不需要常规前置，将其留在自然位置即可，但需要在钢板和神经之间保留一薄层软组织（图 16.15）。

如果做鹰嘴截骨，需要在肱骨远端固定后将其复位固定。尺骨鹰嘴截骨后最常用克氏针张力带固定，但并发症发生率很高，尤其是骨质疏松的病例，笔者更倾向角稳定钢板固定。通过劈开肱三头肌肌腱，将钢板置于鹰嘴尖端（图 16.24），并经钢板置入拉力螺钉加压固定骨块。

提示与技巧：陷阱

· 要获得高质量的术中透视。

· 力争肱骨解剖复位。关节内粉碎性骨折应使用不同角度的 2.7mm 交叉螺钉支撑。柱粉碎性骨折应使用角稳定钢板桥接固定。简单骨折，包括关节内和干骺端骨折，均应骨折间加压固定。

· 垂直置板或平行置板各有其特定优势和适应证。

· 简单骨折可采用双窗口入路；复杂骨折应通过尺骨鹰嘴截骨显露。

· 在肱骨远端骨折中，应显露尺神经；骨折向近端延伸时，应显露桡神经。在神经和植入物之间放置薄层软组织来保护神经。

· 鹰嘴截骨可用钢板螺钉固定，尤其是有骨质疏松时。

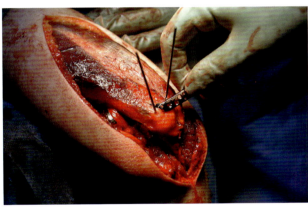

图 16.24　尺骨鹰嘴截骨后的复位固定。对于有骨质疏松者，角稳定钢板固定更适用

参考文献

[1] O'Driscoll SW, Sanchez-Sotelo J, Torchia ME. Management of the smashed distal humerus. Orthop Clin North Am. 2002;33(1):19–33, vii

[2] Shin SJ, Sohn HS, Do NH. A clinical comparison of two different double plating methods for intraarticular distal humerus fractures. J Shoulder Elb Surg. 2010;19(1):2–9.

[3] Stoffel K, Cunneen S, Morgan R, Nicholls R, Stachowiak G. Comparative stability of perpendicular versus parallel double-locking plating systems in osteoporotic comminuted distal humerus fractures. J Orthop Res. 2008;26(6):778–784.

[4] Penzkofer R, Hungerer S, Wipf F, von Oldenburg G, Augat P. Anatomical plate configuration affects mechanical performance in distal humerus fractures. Clin Biomech (Bristol, Avon). 2010;25(10):972–978.

[5] O'Driscoll SW. The triceps-reflecting anconeus pedicle (TRAP) approach for distal humeral fractures and nonunions. Orthop Clin North Am. 2000;31(1):91–101.

第十七章 尺骨鹰嘴骨折

Odysseas Paxinos，Theodoros H. Tosounidis，Peter V. Giannoudis

刘复州 陈福文 / 译 朱方正 傅 捷 / 审校

骨折部位：X 线分型

尺骨鹰嘴骨折很常见（约占上肢骨折的 10%）。由于手术简单，尺骨鹰嘴骨折是初级外科医生最先主刀的骨折之一。然而，这也会导致诸如肘关节伸直受限和创伤性关节炎等常见后遗症，故完善的术前计划和恰当的手术技术是避免围手术期并发症及远期并发症的必要条件。

肱尺关节中，尺骨鹰嘴形成凹侧的一部分，能在保持肘部高度稳定的同时进行关节的屈伸运动。乙状切迹是由近端的尺骨鹰嘴和远端的冠状突构成的鞍状关节面。乙状切迹几乎全部由软骨覆盖（180°），仅中间少部分没有软骨，仅由脂肪覆盖。它与肱骨远端滑车沟相关节，滑车沟也被软骨广泛覆盖（320°）。肘关节稳定性主要取决于关节的匹配度，韧带提供的支持占比较少。切除 60% 以上的鹰嘴和 40% 以上的冠状突已被证明会破坏关节的稳定性。尽管匹配度很好，但由于滑车沟和乙状切迹的倾斜，导致旋转轴偏转（3°~4°），因此关节并不是刚性铰链。肘关节虽不承重，但在提重物时，可能会有多达 3 倍重量通过肘部传递。需要注意，骨折后重建关节良好匹配是避免发生关节炎的关键。创伤后肘关节僵硬并不少见，在肘关节 80°位，关节囊扩张度最大，因此残留的活动范围以其为中心。正常肘部屈伸运动范围为 0°~150°。对于日常活动，至少需要 30°~130°的活动范围，屈曲受限对功能影响更明显。

最常用的尺骨鹰嘴骨折分型是基于移位、稳定性和粉碎情况的 Mayo 分型。I 型是关节稳定的微小移位骨折（骨折间隙 < 2mm）；II 型是关节稳定的移位骨折；III 型是关节不稳定的骨折。根据粉碎程度，II 型和 III 型进一步细分为 A、B 亚型。根据 Regan-Morrey 系统，按侧位 X 线片上骨折线位置，冠状突骨折也可分为 3 型：I 型为尖端骨折；II 型为骨折块 < 50% 的冠状突骨折；III 型为骨折块 > 50% 的冠状突骨折（图 17.1）。

O. Paxinos, M.D., F.A.C.S
251 Hellenic Air Force Hospital, Athens, Greece

T.H. Tosounidis
Academic Department of Trauma and Orthopaedics,
School of Medicine, University of Leeds, Leeds, UK

P.V. Giannoudis, M.D., F.R.C.S (✉)
Academic Department of Trauma and Orthopaedics,
School of Medicine, University of Leeds, Leeds, UK

NIHR, Leeds, Musculoskeletal Biomedical Research
Center, Chapel Allerton Hospital, Leeds, UK
e-mail: pgiannoudi@aol.com

© Springer International Publishing AG 2018
P.V. Giannoudis (ed.), *Fracture Reduction and Fixation Techniques*,
https://doi.org/10.1007/978-3-319-68628-8_17

术前计划

手术前必须明确骨折的类型，因为关节稳定性和固定装置的有效性取决于骨折块的大小和粉

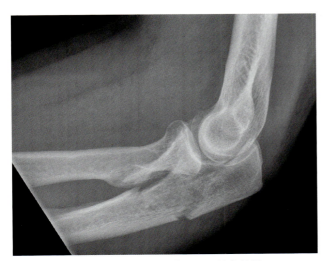

图 17.1 ⅡB 型尺骨鹰嘴骨折伴Ⅲ型冠状突骨折

碎程度。固定技术用到张力带（TBW）、常规或锁定钢板、髓内钉和螺钉。选择植入物应考虑骨折和固定装置的生物力学。在简单骨折中，张力带和钢板可提供相似的稳定性，而钢板在粉碎性骨折固定中显示出更稳定的生物力学特性。在体位摆放和消毒铺单时应考虑到可能需要植骨来恢复关节的几何结构。当尺骨鹰嘴骨折块非常小且固定困难时（特别是老年患者），可以切除骨折碎片并做肱三头肌止点重建，在不影响肘关节功能或稳定性的情况下，可切除 < 60% 的尺骨鹰嘴。除了简单的冠状突尖端骨折，冠状突骨折伴尺骨鹰嘴骨折时均须固定，尤其是当骨折块较大且移位时。由于冠状突复位和固定是通过骨折间隙进行的，因此在复位尺骨鹰嘴骨折前，需要先固定冠状突。

手术室整体安排

鹰嘴骨折手术几乎可以在任何手术台上完成。体位摆放也没有限制（仰卧、侧卧，甚至俯卧都有报道），不过根据术者和助手的习惯，最常用的体位是仰卧和侧卧，两者都能很好地显露骨折。患者仰卧，肘部弯曲，手臂放在胸前，视野良好，但需要助手在对侧。尽管在多发伤患者中该体位是首选，但可能会干扰麻醉或胸廓扩张。在侧卧

位，前臂自由悬垂于患者前侧，上臂置于架上，不需要助手（图 17.2）。

良好的正侧位透视可保证骨折解剖复位和正确置入固定物。透视机位置取决于患者体位。

闭合复位

由于骨折是关节内骨折，只有在严重软组织损伤和老年患者才考虑闭合复位。在这些情况下，伸肘同时用拇指推鹰嘴尖在滑车上复位骨折块。然后，经皮克氏针固定骨折，并辅以外固定，直到软组织恢复。老年患者，在保护性功能锻炼前，肘关节可以先用支具固定。

复位器械

对于大多数尺骨鹰嘴骨折，手外科器械包和小型骨折固定器械即可。手术需要各种粗细的克氏针（通常直径为 1mm 和 1.5mm）以及 20G 钢丝。尖头复位钳非常有用，应该备各种型号。小骨膜剥离器可用于游离嵌插骨块，1mm 克氏针可用作临时固定。还应常备血管牵拉条，以备尺神经探查减压时用。

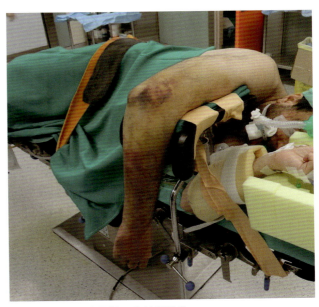

图 17.2 肘关节骨折固定的侧卧位

手术入路

多数术者偏好后正中直线切口，并在鹰嘴外侧弧形绕开，或稍偏向中线内侧。切开全层皮瓣直到鹰嘴并向两侧游离开，清除骨折端血肿。冲洗关节中的骨及软骨碎片，并检查滑车的完整性（图 17.3）。

根据术前计划和术中透视，决定是否使用内侧入路并进行尺神经减压，这样便于向远近端探查。可以暂时游离尺神经，方便骨折复位内固定物置入，但不建议做尺神经前置。再次检查骨折部位以确认术前计划和选择的固定技术是否恰当。

切开复位

因是关节内骨折，要求解剖复位。简单骨折

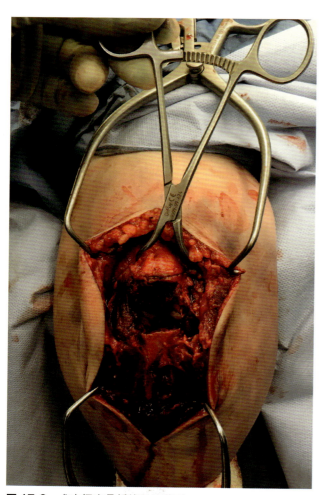

图 17.3 术中探查骨折线及关节面

解剖复位并不困难，因为只要背侧皮质解剖复位，关节的匹配性也就恢复了。图 17.4 中病例，可以用尖头复位钳或克氏针临时维持复位。在复杂骨折中，可能需要间接复位技术，即利用滑车作为模板来恢复乙状切迹解剖，然后用克氏针暂时固定骨折块。在严重粉碎的情况下，可首先找出体积最大的骨折块，用过骨折线的走行将各个较小的骨块拼在主要骨块上，逐步复位骨折块，将复杂骨折变成简单骨折。若伴发冠状突骨折，应首先用导针将其复位固定，其后用最合适的固定方法固定冠状突骨折。

置入内植物

I 型和 IIA 型尺骨鹰嘴骨折

简单的 I 型和 II A 型鹰嘴骨折，使用克氏针张力带和钢板螺钉固定具有同等稳定性和愈合率，并没有证据用于确定此类骨折的最佳治疗方案。骨折复位后用尖头复位钳临时固定，两枚平行 1.0mm 克氏针从尺骨鹰嘴尖插入，直达冠状突以远的尺骨前皮质。但是，这种固定方式比髓内固定的并发症发生率高。透视确认位置后，将克氏针拔出 1cm，然后将 20G 或 22G 钢丝绕圈，并穿过尺骨背侧近端三角形嵴的 2.5mm 钻孔，"8"字形固定（图 17.5）。或者，克氏针在髓内朝向尺骨茎突长距离置入。为了避免植入物并发症，尽可能靠近鹰嘴尖处，在肱三头肌肌腱下穿过钢丝（图 17.6）。双结比单结增加稳定性。然后，剪断克氏针，折弯并嵌入肱三头肌肌腱下方的鹰嘴处（图 17.7）。用带或不带"8"字形钢丝的髓内螺钉代替克氏针有许多成功报道。尽管在生物力学上不及克氏针张力带，但可作为骨质良好的非粉碎性骨折的低切迹固定方式。

II B 及 III 型尺骨鹰嘴骨折

II B 型和 III 型用钢板固定效果更好。如果伴

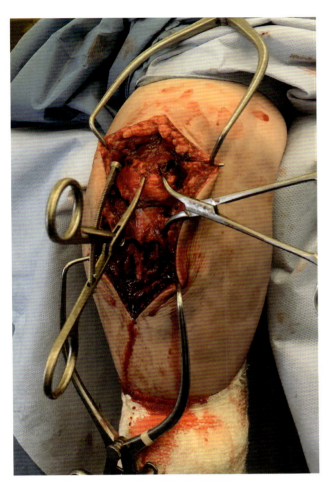

图 17.4　使用两个尖头复位钳临时固定骨块

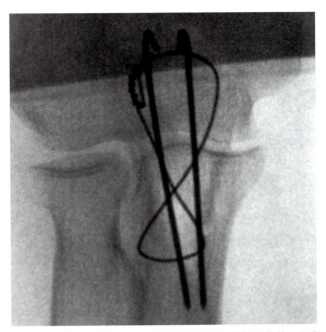

图 17.6　张力带治疗ⅡA型鹰嘴骨折的术中正位像。"8"字形钢丝靠近骨面可减少植入物并发症

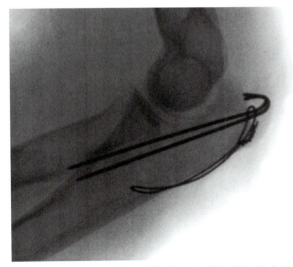

图 17.5　ⅡA型骨折的侧位像。鹰嘴骨折块用克氏针和"8"字形钢丝张力带固定

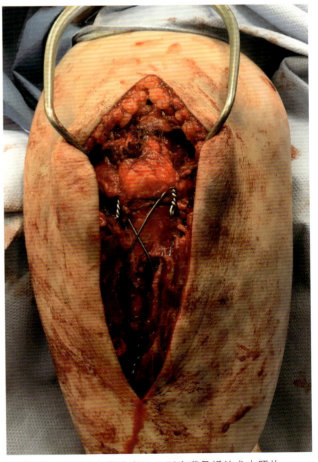

图 17.7　双结张力带治疗ⅡA型鹰嘴骨折的术中照片

有大块的冠状突骨折（Ⅱ型或Ⅲ型），应先用半螺纹的4.0mm拉力螺钉或拉出钢丝将其复位固定，可由导针导引一枚3.5mm空心钉临时固定冠状突骨块，可通过鹰嘴骨折线置入螺钉固定冠状突后埋入骨内，以避免影响鹰嘴复位；也可在避开钢板的情况下由尺骨背侧皮质置入。在冠状突固定后、主要骨块复位并临时固定之前，用滑车作为模板并将其他骨折块解剖复位。目前有几种专用于固定肘关节骨折的钢板，但只要遵循固定原则，也可使用便宜的3.5mm钢板。在背面或侧面放置钢板无生物力学差异。使用非锁定螺钉时，一定要将钢板的末端预弯到鹰嘴尖上，以便在冠状突置一枚螺钉。这种构型显著地提高了稳定性（图17.8）。骨质疏松可选择高把持力的锁定钢板。使用锁定钢板时，因钢板对骨折端无加压作用，故应确保骨折能够完全复位。也可以使用锁定加压钢板，既可置入加压螺钉，也可置入锁定螺钉，但要熟悉绝对和相对稳定原则，以免植入物失效和/或骨折复位不佳。术中透视对避免固定物穿入关节很重要，对于严重粉碎性骨折的老年患者，可以选择保守治疗，也可以选择切除骨折块并将肱三头肌止点直接重建在骨面上，如果鹰嘴切除量小于60%，也可获得良好效果。

提示与技巧：陷阱

·手术医生需要遵循关节内骨折固定的原则，并力争关节部分绝对稳定。克氏针张力带仅适用于稳定的Ⅰ型或ⅡA型骨折。对于老年人粉碎性骨折，可以考虑保守治疗或切除骨折块后将肱三头肌止点在尺骨上重建。

·在进行任何固定之前，都需要复位。在粉碎性骨折中，在闭合主骨折线之前，首先复位冠状突，然后逐步复位其他所有骨折块。

·通过前皮质穿出克氏针时，应避免穿出过多，这可能会导致神经血管损伤。用透视估计合适的固定长度，向后拔出1cm，剪除克氏针尾端并折弯，以避免回敲时突出至前臂前部。或者使

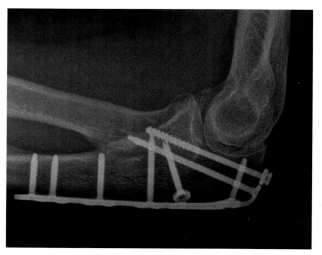

图17.8 锁定钢板治疗ⅢB型尺骨鹰嘴骨折的侧位片。拉力螺钉固定冠状突骨折块，而两个成角置入前皮质的螺钉，增加了固定强度

用长克氏针沿髓内穿入尺骨。在肱三头肌下穿出钢丝可明显减少植入物刺激及因植入物问题取出的概率。

·只要是粉碎性骨折都应使用钢板固定。存在骨质疏松时，可使用锁定钢板。尽管采取了诸如劈开肱三头肌止点以促进对合的措施，固定后在侧位像可看到钢板距离顶端还有几毫米，此情况无须过多关注。

利益冲突 没有与本章主题直接或间接商业利益冲突。

参考文献

[1] Morrey BF, Sanchez-Sotelo J. The elbow and its disorders. 4th ed. Bone 2010:13-42.
[2] Schneider MM, Nowak TE, Bastian L, et al. Tension band wiring in olecranon fractures: the myth of technical simplicity and osteosynthetical perfection. Int Orthop. 2014;38(4):847–855. https://doi.org/10.1007/s00264-013-2208-7.
[3] Ferreira LM, Bell TH, Johnson JA, King GJW. The effect of triceps repair techniques following olecranon excision on elbow stability and extension strength: an in vitro biomechanical study. J Orthop Trauma. 2011;25:420–424. https://doi.org/10.1097/BOT.0b013e3181fadd55.
[4] Doornberg JN, Ring D. Coronoid fracture patterns.

J Hand Surg Am. 2006;31(1):45–52. https://doi. org/10.1016/j.jhsa.2005.08.014.

[5] Ikeda M, Fukushima Y, Kobayashi Y, Oka Y. Comminuted fractures of the olecranon. Management by bone graft from the iliac crest and multiple tension-band wiring. J Bone Jt Surg Br. 2001;83(6):805–808. https://doi.org/10.1302/0301-620X.83B6.11829.

[6] Powell AJ, Farhan-Alanie OM, Bryceland JK, Nunn T. The treatment of olecranon fractures in adults. Musculoskelet Surg. 2017;101(1):1–9. https://doi. org/10.1007/s12306-016-0449-5.

[7] Matar HE, Ali AA, Buckley S, Garlick NI, Atkinson HD. Surgical interventions for treating fractures of the olecranon in adults. Cochrane Database Syst Rev. 2014;11:CD010144. https://doi. org/10.1002/14651858.

[8] Huang T-W, C-C W, Fan K-F, Tseng I-C, Lee P-C, Chou Y-C. Tension band wiring for olecranon fractures: relative stability of kirschner wires in various configurations. J Trauma Inj Infect Crit Care. 2010;68(1):173–176. https://doi.org/10.1097/TA.0b013e3181ad554c.

[9] King GJ, Lammens PN, Milne a D, Roth JH, J a J. Plate fixation of comminuted olecranon fractures: an in vitro biomechanical study. J Shoulder Elb Surg. 1996;5(6):437–441. https://doi.org/10.1016/ S1058-2746(96)80015-2.

[10] Iannuzzi N, Dahners L. Excision and advancement in the treatment of comminuted olecranon fractures. J Orthop Trauma. 2009;23(3):226–228.

CD010144.pub2.

第十八章　冠状突骨折

Mark Philipson

刘复州　陈福文 / 译　朱方正　傅　捷 / 审校

冠状突撕脱骨折

手术适应证与术前计划

　　冠状突顶端的小撕脱骨折常伴发于肘关节脱位（图18.1）。撕脱性骨折是前关节囊附着部损伤的一部分。大多数可保守治疗。当冠状突撕脱骨折伴不稳定桡骨头骨折和内侧副韧带断裂，修复前关节囊可增加肘关节稳定性。在临床工作中，如果在行桡骨头重建或置换时，我会修复合并的冠突尖撕脱骨折。良好的稳定性可允许患者早期活动肘关节。

　　CT扫描能够帮助判断是否有冠状突撕脱和桡骨头骨折。

手术室总体安排

　　患者仰卧，手臂放在手术桌上，使用止血带，术者坐在患者头侧，C臂机放置在手术桌下方。

M. Philipson
Leeds General Infirmary, Leeds, UK
e-mail: mrphilipson@hotmail.com

© Springer International Publishing AG 2018
P.V. Giannoudis (ed.), *Fracture Reduction and Fixation Techniques*,
https://doi.org/10.1007/978-3-319-68628-8_18

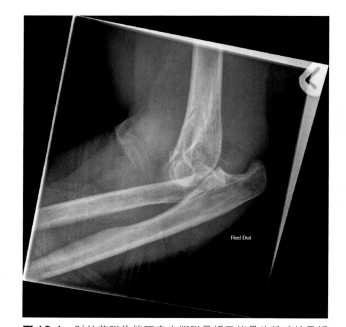

图18.1　肘关节脱位伴冠突尖撕脱骨折及桡骨头粉碎性骨折

闭合复位

　　在做皮肤切口之前，应通过轴向牵引和屈曲来复位肱尺关节。

手术入路

　　从外上髁近端开始，向腕背的 Lister 结节做5~10cm直切口（图18.2）。这种前外侧入路也称为 Kaplan 间隙入路。外侧副韧带和伸肌肌腱起点总会从外上髁撕脱。沿皮肤切口切开前臂筋膜，外侧副

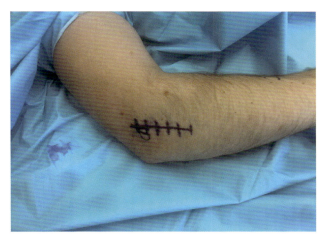

图 18.2　肘前外侧入路的皮肤切口

韧带和伸肌腱起点撕脱处有大量血肿，肱桡关节位于伤口底部。通过固定或假体置换重建稳定的桡骨近端至关重要。如果医生确信桡骨头可以愈合，则优先做桡骨头固定而不是桡骨头置换。假体置换术的优点是提供可预见的稳定性。切除桡骨头，可以更容易显露冠状突。即使桡骨头完整，从外向内自肱骨逐步松解肱桡肌和前关节囊也能显露冠状突（图 18.3）。显然，减少肱骨前关节囊松解很重要，否则，将前关节囊修复至冠状突上是无效的。

切开复位

在不过度从肱骨松解前关节囊的情况下，充分暴露冠状突是这个手术的难点。屈肘，从尺骨近端内侧面置入一个尖头拉钩，将肱桡肌、前关节囊和肱肌拉向内侧。依次松解前关节囊和肱桡肌，直到充分暴露冠状突骨折床，在此处中心插入带两根 2 号耐磨缝线的锚钉，5mm 肩袖锚和 2.9mm 盂唇锚都可。撕裂的前关节囊和撕脱骨片相连，用咬骨钳修剪或咬除骨碎片，环形缝合时，其中一端可使用改良的 Mason–Allen 缝合法多次穿过前关节囊，另一端只横穿一次前关节囊。打结时，单次横穿前关节囊端为固定端，将前关节囊拉至冠状突上。重要的是要保持缝合打结处接近关节囊的撕裂边缘，以免关节囊紧张。在桡骨近端重建后，缝合线打结（注意区分固定端）。

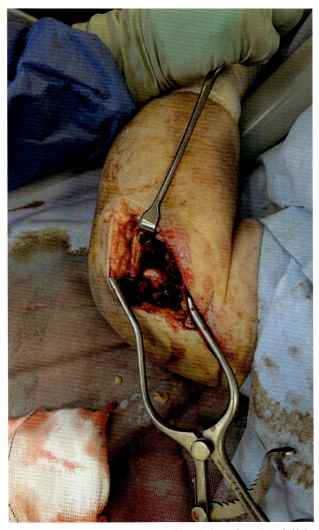

图 18.3　前外侧入路显露冠状突。注意，外上髁所有软组织附着均已撕脱，这是肘关节脱位的典型表现

用滑动打结法打紧缝线，前关节囊和撕脱骨复位至冠状突上（图 18.4）。

术后指导

修复目标是能术后早期主动活动，为患者舒适，给予吊带悬吊。6 周内患者和理疗师不可将肘关节伸直超过 30°。

提示与技巧：陷阱

·肘关节屈曲，摆放位置良好的尖头拉钩可比

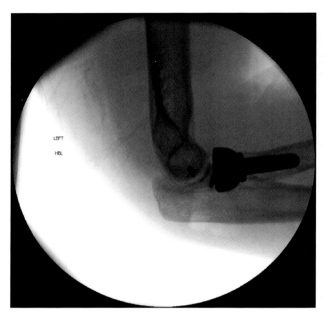

图 18.4 桡骨头置换，用金属锚钉修复冠状突撕脱骨折和外侧副韧带损伤

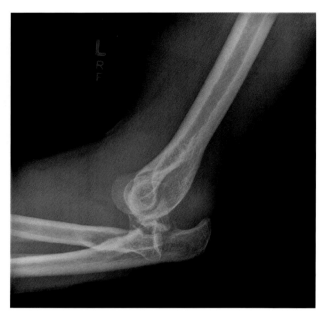

图 18.5 肘关节脱位合并冠状突基底部骨折。这是一个严重的不稳定损伤

多个普通拉钩显露冠状突更充分。

· 在桡骨近端重建后，缝合线打结。

· 避免过度拉紧关节囊，以免增加肘关节僵硬风险。

冠状突基底部骨折

手术适应证与术前计划

该类骨折不如冠状突尖端骨折常见，是复杂的不稳定肘关节损伤的一部分。如果有临床或影像学不稳定表现，则需要固定（图 18.5）。

CT 扫描有助于了解骨折的形态以及固定方案的制订。当并发尺骨鹰嘴复杂骨折时更是如此。

手术室整体安排

患者仰卧，手臂放在手术桌上。使用止血带。术者坐在患者腋侧。C 臂机放置在手术桌下方。多数情况下，须同时固定鹰嘴。在这些病例中，固定鹰嘴时患者仰卧，手臂弯曲在其胸前的垫子上，

然后手臂放回到手术桌上，固定冠状突。透视时手臂可随意摆放。

闭合复位

在切开皮肤前，应通过轴向牵引和屈肘来复位肱尺关节。

手术入路

对于单纯的冠状突骨折，切口始于内上髁近侧 5cm，然后沿着尺神经在内侧上髁后方切开，延伸至内上髁远侧 5~10cm 处（图 18.6）。如果还需要暴露尺骨鹰嘴，做向内侧弧过尺骨鹰嘴的后正中切口。如果还要显露肱桡关节而不是鹰嘴，分别做前外侧和后内侧切口。

在高能量创伤中，覆盖尺骨近端内侧面的肌肉可能会有明显缺损。术者可灵活利用这些缺损来显露冠状突。另外，还可通过尺侧腕屈肌（FCU）两个头之间的尺神经浅层显露冠状突，游离尺神经，以避免神经扭结或张力过大。然后将 FCU 的两个头分开，显露尺骨近端。

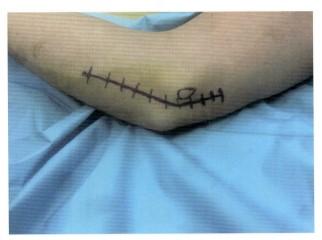

图 18.6　冠状突内侧入路的皮肤切口

切开复位

前关节囊牵引线可用于协助冠状突骨片复位。复位钳因术野狭小无法使用。

使用专为冠状突设计的预塑形锁定板，其弯状前端压住冠状突骨片，起到支撑和抵抗前移作用。我使用 Biomet ALP 板（图 18.7）。

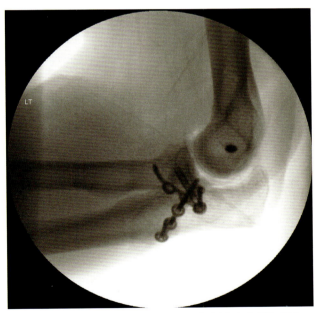

图 18.7　冠状突骨折基底部用预塑形钢板和空心螺钉固定

术后指导

修复目标是皮肤伤口愈合后早期主动活动。为使患者舒适，给予吊带悬吊。6 周内患者和理疗师不可将肘关节伸直超过 30°。

提示与技巧：陷阱

· 使用预塑型冠状突钢板。
· 避免单纯使用螺钉固定冠状突。
· 任何涉及桡骨头的骨折都需要牢固重建。

参考文献

[1] Chan K, Faber KJ, King GJ, Athwal GS. Selected anteromedial coronoid fractures can be treated nonoperatively. J Shoulder Elb Surg. 2016;25(8):1251–1257.
[2] Han SH, Yoon HK, Rhee SY, Lee JK. Anterior approach for fixation of isolated type III coronoid process fracture. Eur J Orthop Surg Traumatol. 2013;23(4):395–405.
[3] Hartzler RU, Llusa-Perez M, Steinmann SP, Morrey BF, Sanchez-Sotelo J. Transverse coronoid fracture: when does it have to be fixed? Clin Orthop Relat Res. 2014;472(7):2068–2074.
[4] Ring D, Horst TA. Coronoid Fractures. J Orthop Trauma. 2015;29(10):437–440.
[5] Rhyou IH, Lee JH, Kim KC, Ahn KB, Moon SC, Kim HJ, Lee JH. What injury mechanism and patterns of ligament status are associated with isolated coronoid, isolated radial head, and combined fractures? Clin Orthop Relat Res. 2017;475(9):2308–2315.
[6] Wang P, Zhuang Y, Li Z, Wei W, Fu Y, Wei X, Zhang K. Lasso plate - an original implant for fixation of type I and II Regan-Morrey coronoid fractures. Orthop Traumatol Surg Res. 2017;103(3):447–451.
[7] Yoon RS, Tyagi V, Cantlon MB, Riesgo AM, Liporace FA. Complex coronoid and proximal ulna fractures are we getting better at fixing these? Injury. 2016;47(10):2053–2059.

第十九章　桡骨头颈部骨折

Austin Hill，David Ring

刘复州　陈福文 / 译　朱方正　傅　捷 / 审校

骨折部位和分型

　　桡骨头骨折通常累及头前外侧或桡骨颈，如不合并其他部位骨折或不伴有韧带损伤，常为稳定骨折（即骨膜完整、嵌插骨折且无移位）。

　　桡骨头骨折合并其他韧带损伤（如肘关节脱位或前臂骨间膜损伤）或合并其他部位骨折（如尺骨近端骨折），通常有移位且不稳定，并可累及整个头部。不稳定骨折可能有少量骨膜连续。对于不稳定骨折，明确整体损伤情况，有助于决定如何处理桡骨头。例如，在肘关节脱位合并桡骨头和冠状突骨折（恐怖三联征）的整体治疗中，恢复肱桡关节的关系非常重要，桡骨头复位不佳或不稳定是有风险的，术者应该放宽桡骨头切除假体置换的适应证。相反，许多后侧孟氏损伤中肱尺关节稳定，保持肱桡关节的接触就不那么重要了。在这种情况下，如果桡骨头骨折不妨碍前臂旋转或引起弹响，则特殊治疗也不一定获益，也可不置换单纯切除。

　　不稳定骨折，去除肱骨远端的 CT 三维重建，

A. Hill, M.D. • D. Ring, M.D., Ph.D. (✉)
Department of Surgery and Perioperative Care, Dell Medical School—The University of Texas at Austin, Austin, TX, USA
e-mail: david.ring@austin.utexas.edu

© Springer International Publishing AG 2018
P.V. Giannoudis (ed.), *Fracture Reduction and Fixation Techniques*,
https://doi.org/10.1007/978-3-319-68628-8_19

便于更好地观察骨折。直觉上认为，关节内部分骨折的骨块可能较少，但最近的一项研究表明，这种骨折有更多小骨折片，比修复整个桡骨头骨折更加困难（图 19.1）。

　　桡骨头颈部骨折也可通过 CT 了解压缩和成角情况，以及骨折复位后可能存在的潜在骨缺损。

简要术前计划

　　拍摄 X 线片和去除肱骨远端的 3D CT 片后，术者会理解损伤类型，可大大减少术中措手不及。

　　对于关节面部分嵌插骨折和桡骨颈嵌插骨折，可以使用宽的打压植骨棒打压（1cm 或更大），恢

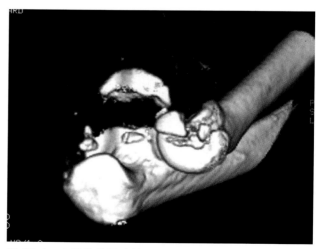

图 19.1　去除肱骨远端的 3D CT 显示，桡骨头的部分骨折是恐怖三联征损伤一部分。桡骨头碎裂，有许多小碎骨片，应用假体置换

复力线，且不影响干骺端骨或骨膜的完整性。术者应该为骨缺损做好准备，可以考虑从尺骨近端、桡骨远端、髂骨嵴取自体松质骨移植或其他植骨替代材料。对于大多数骨折来说，仅需几枚小螺钉就足以起到固定作用。对于桡骨头非关节部分的骨折，可用埋头螺钉固定，与尺骨乙状切迹形成关节的桡骨头部分，可用无头螺钉固定。

不稳定骨折，可用细克氏针和持骨钳复位，如无骨缺损，可仅用螺钉固定。如干骺端无骨缺损，即使是桡骨颈骨折或累及关节内全头骨折，也可以只使用螺钉固定，将长螺钉从关节边缘斜向穿过骨折端并置向骨折远端。如果有骨缺损的话，则需要钢板螺钉固定。

对于不稳定的粉碎性骨折，术者应准备用假体或骨水泥制作的占位假体置换桡骨头。

手术室整体安排

大多数桡骨头骨折，患者仰卧在标准手术台上，手臂放在手术桌上（图19.2）。使用消毒止血带使肘部显露和操作更容易。当桡骨头骨折合并尺骨鹰嘴或尺骨近端骨折时，侧卧位更好，且手臂支撑在软垫上。

闭合复位

试图闭合复位桡骨头没有意义。

手术入路

可选外侧或后侧切口，这取决于合并损伤以及手术医生习惯。显露桡骨头的常用肌间隙位于桡侧腕短伸肌和指总伸肌之间（别名 Kaplan）或稍后方，此间隙难以识别，还不如将伸肌群在肱骨小头处从中间劈开，可通过触摸或从外上髁上掀起桡侧腕短伸肌的起点，向远端劈开肌肉进入关节，切开环状韧带，用小剪刀钝性分离旋后肌，用钝头骨膜起子将其向远端剥离，尽量保留骨膜。

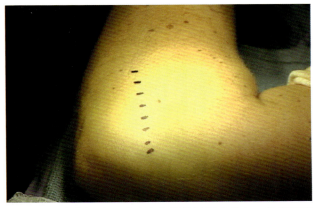

图 19.2　患者仰卧，手臂放在手外科手术桌上。使用消毒止血带更方便上肢活动和手术操作。既可以使用外侧切口，也可以使用后切口

对于后方移位的不稳定关节骨块，无法通过前方暴露。在这种情况下，可以切开肘肌，取出这个碎骨片并复位。

切开复位

如果骨折块没有活动，且骨膜完整，可认为是嵌插型骨折，应尽量保持骨折原有的稳定性。这样做的一个技巧是在桡骨头或颈部的非关节部位使用打压植骨棒，使用小槌以尽可能小的力，多次锤击并逐渐将骨折复位（图19.3），措施得当以及一点运气，骨折块会重新复位，并保持一定的内在稳定性。

对于不稳定骨折，用细克氏针（0.8~1.1mm）穿起碎骨块，也可以使用口腔科探针复位，用尖头抓钳维持复位（图19.4）。然后，用一枚克氏针复位固定骨折后，穿入另一枚克氏针固定，骨折复位后，决定是否置入骨或骨替代物，然后可使用螺钉或钢板螺钉固定。

如果存在对肘部稳定有严重影响的缺损或畸形，则切除桡骨头并置换假体。

置入内固定

前臂旋转中立位，以桡骨头正外侧为中心的

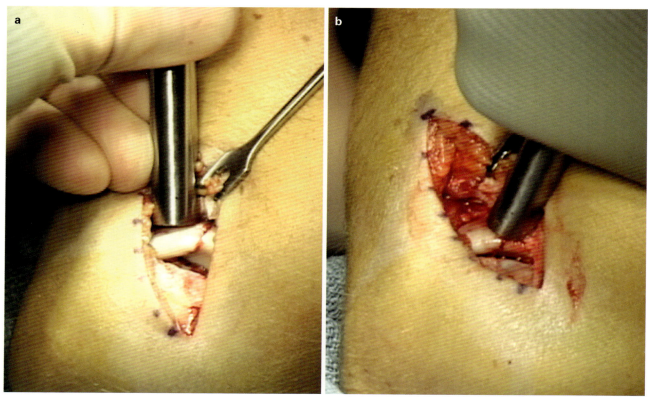

图 19.3 桡骨头稳定的孤立性部分关节内骨折。（a）使用打压植骨棒恢复力线。（b）保持稳定和骨膜的附着。

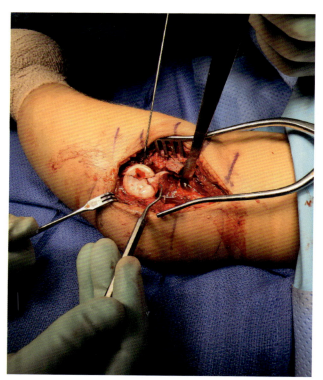

图 19.4 口腔科探针、克氏针和尖头抓钳可以帮助复位整个桡骨头部的复杂骨折

90°安全圆弧置入钢板螺钉，植入物的安全区稍偏前。

提示与技巧：陷阱

· 多数稳定的孤立骨折不需固定，对少见的严重嵌插骨折可考虑手术。

· 大多数不稳定的移位骨折通常是不稳定的肘关节或前臂损伤的一部分，为粉碎性骨折，有小骨折片产生和干骺端嵌插，很难固定，对于该种情况选择桡骨头假体置换效果更好。

· 预计有外侧副韧带从外上髁撕脱合并肘关节骨折脱位，显露会更加容易，通过外上髁钻孔或带线锚钉来重建外侧副韧带复合体。

· 掌握这些复位技术较困难，根据术前评估，如果认为骨折能修复，可以考虑与一位在桡骨头切开复位内固定方面有丰富经验的同事一起进行手术。

·陷阱：骨折固定不牢而塌陷；植入物位于上尺桡关节的关节面上；植入物太长进入关节；骨间后神经损伤。明智的做法是：避免将拉钩放在桡颈前方，以防损伤骨间后神经。

参考文献

[1] Duckworth AD, McQueen MM, Ring D. Fractures of the radial head. Bone Joint J. 2013;95-B(2):151–159. https://doi.org/10.1302/0301-620X.95B2.29877. Review. PubMed PMID:23365021.

[2] Doornberg JN, Guitton TG, Ring D. Science of Variation Group.. Diagnosis of elbow fracture patterns on radiographs: interobserver reliability and diagnostic accuracy. Clin Orthop Relat Res. 2013;471(4):1373–1378. https://doi.org/10.1007/s11999- 012-2742-4. Epub 2012 Dec 18. PubMed PMID: 23247817; PubMed Central PMCID: PMC3586040.

[3] Pugh DM, Wild LM, Schemitsch EH, King GJ, McKee MD. Standard surgical protocol to treat elbow dislocations with radial head and coronoid fractures. J Bone Joint Surg Am. 2004;86-A(6):1122–1130. PubMed PMID: 15173283.

[4] Ring D, Jupiter JB, Zilberfarb J. Posterior dislocation of the elbow with fractures of the radial head and coronoid. J Bone Joint Surg Am. 2002;84-A(4):547–551. PubMed PMID: 11940613.

[5] O'Driscoll SW, Jupiter JB, Cohen MS, Ring D, McKee MD. Difficult elbow fractures: pearls and pitfalls. Instr Course Lect. 2003;52:113–134. Review. PubMed PMID: 12690844.

[6] Guitton TG, Ring D, Science of Variation Group. Interobserver reliability of radial head fracture classification: two-dimensional compared with three-dimensional CT. J Bone Joint Surg Am. 2011;93(21):2015–2021. https://doi.org/10.2106/JBJS.J.00711. PubMed PMID: 22048097.

[7] Guitton TG, van der Werf HJ, Ring D. Quantitative three-dimensional computed tomography measurement of radial head fractures. J Shoulder Elb Surg. 2010;19(7):973–977. https://doi.org/10.1016/j.jse.2010.03.013. Epub 2010 Jun 20. PubMed PMID:20566295.

[8] van Leeuwen DH, Guitton TG, Lambers K, Ring D. Quantitative measurement of radial head fracture location. J Shoulder Elb Surg. 2012;21(8):1013–1017. https://doi.org/10.1016/j.jse.2011.08.056. Epub 2011 Nov 9. PubMed PMID: 22071412.

[9] Smith AM, Morrey BF, Steinmann SP. Low profile fixation of radial head and neck fractures: surgical technique and clinical experience. J Orthop Trauma. 2007;21(10):718–724. PubMed PMID: 17986889.

[10] Clembosky G, Boretto JG. Open reduction and internal fixation versus prosthetic replacement for complex fractures of the radial head. J Hand Surg Am. 2009;34(6):1120–1123. https://doi.org/10.1016/j.jhsa.2008.12.031. Epub 2009 May 28. PubMed PMID: 19481361.

[11] Hotchkiss RN. Displaced fractures of the radial head: internal fixation or excision? J Am Acad Orthop Surg. 1997;5(1):1–10. PubMed PMID: 10797202.

[12] Smith GR, Hotchkiss RN. Radial head and neck fractures: anatomic guidelines for proper placement of internal fixation. J Shoulder Elb Surg. 1996;5(2 Pt 1):113–117. PubMed PMID: 8742874.

[13] Ring D, Quintero J, Jupiter JB. Open reduction and internal fixation of fractures of the radial head. J Bone Joint Surg Am. 2002;84-A(10):1811–1815. PubMed PMID: 12377912.

第二十章　孟氏骨折及类孟氏损伤——治疗策略及术中复位技术

Dorothee Gühring，Ulrich Stöckle

刘复州　郝　岩 / 译　朱方正　傅　捷 / 审校

解剖

尺骨近端骨折合并上尺桡关节脱位（PRUJ）和肱桡关节脱位（桡骨头脱位）被命名为"Monteggia（孟氏）骨折"，由 Giovanni Monteggia 第一个描述。在孟氏骨折的脱位机制下也可导致桡骨颈或头的骨折和/或冠状突骨折，这类复杂的损伤被概括为"类孟氏损伤"（图 20.1）。

术前计划

肘关节两个平面的常规 X 线片提供了损伤程度的概貌，并用于评估关节结构之间的相互关系。除了常规诊断性 X 线片外，CT 也是确定术前计划的标准（图 20.2）。

由于孟氏骨折是一种骨折脱位，应力争及时解剖重建尺骨骨折。孟氏骨折通常是指伴有严重闭合性或开放性软组织损伤的骨折，需要急诊处理。如果由于软组织损伤严重而无法进行切开复位，则应

D. Gühring
Klinik im Kronprinzenbau, Reutlingen, Germany

U. Stöckle (✉)
Trauma and Reconstructive Surgery, BG Unfallklinik, Tübingen, Germany
e-mail: ustoeckle@bgu-tuebingen.de

© Springer International Publishing AG 2018
P.V. Giannoudis (ed.), *Fracture Reduction and Fixation Techniques*,
https://doi.org/10.1007/978-3-319-68628-8_20

使用外固定架暂时固定肘关节（图 20.3）。

总则

孟氏骨折

在孟氏骨折中，恢复尺骨长度的解剖复位和稳定固定是首要的，以确保桡骨头的复位。尺骨固定后，必须确保桡骨头复位稳定，最好在透视下验证。通过标准的后入路可以首先完成尺骨的解剖复位及固定，检查桡骨头的位置，在大多数情况下，桡骨头会自动复位（＞90%）。必须确定

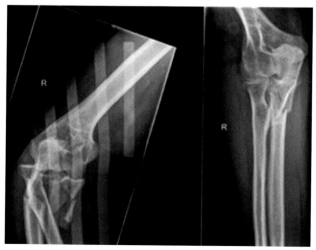

图 20.1　类孟氏损伤。尺骨近端骨折合并桡骨头及冠状突骨折

桡骨头最稳定的旋转位置，前外侧脱位时，前臂完全旋后位最稳定。旋转稳定位置是术后外固定位置。

如果桡骨头复位不佳，或者在前臂运动（旋前/旋后和屈伸）时脱位，可能是尺骨干复位不良或软组织嵌顿所致。若尺骨复位无误，桡骨头脱位仍然存在，则通过外侧小切口或 Speed 和 Boyd 入路显露桡骨头（10%）。尺骨解剖复位固定术后桡骨头仍有不稳定，通常是环状韧带或撕裂关节囊嵌入，应从关节中拉出并缝合。

类孟氏损伤

C3 型骨折，冠状突和桡骨头广泛粉碎性骨折，是经鹰嘴骨折脱位型损伤的特征，外侧副韧带通常断裂，重建肘关节稳定性需要：修复尺骨近端，桡骨头切开复位内固定（ORIF）或置换以及修复外侧副韧带，如果有冠状突骨折，常用后入路向内侧延长，通过尺骨鹰嘴骨折间复位固定，随后进行桡骨骨折修复或桡骨头置换，复位固定尺骨近端的其余骨折块重建长度。虽然复杂粉碎的尺骨骨折可能达到解剖复位，但有时其长度需由复位或置换后的桡骨长度来确定。复位固定后，必须确定肘关节的稳定性，如果存在不稳定，需要辅助外固定。

手术室整体安排

俯卧位

患者俯卧位，上肢置于可透视支架上，或放在加垫的柱上（图 20.4），这样使肘关节显露最方便，前臂置于可屈曲超过 100°的位置。需要肘关节伸直时，在前臂下放置桌子，在上臂近端可选用止血带。

后入路

这个入路可解决许多类型的前臂近端骨折（图

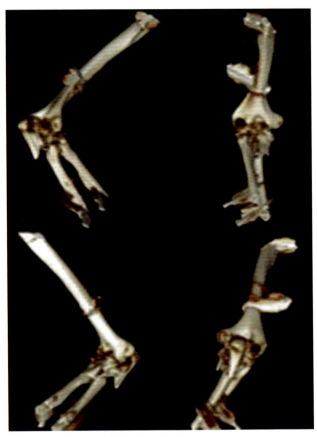
图 20.2　类孟氏损伤的 CT-3D 图

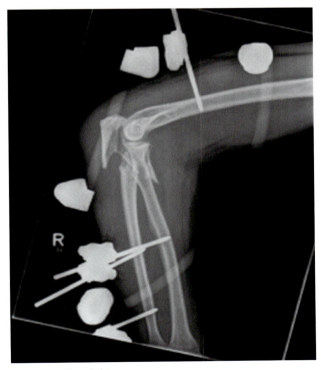
图 20.3　外固定架

20.5）。骨折形态越复杂，需要的手术切口越长。

尺骨位于皮下，切口始于鹰嘴尖近端几厘米，在鹰嘴部稍向桡侧弯曲，根据术中需要延长（图20.6）。

掀起外侧皮瓣显露肘关节外侧结构，在近端，分离并掀起皮下组织，在尺骨鹰嘴部切除滑囊，切开肱三头肌腱膜显露骨折。在肱骨内上髁后，找出并保护尺神经（图20.7）。

根据暴露关节面、解剖复位和固定的需要，游离内侧的尺侧腕屈肌和外侧的肘肌。冠状突骨折可以通过尺骨近端骨折间隙显露处理，但合并肘关节脱位和/或桡骨近端骨折移位时，需将后入路向外侧延长显露处理。至于是否有必要将肘肌从尺骨上剥离，则需要看是否存在桡骨头、颈骨折或有无涉及乙状切迹的尺骨近端骨折的情况（图20.8）。

如果是简单的尺桡骨近端联合骨折，不必剥离肘肌，可通过解剖和掀起皮下组织至外侧，经肘肌和尺侧腕伸肌间隙显露桡骨近端骨折。

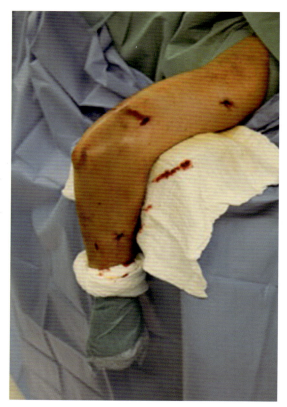

图20.4 患者俯卧位，上肢放在加垫的柱上

切开复位内固定

桡骨头

手术的第一步就是显露两处骨折，桡骨骨折的修复或置换通常在冠状突复位固定后进行（图20.9）。

桡骨头被关节软骨完全覆盖，植入物应置于安全区，对旋前和旋后的影响最小。根据桡骨显露需要，决定是否切开环状韧带。暴露骨折时尽可能减少软组织剥离，清除血肿并冲洗，用小尖头复位钳复位骨折，两根克氏针临时固定（图20.10）。

如果关节面塌陷，抬起塌陷关节面，用取自肱骨外髁骨块在塌陷处植骨。

在近端骨块中置入两枚水平拉力螺钉（1.5mm或2.0mm）（图20.11）。直视下复位关节面，并用

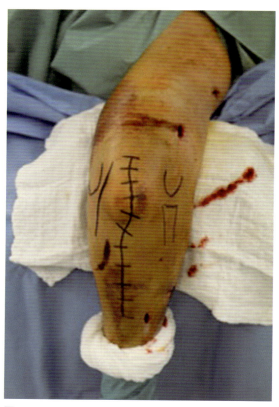

图20.5 后入路皮肤切口

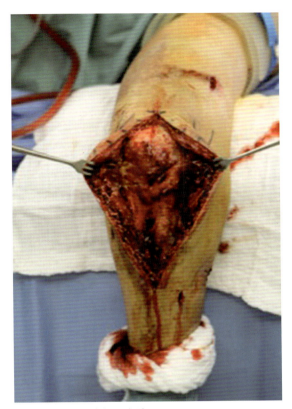

图 20.6 后入路切开皮肤

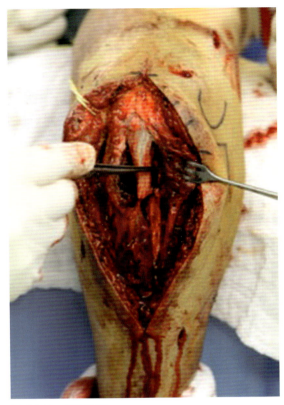

图 20.8 剥离肘肌

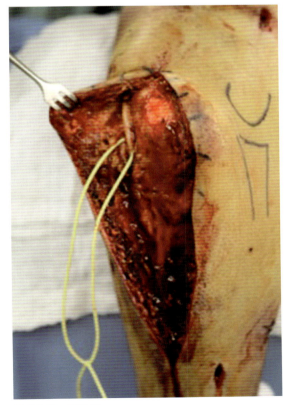

图 20.7 尺神经

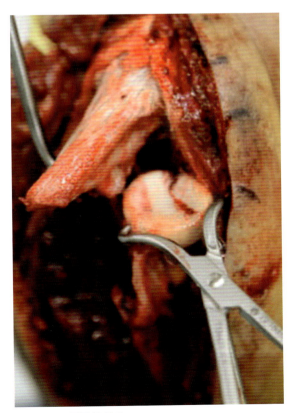

图 20.9 暴露桡骨头

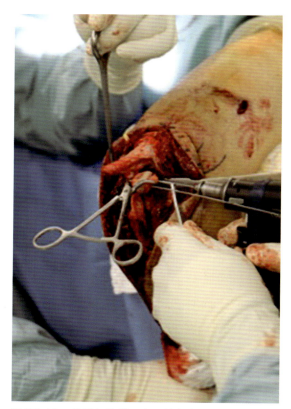

图 20.10　使用复位钳及克氏针复位关节骨折

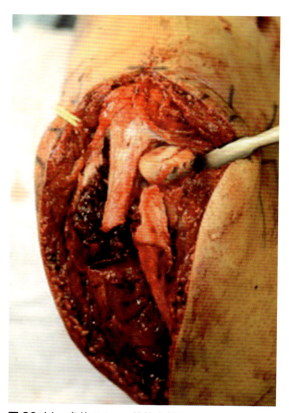

图 20.11　多枚 2.0mm 的拉力螺钉

C 臂机透视确认（图 20.12）。用不可吸收缝线修复环状韧带。

尺骨近端

关节骨折需要绝对的稳定性。然而，这在尺骨近端粉碎性骨折中实现起来较为困难，但仍应尽最大努力对主要关节面骨块进行解剖复位和绝对稳定的固定，特别是冠状突。对骨折端加压会致关节面变形，因此这会使其与滑车不匹配。在这种情况下，骨折块必须在没有加压的情况下拼接，以保持鹰嘴切迹的大小和形状。小骨块间用螺钉或克氏针可以提高稳定性。

桥接钢板

桥接钢板原理与锁定髓内钉固定粉碎性骨干骨折类似，在尺骨鹰嘴粉碎性骨折中，鹰嘴及关节面的解剖重建是首要目标，中间非关节面部骨折并不需要解剖复位。松质骨植骨可用于支撑关节面并填充骨缺损，关节面骨折只能直视下复位。

骨块间避免反复操作，以免干扰其血供。如

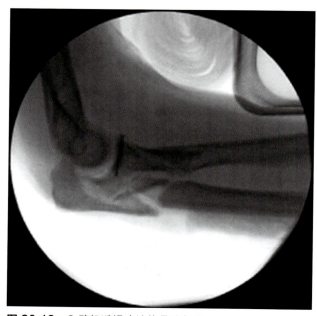

图 20.12　C 臂机透视确认桡骨头复位

果保留软组织附着，骨折复位整齐，利于愈合。利用牵引和软组织张力，通常可以间接复位大骨折块。钢板桥接固定可达到机械稳定性，也利于间接愈合（骨痂形成）。尺骨长度的恢复是治疗类孟氏损伤的关键。

通过后入路，在骨折处向内侧和外侧松解关节囊，可直视下对关节骨折块进行操作和解剖复位，可将肱骨远端作为复位模板，并用 1.0mm 克氏针临时固定骨折块（图 20.13）。

用尖头复位钳将尺骨鹰嘴近端复位，并用一枚或两枚克氏针临时固定，且保证所有克氏针的位置不干扰置板以及置钉。

直视下复位乙状切迹和鹰嘴后皮质，并用 C 臂机透视证实。

植入物的选择

可使用 3.5mm 孔径的动力加压钢板（DCP）、重建钢板、有限接触动力加压钢板（LC-DCP）或锁定钢板（LCP）。重建钢板最不耐用，应谨慎用作桥接钢板，选择钢板的长度时要保证骨折远近两端至少分别可置入 3 枚螺钉。如果骨折线非常靠近端或存在骨质疏松，首选带锁定螺钉的尺骨鹰嘴解剖锁定钢板，以保证固定效果（图 20.14）。为实现骨—板间的紧密接触，在置板前先劈开肱三头肌附着部（图 20.15）。

用 3 枚螺钉将钢板固定在近端鹰嘴，要确保螺钉不会穿入关节腔，如有可能，螺钉都需要穿透双层皮质，将钻头对准外侧或内侧皮质，远端以不同角度置入至少 3 枚双皮质螺钉，确保鹰嘴关节的形态和大小（图 20.16）。

在尺骨近端粉碎性骨折中，大的冠状突骨块的复位可通过骨折间隙完成，此时可置入临时或最终固定，但有时通过后方钢板置入一枚拉力螺钉有助于稳定性，如图 20.17 所示。置入该拉力螺钉应尽可能垂直于冠突底部的骨折平面，直径越小越好。

直视下进行乙状切迹和鹰嘴后皮质复位，并

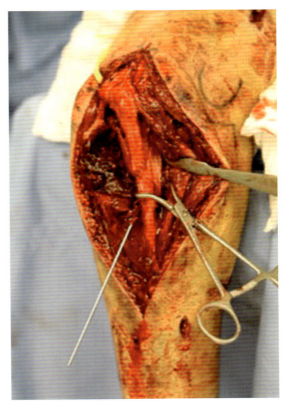

图 20.13 复位钳和克氏针临时复位

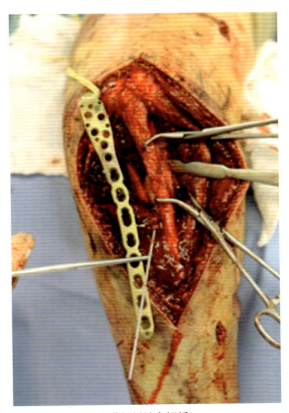

图 20.14 尺骨鹰嘴解剖锁定钢板

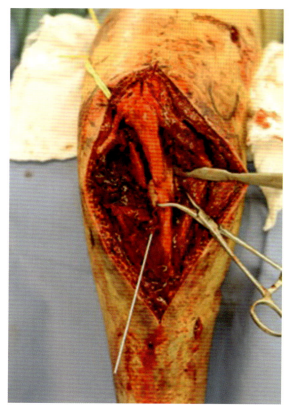

图 20.15 劈开肱三头肌

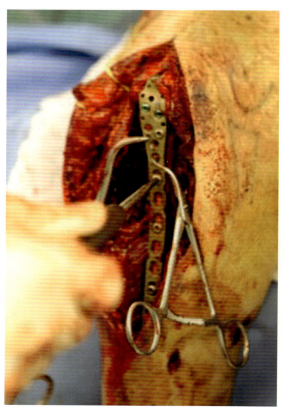

图 20.17 复位冠状突，用从钢板孔中置入拉力螺钉固定

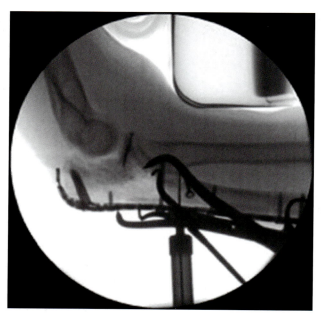

图 20.16 C 臂机透视下置入钢板

用 C 臂机透视予以确认（图 20.18）。

术后处理

最后，在固定桡骨和尺骨后，评估旋前、旋后、屈曲和伸展的运动范围，应固定稳定，无骨擦音及活动受限（图 20.19），在活动的全程肱桡关节和肱尺关节应保持匹配良好。术后旋后位用可拆卸支具固定，3 周后进行控制下活动，6 周和 12 周分别复查正侧位 X 线片（图 20.20）。

图 20.18 C 臂机透视下确认冠状突骨折复位

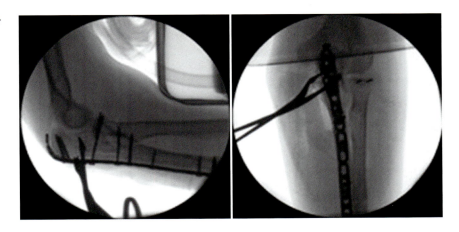

图 20.19 在手术室进行石膏固定

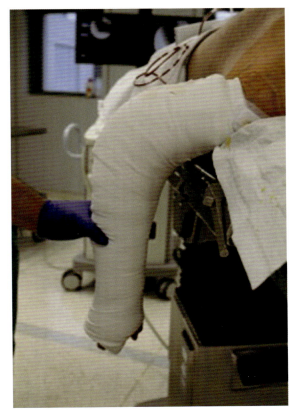

图 20.20 术后正侧位 X 线片

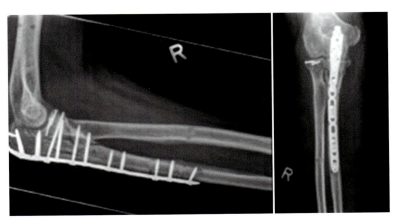

参考文献

[1] Monteggia GB. Instituzioni chirurgiche. Milano: Maspero; 1814.

[2] Guitton TG, Ring D, Kloen P. Long-term evaluation of surgically treated anterior monteggia fractures in skeletally mature patients. J Hand Surg Am. 2009;34(9):1618–1624.

[3] Konrad GG, Kundel K, Kreuz PC, Oberst M, Sudkamp NP. Monteggia fractures in adults: long-term results and prognostic factors. J Bone Joint Surg Br. 2007; 89(3):354–360.

[4] Ring D. Monteggia fractures. Orthop Clin North Am. 2013; 44(1):59–66.

[5] Wong JC, Getz CL, Abboud JA. Adult monteggia and olecranon fracture dislocations of the elbow. Hand Clin. 2015;31(4):565–580.

第二十一章　前臂骨折

Katharina Sommer，Ingo Marzi

张　巍　傅　捷 / 译　周　密　王晓宇 / 审校

骨折部位：X 线片分型

　　前臂骨折一般由高能量损伤造成。尺骨和桡骨都可能受累。如果两骨之一存在移位的骨折，另一个就可能有骨折，尽管在 X 线片上可能未显示。接下来，还需拍摄包含相邻关节在内的 X 线片，如包含肘关节和腕关节。

　　尺桡骨的解剖重建对以后的旋转功能很重要。如果不能恢复桡骨的生理弧度，其轴偏＞5°，会导致前臂旋转和握力丢失。最好是将前臂当成关节一样看待，因此，每例骨折都需要对上、下尺桡关节进行评估。首先，了解这些关节的解剖变异对正确复位至关重要（图 21.1 和图 21.2）。

　　前臂是由双骨组成，由其间的骨间膜稳定连接在一起，骨间膜是一种保证前臂平滑旋转的复杂结构，由远端向近端在尺桡骨间承担着载荷传递的重要作用。在肘部受力分布中尺骨和桡骨分别为 43% 和 57%，而在腕部桡骨承受 80% 的载荷，尺骨仅承受 20%。骨间膜由柔软而薄的膜性部分和不同强度的纤维束组成，其中最恒定和最

坚固的结构是中央束。其走行与尺骨纵轴成 21°，该束起自桡骨近端 1/3，止于尺骨远端 1/3，其附属束在数量、厚度和位置上变异较大，但纤维方向与中央束相同。创伤后骨间膜的纤维化可能导致前臂旋转受限（图 21.2）。

　　通常，前臂骨折使用 AO 分型，将骨干骨折分为 3 种主要类型：简单骨折为 A 型；楔状骨折为 B 型；复杂骨折为 C 型。分型中还区分了尺桡骨单骨或双骨骨折，了解前臂肌肉作用力有助于理解骨折移位的方向（图 21.3）。

　　前臂的一个特殊损伤是 Essex–Lopresti 损伤，是指桡骨头骨折合并下尺桡关节脱位，骨间膜撕裂导致桡骨向近端移位，造成这种损伤。虽然这种损伤很少发生，但当出现桡骨头骨折伴腕关节尺侧疼痛、下尺桡关节不稳或前臂旋转功能丧失时需要考虑这种损伤。X 线片典型表现显示尺骨存在大于 7mm 的正变异。在此类病例中，MRI 可以发现这种罕见的损伤。

简要术前计划

　　成人前臂干部骨折通常需要手术治疗来恢复正常生物力学。仅有极少的病例，可通过石膏固定治疗，比如移位不明显或复位稳定且不涉及上、下尺桡关节的尺骨骨折（AO 分类 A1.2 骨折）。石膏固定也可用于患有严重疾病不能耐受手术的患者，或严重软组织损伤使功能恢复几乎不可能的

K. Sommer • I. Marzi (✉)
Department of Trauma, Hand and Reconstructive
Surgery, Goethe University of Frankfurt,
Frankfurt, Germany
e-mail: marzi@trauma.uni-frankfurt.de

© Springer International Publishing AG 2018
P.V. Giannoudis (ed.), *Fracture Reduction and Fixation Techniques*,
https://doi.org/10.1007/978-3-319-68628-8_21

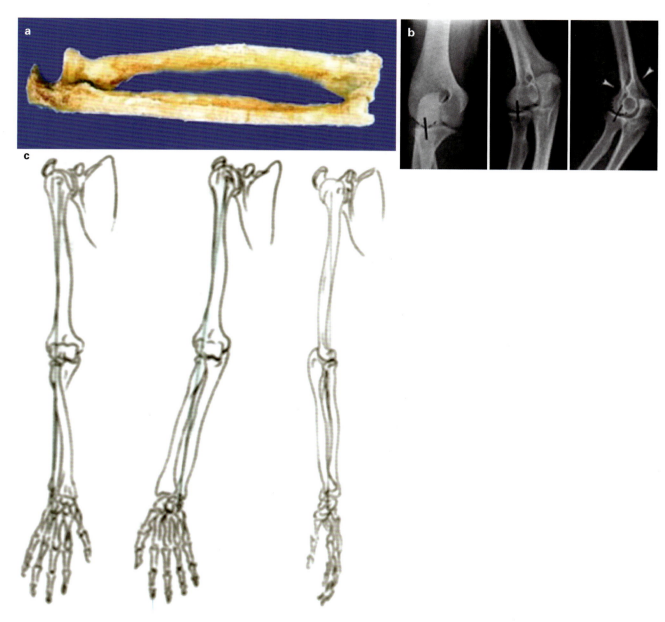

图 21.1 （a）"前臂关节"的正常外观。（b）桡骨头对应肱骨头在肘部的正确投影。（c）前臂骨在旋前、旋后和中立位置的对线

患者。

石膏固定在屈肘 90° 位并包括腕、肘关节，石膏远端到掌横纹近侧并留出拇指，以便所有手指能够完全活动。刚受伤时应该将管型石膏切开，以避免因进行性肿胀而出现筋膜间室综合征，消肿后可以闭合（图 21.4）。

对于儿童，骨折成角小于 10° 可以通过石膏保守治疗，只有在年龄非常小的儿童，才能允许至多 20° 成角，使用如上所述的长臂石膏进行固定，

2~5 天后管型石膏可置入楔形件以改善骨折位置。如此操作的石膏必须非常贴服，但楔形件的效果仍存在争议。在其他不适合保守治疗的儿童中，弹性髓内钉固定是首选治疗（图 21.5）。

前臂骨干骨折大多不稳定，需要手术治疗。此外，经保守治疗的骨折常有不愈合倾向、成角，这会损害旋转功能或导致关节不匹配。如果可能，绝大多数病例应选择钢板接骨术，髓内钉固定抗旋转能力差，会导致骨不连和骨桥，因此在成人

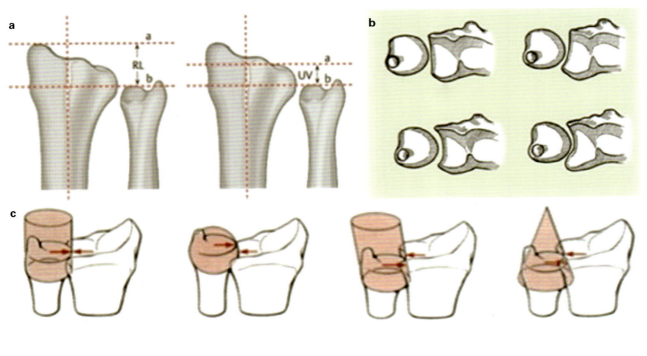

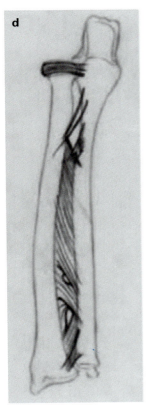

图 21.2 （a）桡骨和尺骨正常长度的关系（RL 8~18mm，UV‐4~+4mm）。（b）乙状切迹的正常变异。（c）下尺桡关节在冠状面位置的正常变异。（d）骨间膜

图 21.3（a）前臂骨折的 AO 骨折分型。（b）骨折移位

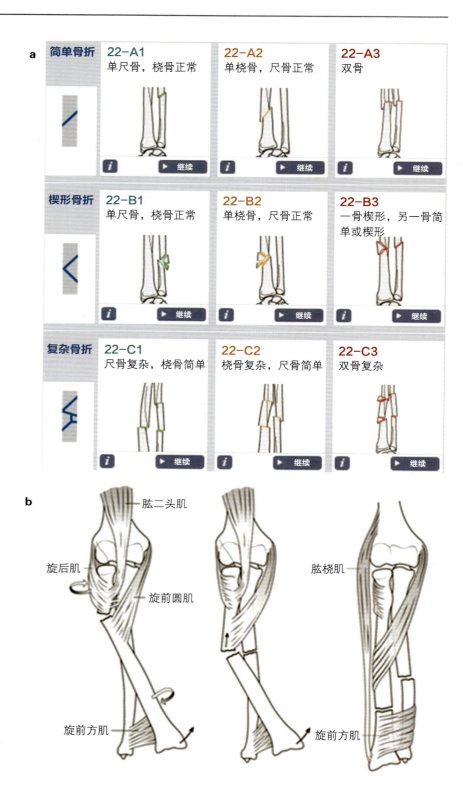

a 简单骨折	22-A1 单尺骨，桡骨正常	22-A2 单桡骨，尺骨正常	22-A3 双骨
楔形骨折	22-B1 单尺骨，桡骨正常	22-B2 单桡骨，尺骨正常	22-B3 一骨楔形，另一骨简单或楔形
复杂骨折	22-C1 尺骨复杂，桡骨简单	22-C2 桡骨复杂，尺骨简单	22-C3 双骨复杂

b

肱二头肌

旋后肌

旋前圆肌

肱桡肌

旋前方肌

旋前方肌

病例未达成共识。然而，如果选择了髓内钉固定，可使用卷式夹板或类似的支具，增加稳定性促进愈合，同时允许腕、肘的活动。可以考虑使用桡骨钢板结合尺骨弹性髓内钉进行治疗，但这不是

一个标准的手术方式。如果没有其他选择，外固定架也是可行的，但通常效果不满意，并且有桡神经损伤的风险。

尺桡骨的钢板固定可通过加压固定，或间接

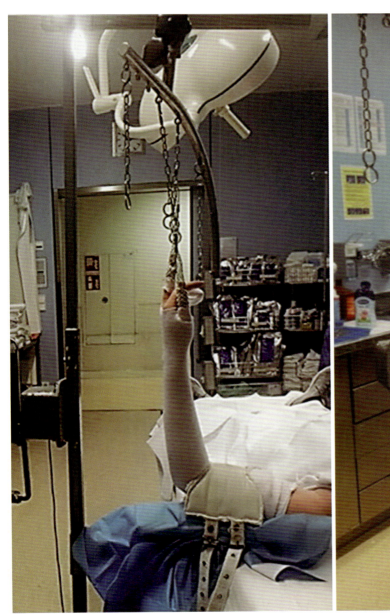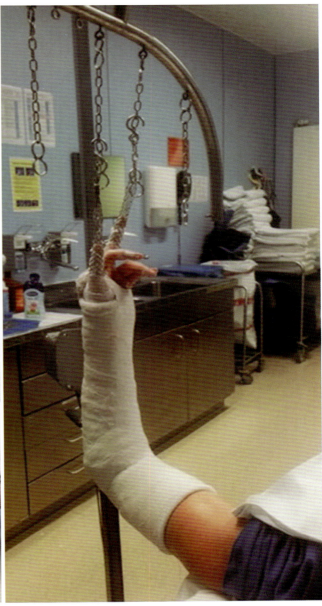

图 21.4　经悬挂牵引闭合复位后管型石膏固定

桥接方式达到生物学意义上的骨连接。最常用的是 LCP（锁定加压板）。在斜行骨折病例中，拉力螺钉可经钢板或单独置入，此时该板作为中和钢板使用。横行骨折中无法使用拉力螺钉，则钢板可作为加压板使用。这两种方法只能用于简单骨折，复杂骨折和复合骨折端无法加压，此时应桥接骨折端而不去触碰尚有部分血供的骨折块。术前应借助 X 线片确定所需钢板的长度，骨折两端

至少各需 3 枚双皮质螺钉。LCP 钢板的优点是既可以固定也可以加压。由于前臂的钢板需要切开显露骨折，大多数成人病例都采用切开复位，尽管如此，仍应尽可能使用能够保护骨折端血运的生物固定技术（图 21.6）。

在严重软组织损伤、骨缺损和感染的情况下，可用外固定架代替钢板。因感染造成的骨缺损或创伤造成的骨丢失可用骨水泥桥接，随后用骨移

图 21.5 通过管型石膏置入楔形件进行复位

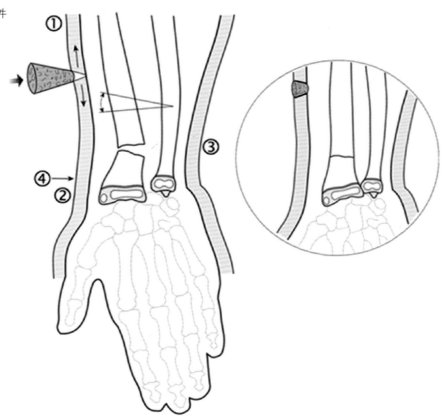

植修复，也就是 Masquelet 技术（图 21.7）。

手术室整体安排

术中患者取仰卧位，患肢置于手外手术桌上、置于躯干上或头顶的手臂支架里。如果使用 Henry 入路，前臂应旋后（图 21.8）。在肘以上放置止血带，以减少术中出血，更好地显露视野。手术铺巾最好置于上臂中段以上，使患肢在术中可自由摆放，术者坐在一个可调高度的凳子上，根据骨折情况决定坐在前臂桡侧还是尺侧，助手位于另一侧，透视机放置在患肢远侧、术者对面。使用髓内钉时，用肘部对抗装置协助牵引（图 21.9 和图 21.10）。

闭合复位

闭合复位时，肘部屈曲 90°，通过中国指套悬

吊前臂于旋后位。若采用保守治疗，可以将石膏在桡骨和尺骨之间按压形成凹槽，帮助分离尺桡骨。

在手术室，手动纵向牵引和旋转通常足以完成骨折复位。在行髓内钉固定时，建议先将尺骨和桡骨钉同时推到骨折端，然后通过牵引和旋转使骨折复位，并且将两根针交替穿过骨折端（图 21.10 和图 21.11）。在术中，还可以通过一个带软包立柱的特殊牵引台，将肘关节维持在屈曲 90° 位置，来施加水平牵引力。如果骨折端靠远端，将远骨折块先牵引过伸、再屈曲，有助于复位（图 21.12）。在某些情况下，如果一侧固定，复位第二根前臂骨可能非常困难。

复位器械

持骨钳钳夹骨折两端，帮助复位，还可以使用小骨撬来维持骨折复位，斜行骨折还可用持骨钳钳夹骨折端并拧紧旋钮，从而延长和加压骨折，

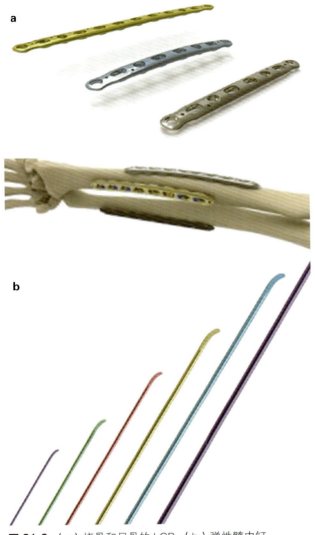

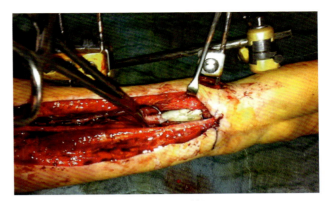

图 21.7　用骨水泥占位器桥接桡骨缺损

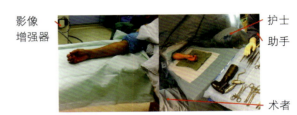

图 21.8　手术室患者体位

图 21.6　(a)桡骨和尺骨的 LCP。(b)弹性髓内钉

用尖头或钝头复位钳维持骨折复位（图 21.13）。前臂骨折时，钢板本身对骨折复位很有用，特别是粉碎性骨折，新型解剖钢板能很好地恢复桡骨外形。因此，在解剖复位后，可以临时用复位钳固定钢板。

手术入路

治疗双骨折如果选择一个入路同时处理桡骨和尺骨，会增加骨桥风险。两个皮肤切口至少间隔 5cm，以避免发生皮肤坏死。

不同入路的概述见表 21.1。

前侧入路（Henry 入路）

在这种入路中，前臂充分旋后，术者坐在患肢尺侧，近端从肱二头肌，远端到桡骨茎突做一切口。在肱桡肌与桡侧腕屈肌间切开筋膜，分别拉向桡侧和尺侧，见桡动脉返支并结扎。桡神经浅支需仔细解剖，避免意外损伤。然后，旋后肌从骨膜上剥离，拉向桡侧。为进一步向远端解剖，应轻轻地将其下的旋前圆肌从骨的桡侧剥离，显露桡骨干，注意不要将拇长屈肌完全剥离。

前臂近端显露时，注意不要用骨撬过度牵拉，以免损伤深部的桡神经旋后肌支和浅部的肱桡肌支，近端保护前臂外侧皮神经。然而，桡骨粗隆以下的掌侧面很平坦，为复位提供了良好方向指示——尤其是可以避免旋转畸形（图 21.14）。

背外侧入路（Thompson 入路）

背侧入路的皮肤切口是从肱骨外上髁到 Lister 结节之间的直线，患肢微微旋前，沿指总伸肌与前臂桡侧伸肌（特别是桡侧腕短伸肌）之间向深部分离，将其下的拇长展肌和拇短伸肌部分游离并牵向桡侧。显露远端时，这两个肌肉可向近端进一步分离；显露近端时，旋后肌的远端 1/3 可以从桡骨剥离。由于骨间背神经位于旋后肌内，肌

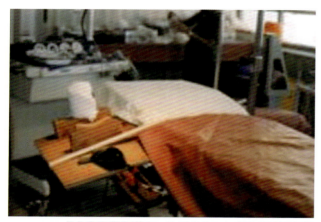

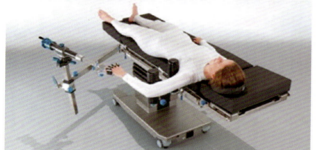

图 21.9 前臂髓内钉固定时的牵引床

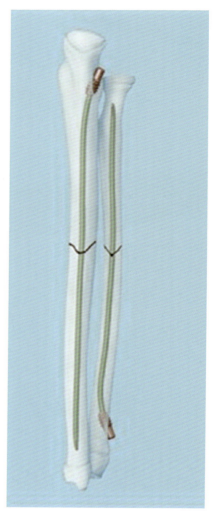

图 21.10 桡骨和尺骨的髓内钉入钉点

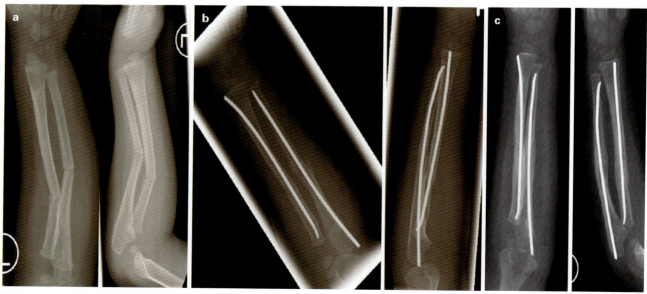

图 21.11 一例儿童前臂双骨折的髓内钉固定。术前（a）、术后（b）和骨折愈合后（c）

肉的近端部分不能游离（图 21.15）。

尺骨外侧入路

前臂完全旋前，术者坐在患肢的外侧，距尺骨缘向背侧 1cm 沿尺骨全长做切口。从尺骨上轻柔推开尺侧腕伸肌，将其与尺侧腕屈肌之间筋膜

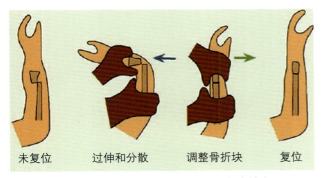

| 未复位 | 过伸和分散 | 调整骨折块 | 复位 |

图 21.12　先牵引过伸，再屈曲复位的闭合复位技术

间隙切开，在尺骨远端轻柔解剖出尺神经的腕背支（图 21.16）。

髓内钉入路

对于髓内钉手术，在尺骨桡背侧距尺骨粗隆以远约 3cm 处做一个小切口，桡骨切口位于桡骨远端桡侧或背侧的 Lister 结节区。如果使用桡侧切口，注意不要损伤桡神经浅支，皮肤切开后，钝性分离。

弹性髓内钉固定技术通常只用于儿童。

肘关节外侧入路（Kocher 入路）

经典的 Kocher 入路用来治疗外侧关节囊、韧带、肱骨远端、桡骨近端的损伤。例如为了固定韧带，可以通过肘肌和尺侧腕伸肌之间的间隙到

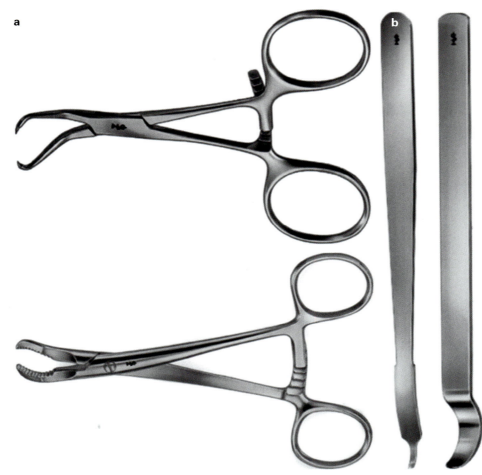

图 21.13　（a）尖头 / 钝头复位钳。（b）尖头 / 钝头骨撬

表 21.1　前臂入路汇总表

入路	Henry	Thompson	尺骨外侧	髓内钉	Kocher	Boyd	Kaplan	肘内侧入路
显露目标	桡骨掌侧	桡骨背外侧	尺骨	—	外侧关节囊、外侧韧带、肱骨远端、桡骨近端	外侧尺骨韧带	肱骨小头、桡骨头	冠状突、内侧关节囊和韧带
可能伤及的结构	桡神经深支和浅支	骨间背神经	尺神经腕背支	桡神经浅支			桡神经运动支	尺神经

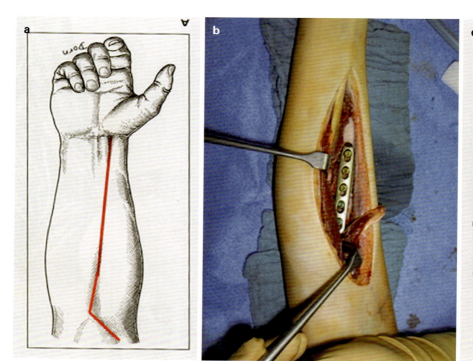
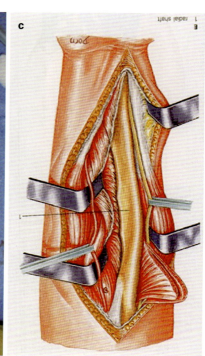

图 21.14　Henry 入路。（a）皮肤切口。（b）术中照片。（c）解剖照片

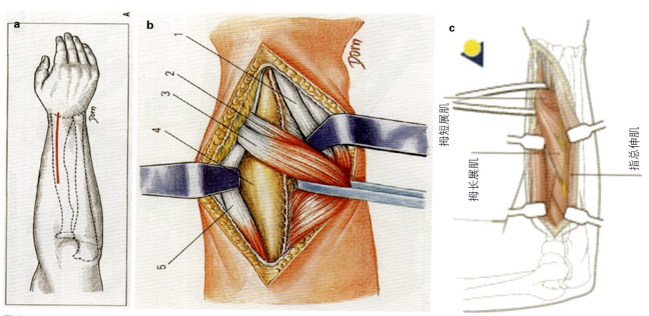

图 21.15　Thompson 入路。（a）皮肤切口。（b，c）解剖图显示横跨桡骨的拇长展肌和拇短伸肌

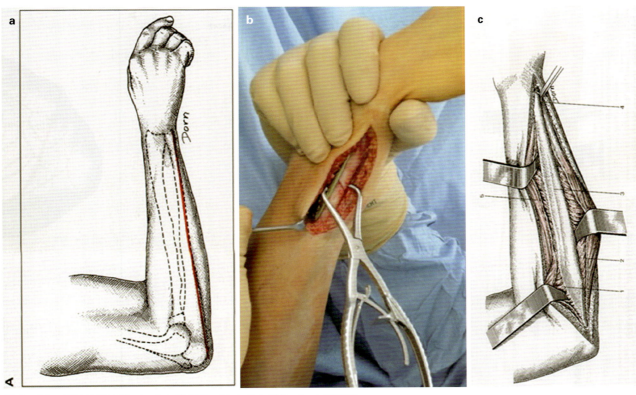

图 21.16　尺骨外侧入路。（a）皮肤切口。（b）术中照片。（c）解剖图

达关节囊的背外侧部分（图 21.17）。

肘关节侧方入路（Boyd 入路）

在外侧尺骨韧带损伤的情况下，需要对入路进行改良，以显露更多的背侧韧带。这些韧带起源于外上髁下方，向鹰嘴延伸并止于此。为更好地暴露，将肘肌和肱三头肌远端牵向背侧，最后将伸肌和尺侧腕伸肌剥离至掌侧并掀起（图 21.17a）。

前外侧入路（Kaplan 入路）

此入路可显露肱骨小头和桡骨头，入口在尺侧腕伸肌和指总伸肌之间。此入路重要的是保护桡神经的运动支即深支（图 21.17b）。

内侧入路

内侧入路用于处理肱骨远端内侧、冠状突、

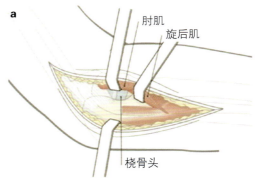

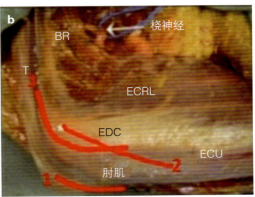

图 21.17　（a）Boyd 入路的皮肤切口和解剖。（b）解剖图（1）Boyd（2）Kocher（3）Kaplan 入路的解剖平面

关节囊和韧带等内侧结构。在此入路中，最重要的是充分游离尺神经，在上臂远端，如有需要可解剖并切除肌间隔，然后，分离旋前圆肌和部分屈指总肌，将肌肉向远端劈开，可以看到关节囊和肱肌。切开关节囊可以看到关节内侧，尤其是冠状突，从肱骨远端内侧柱分离肱三头肌远端，可显示关节囊和韧带的内侧复合体（图 21.18）。

切开复位

对于整个前臂骨折，优先对简单骨折进行处理并初步固定，有助于恢复前臂力线和旋转，然后进行另一处骨折固定。有时固定第一处骨折可能阻碍另一处骨折的复位，因此为了解剖复位另一处骨折，可能需要松开第一处已固定的骨折。如果两处骨折类型相似，那么通常先处理尺骨，再固定桡骨，因为尺骨弯曲较小，更容易实现解剖复位。

手法牵引

通常可以通过前臂的牵引和旋转来实现骨折端的对线、对位。可使用复位钳固定骨折端维持复位。在粉碎骨折中，可将钢板作为模板用复位钳固定在骨折两端。可用圆柱滚轴辅助对抗牵引

帮助复位（图 21.19a）。

临时外固定

对于不能直接复位或维持复位的病例，可使用外固定架临时固定维持长度和旋转，必须注意置钉不能干扰钢板的放置（图 21.19b）。

钢板牵引

本技术首先用两个双皮质螺钉将钢板固定在一侧主骨折端的理想位置上，然后在骨折的另一端、钢板外间隔一段距离置入一枚撑开螺钉。钢板用钝头复位钳松弛地控制在合适位置，允许其沿着骨干方向滑动，将撑开器放置在撑开螺钉和钢板之间，撑开以牵引至满意的长度。最后，将钢板未固定端固定（图 21.19c）。

置入植入物

3.5mmLC-DCP 是成人的首选植入物，如果需要，可以用折弯器或止血钳塑形钢板，正确折弯钢板有助于恢复桡骨中段骨干的弧度，此处桡骨偏离尺骨（图 21.20~ 图 21.22）。

选择钢板大小时，要保证在近端和远端主骨

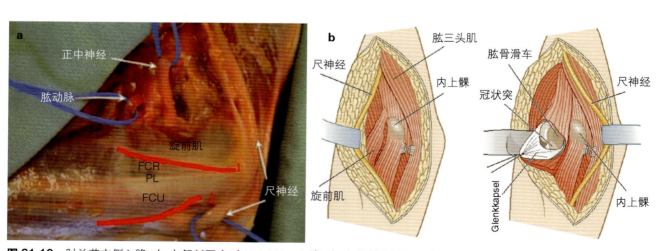

图 21.18 肘关节内侧入路。（a）解剖图（1）Hotchkiss 入路，（2）尺侧腕屈肌两头间入路。（b）Hotchkiss "过顶"入路的深层解剖

图 21.19 （a）以钢板为模板复位骨折。（b）临时外固定。（c）利用钢板分离牵引

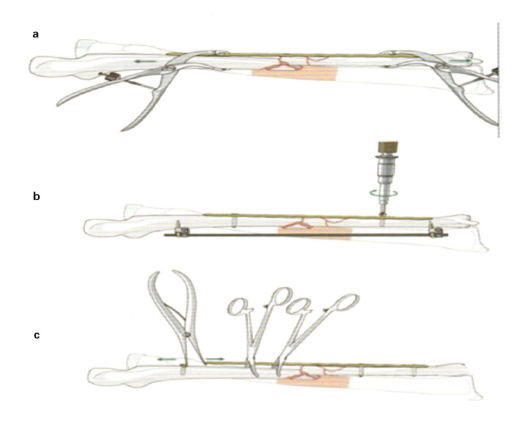

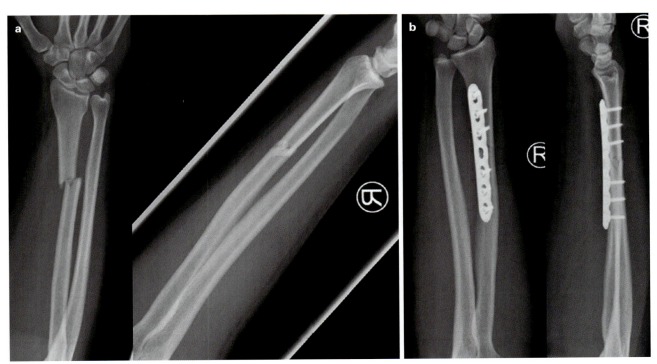

图 21.20 钢板内固定治疗桡骨干骨折。（a）手术前。（b）行钢板内固定术后

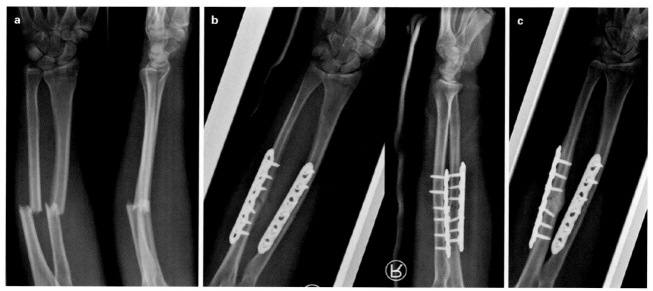

图 21.21 钢板内固定治疗桡骨干骨折。(a)手术前。(b)双钢板内固定术后。(c)桡骨一期愈合、尺骨二期愈合后，注意骨痂的形成

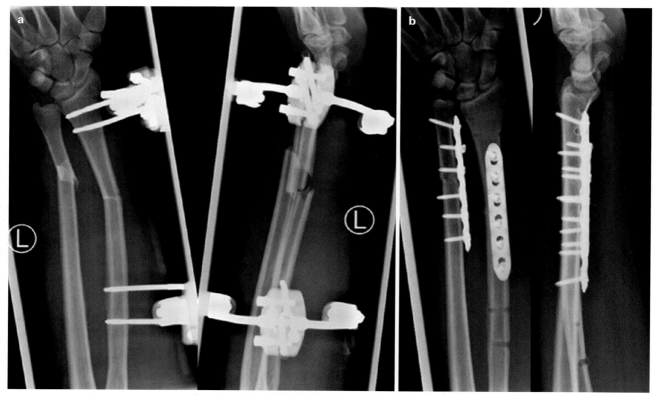

图 21.22 (a)严重软组织损伤时外固定架临时固定前臂双骨折。(b)最终的钢板内固定。注意，由于严重软组织损伤，尺骨钢板置于掌侧，与桡骨钢板在一个间隙置入

折段都至少有 3 枚螺钉双皮质固定。在翻修手术中，甚至可能需要 4 枚螺钉双皮质固定。只有在简单的骨折中，为减少软组织损伤，才有可能使用 2 枚螺钉双皮质固定。

如有可能，例如：在斜行骨折中，应单独或通过板孔置入拉力螺钉。在楔形骨折中，也可以

通过拉力螺钉将楔形骨块固定到一侧主骨折端上。

　　如可能，尺骨的钢板应该放在背侧，尺侧腕伸肌下方，如背侧位置不可行，置于尺侧腕屈肌下或两者之间的间隙也是可以的。

　　根据骨折类型，桡骨钢板可以放在掌侧或背侧。由于 Henry 入路显露很充分，在复杂骨折中通常选择掌侧入路。

　　在多节段骨折中，逐个复位每处骨折有助于正确对位、对线，因此，在单骨上进行双钢板固定可实现正确复位。为此，要将钢板以重叠的方式放置，以避免两个板之间出现应力骨折（图 21.23）。

　　为了验证内固定物的位置和骨折复位情况，必须拍摄准确的正位和侧位 X 线片，可通过骨皮质的厚度来确定对位对线。皮质厚度不均匀或皮

质之间出现台阶，则可能复位不佳（图 21.24）。

　　骨折成功固定后，应评估下尺桡关节是否有不稳定，排除 Essex-Lopresti 损伤。此外，应检查旋转功能，如果达到解剖复位能实现全范围旋转。此外，还必须检查下尺桡关节的旋转。

　　经 ORIF 治疗后，早期康复应以无负重关节活动为目标。如果 X 线片中显示骨折愈合，6 周后依据疼痛程度，进行完全负重锻炼。

　　在 Essex-Lopresti 损伤中，术后 4 周内应避免前臂旋转，因此，恢复中需要使用夹板或矫形器，在这期间用可拆卸支具固定，肘关节可主被动屈伸锻炼。4 周后，患者可以开始轻微的前臂旋转锻炼，6 周后可被动锻炼，8 周后可以根据耐受性开始渐进负重锻炼（图 21.25）。

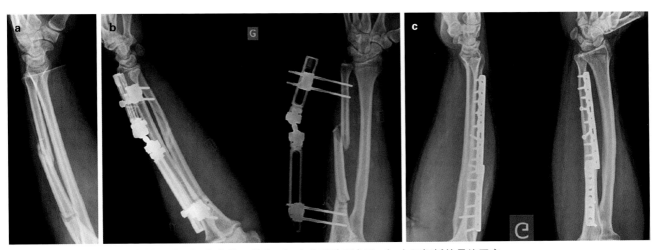

图 21.23　尺骨多节段骨折的治疗。（a）术前 X 线片。（b）临时外固定后。（c）双钢板的最终固定

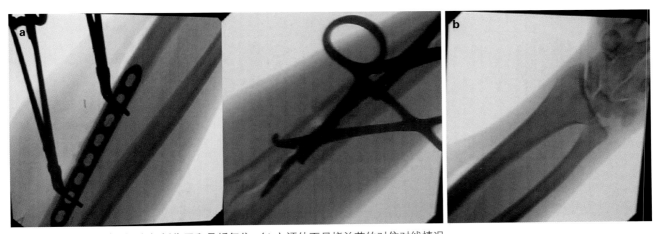

图 21.24　术中评估。（a）钢板位置和骨折复位。（b）评估下尺桡关节的对位对线情况

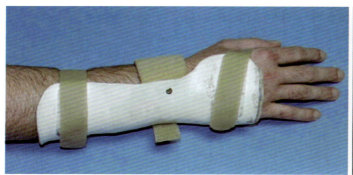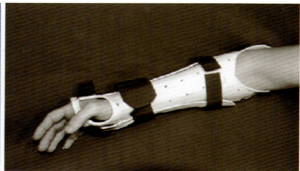

图 21.25 夹板固定下尺桡关节

在儿童中，弹性髓内钉固定（ESIN）在桡骨逆行、尺骨顺行打入，尺骨的小切口位于尺骨干骺端的尺背侧，预弯弹性钉顺行插入，桡骨入路是在远端干骺端桡侧，此处应该看到并保护桡神经浅支，透视下将髓内钉逆行插入近端桡骨颈，弹性钉直径一般为 2mm 或 2.5mm。其他入路，如桡骨背侧或尺骨远端，因有较高的并发症而不推荐。

成人内固定物可以在 18 个月牢固骨愈合后取出。在儿童中，髓内钉通常在 4~6 个月后取出。在更小的儿童中，由于生长较快，取出可能会更早。

提示与技巧：陷阱

· 如双骨均发生骨折，先显露简单的骨折并解剖固定。

· 手术结束时，必须透视检查（包括肘关节和腕关节）复位和内固定物的位置是否正确。

· 需要在肘关节屈曲 90° 下检查前臂整体旋转功能以及下尺桡关节是否稳定。

· 术后注意仔细观察筋膜间室综合征的征象。

参考文献

[1] Pandey S, Pandey A. Chapter-27 fracture of forearm bones (Radius and Ulna). Fundamentals of orthopedics & trauma. 1st ed. Bengaluru: Jaypee Brothers Medical Publishers (P) Ltd; 2015. p. 479–488.

[2] Yasutomi T, Nakatsuchi Y, Koike H, Uchiyama S. Mechanism of limitation of pronation/supination of the forearm in geometric models of deformities of the forearm bones. Clin Biomech. 2002;17:456–463.

[3] LaStayo PC, Lee MJ. The forearm complex: anatomy, biomechanics and clinical considerations. J Hand Ther. 2006;19:137–144.

[4] Skahen JR, Palmer AK, Werner FW, Fortino MD. The interosseous membrane of the forearm: anatomy and function. J Hand Surg Am. 1997;22:981–985.

[5] Shaaban H, Giakas G, Bolton M, Williams R, Wicks P, Scheker LR, et al. The load-bearing characteristics of the forearm: pattern of axial and bending force transmitted through ulna and radius. J Hand Surg Br. 2006;31:274–279.

[6] Bauer G, Arand M, Mutschler W. Post-traumatic radioulnar synostosis after forearm fracture osteosynthesis. Arch Orthop Trauma Surg. 1991;110(3):142–145.

[7] Sabo MT, Watts AC. Longitudinal instability of the forearm: anatomy, biomechanics, and treatment considerations. Shoulder Elbow, vol. 4. London: SAGE Publications; 2012. p. 119–126.

[8] Green JB, Zelouf DS. Forearm instability. J Hand Surg Am. 2009;34:953–961.

[9] Fisher H. Splint for fracture of the forearm. Lancet. 1883;122:722.

[10] Laurer H, Sander A, Wutzler S, Walcher F, Marzi I. Therapy principles of distal fractures of the forearm in childhood. Chirurg. 2009;80:1042–1052.

[11] Högström H, Nllsson BE, Wlllner S. Correction with growth following diaphyseal forearm fracture. Acta Orthop Scand. 2009;47:299–303.

[12] Lascombes P, Prevot J, Ligier JN, Metaizeau JP, Poncelet T. Elastic Stable Intramedullary Nailing in Forearm Shaft Fractures in Children: 85 Cases. J Pediatr Orthop. 1990;10:167.

[13] Dhariwal Q, Inamdar P, Arora P, Shyam A. Stacked flexible nailing for radius ulna fractures: revival of a lost technique. J Orthop Case Rep. 2017;7:106–108.

[14] Masquelet AC, Fitoussi F, Begue T. Reconstruction of the long bones by the induced membrane and spongy autograft. Ann Chir Plast Esthet. 2000;45:346–353.

[15] Yaligod V. Forearm fracture table for closed nailing of fractures of shafts of forearm bones in adults. J Evol Med Dent Sci. 2013;2:7347–7356.

[16] Matsuura Y, Rokkaku T, Suzuki T, Thoreson AR, An K-N, Kuniyoshi K. Evaluation of bone atrophy after treatment of forearm fracture using nonlinear finite element analysis: a comparative study of locking plates and conventional plates. J Hand Surg Am. 2017;42:659.e1–e9.

[17] Weinberg A-M, Castellani C, Amerstorfer F. Elastic stable intramedullary nailing (ESIN) of forearm fractures. Orthop Traumatol. 2008;20:285–296.

[18] Damle A. Chapter-15 bow fracture of forearm. Tips & tricks in orthopedic surgery. 1st ed. Bengaluru: Jaypee Brothers Medical Publishers (P) Ltd; 2015. p. 108–112.

[19] Royle SG. Compartment syndrome following forearm fracture in children. Injury. 1990;21:73–76.

第二十二章　Galeazzi 骨折

Theodoros H. Tosounidis，Paul J. Harwood

张　巍　傅　捷／译　周　密　王晓宇／审校

骨折的解剖位置：骨折的影像学表现

Galeazzi 骨折或称为"必须骨折"，是指桡骨远端骨折伴下尺桡关节（DRUJ）脱位。之所以称为必须骨折，是因为在成人中其治疗必须通过手术达到解剖复位，并要牢固固定桡骨骨折和下尺桡关节。众所周知，非手术治疗这种高度不稳定骨折可导致畸形愈合，会出现严重功能障碍，疗效很差。桡骨远端 1/3 的骨折是前臂在旋后或旋转时轴向受力的结果，会造成桡骨的短斜行骨折，骨折端分别向前（掌侧）（图 22.1）或向后（背侧）成角（图 22.2）。该损伤的扭转机制会合并下尺桡关节脱位，并损伤其主要稳定结构（三角纤维软骨复合物 TFCC）。

以上机制在影像学的特征性表现即 Galeazzi 骨折，例如桡骨远端 1/3 短斜行骨折和下尺桡关节的半脱位／脱位。大多数情况下，后者在腕关节的正位和真侧位片上表现明显，但如果不明显，应关注下尺桡关节损伤的间接影像学征象，包括尺骨茎突骨折和桡骨缩短超过 5mm。诊断

不清的病例应与对侧腕关节 X 线片的对比来帮助诊断。

术前计划

解剖复位和牢固固定是 Galeazzi 骨折手术治疗的目标，必须切开复位和内固定，间接和微创复位并固定的效果不佳，应避免。应采用标准的切开复位和内固定技术，细致处理软组织。

术前计划应考虑桡骨的复位和固定，并可能对下尺桡关节复位和固定。

桡骨固定：3.5mm 动态加压钢板，3.5mm 皮质螺钉（图 22.2a），2.7mm 和 3.5mm 皮质螺钉。

DRUJ 固定：1.6mm 克氏针。

尺骨茎突和／或 TFCC 的固定：1mm 捆绑带和 1mm 克氏针，空心微型螺钉。

手术室患者准备

全身麻醉优于区域阻滞麻醉，后者可能掩盖术后筋膜间室综合征。

患者仰卧在标准的手术台上，患肢放在可透视的手外科手术台上，手术台的位置应可进行无障碍的术中成像，这通常需要将手术台旋转 45° 或 90°，以便将患肢放在手术室的中心。患肢上止血带，静脉注射抗生素后，消毒铺巾。透视机位于顶部或患者的侧面。

T.H. Tosounidis (✉) • P.J. Harwood
Academic Department of Trauma and Orthopaedic
Surgery, University of Leeds, Leeds, UK
e-mail: ttosounidis@yahoo.com

© Springer International Publishing AG 2018
P.V. Giannoudis (ed.), *Fracture Reduction and Fixation Techniques*,
https://doi.org/10.1007/978-3-319-68628-8_22

图 22.1 AP（a）和侧位（b）片显示 Galeazzi 骨折端向前成角

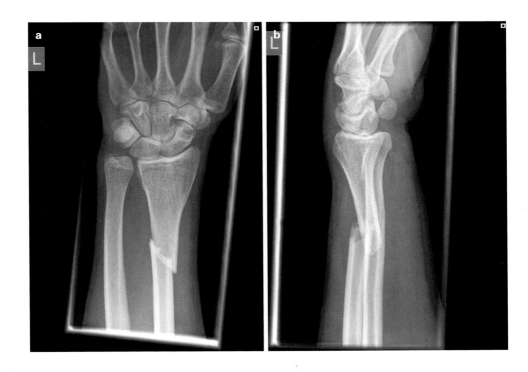

闭合复位操作

Galeazzi 骨折不可采用闭合复位操作。

复位器械

桡骨可用的复位工具如下：小 Hohmann 拉钩、小骨膜剥离器、Howarth 剥离器、尖头复位钳、钝 / 锯齿形持骨夹 / 钳（小"鳄鱼"钳）和弹性铰链伸缩装置。

下尺桡关节采用手法复位。复位尺骨茎突需要使用一个尖头复位钳或缝合线（例如 1 号 Vicryl）。

手术入路

桡骨掌侧入路是治疗 Galeazzi 骨折的主要入路，可以经桡侧腕屈肌（FCR）鞘，也可以是经典的 Henry 入路。后者用于靠近端的桡骨骨折时。FCR 入路以桡骨短斜骨折为中心做 10~12cm 的皮肤切口，看清桡侧屈腕肌的掌侧腱鞘（图 22.3 和图 22.4）后，将桡侧屈腕肌拉向尺侧（图 22.5），辨认并切开背侧（深）筋膜鞘（图 22.6），显露拇

长屈肌肌腱并拉向尺侧（图 22.7）。这个步骤可以保护正中神经，然后显露桡骨骨折（图 22.8）。

桡骨背侧入路和桡骨直接入路不适用于 Galeazzi 骨折的手术固定。前者与软组织并发症有关（肌腱的刺激 / 磨损有术后断裂的风险），而后者在技术上更困难，因为要游离肱桡肌腱和桡神经的感觉支。

开放复位操作

从软组织碎片和血肿中剥离出骨折端，骨钩非常有用，可处理骨折块同时尽量减少软组织损伤。用尖头复位钳夹住骨折端，小刮匙清创（图 22.9）。沿着骨折边缘进行最小限度的骨膜分离（特别是在骨膜内翻的区域）。在不剥离骨膜及侵犯周围软组织包膜的情况下充分暴露骨折端。

切开复位固定

使用小锯齿复位钳移动骨折端（图 22.10），然后用尖头或锯齿复位钳暂时稳定骨折。Galeazzi 骨折通常为短斜行，用 Howarth 剥离器或小

图 22.2 向后成角的 Galeazzi 骨折的正位（a）、侧位（b）片

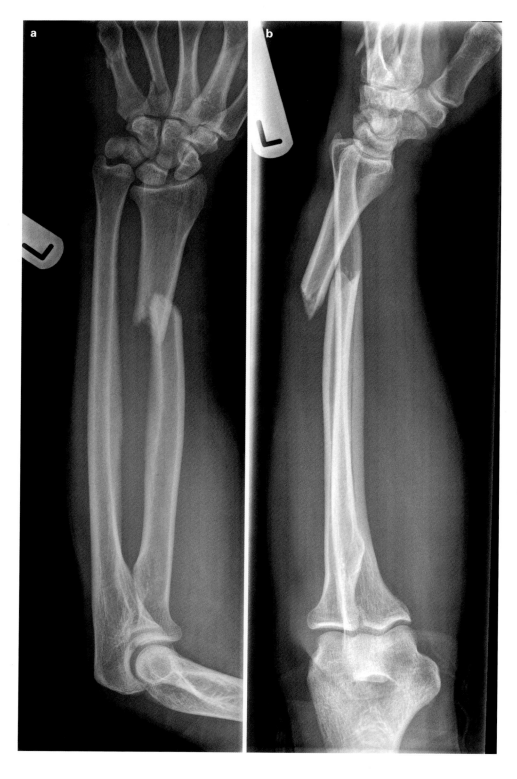

Hohmann 拉钩在骨折区撬动骨折端。纵向牵引联合扭转骨折块可有效复位。外科医生应该记住，骨折是由骨的扭转力矩引起的，反损伤机制有助于复位骨折。单纯牵引或单纯旋转骨折块均不足

以复位。

在这一阶段，检查骨折并确定解剖复位方案。这意味着术前 X 线片与术中骨折形态相关，无论是选用拉力螺钉和中和钢板，还是普通钢板，都

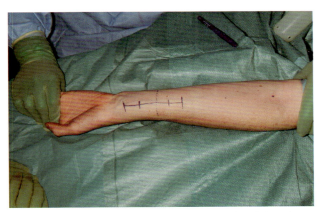

图 22.3　在桡侧腕屈肌表面，以桡骨骨折为中心的切口标记

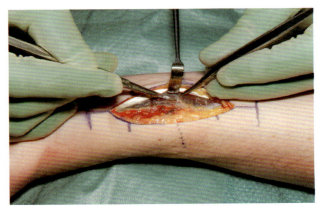

图 22.6　识别并切开封套筋膜和深层腱膜

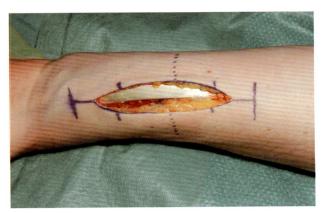

图 22.4　显露桡侧腕屈肌肌腱并切开腱鞘

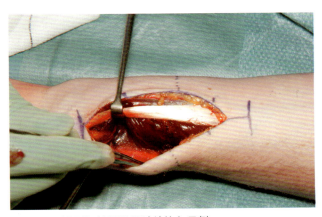

图 22.7　识别拇长屈肌肌腱并拉向尺侧

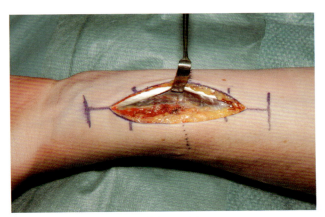

图 22.5　将桡侧腕屈肌肌腱拉向尺侧

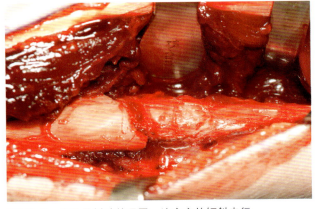

图 22.8　桡骨骨折端的显露，注意它的短斜走行

应确定解剖复位和固定的方案。当使用拉力螺钉时，正确入钉点和钉道轨迹至关重要。为了达到上述目的，必须考虑骨折的三维构型。大多数情况下，3.5mm 拉力螺钉就足够了，但在短斜行骨折中，2.7mm 拉力螺钉有时能在不撑裂骨折端的情况下实现加压（图 22.11a~c）。在此阶段，术中透视要特别注意 DRUJ，必须拍摄高质量的腕关节真实正位和侧位片。

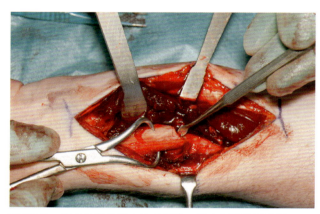

图22.9 用尖头复位钳夹住骨折端，用小刮匙进行清创

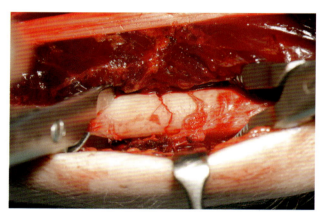

图22.10 小锯齿复位钳用于控制和复位骨

使用中和板要考虑桡骨的自然弯曲有"两个凹"，一个朝向掌侧，一个朝向尺侧（图22.12~图22.14）。在矢状面上弯曲钢板可将钢板正确贴附在骨上。八孔3.5mmDCP通常足以支撑短斜骨折，但有时需要更长的钢板。需要3枚近端的双皮质螺钉和3枚远端螺钉以进行充分的固定。在绝大多数情况下，既不需要也不提倡使用锁定钢板。透视检查再次确认。

当由于骨折块形态（横向，短斜＜30°）无法进行拉力固定，在骨折暂时稳定后，应将DCP板进行加压。在短斜行骨折中，可先将钢板固定在其中一侧骨折端上，在钢板和骨之间形成一个钝角（腋角）。然后将另一个骨折端复位，偏心置入螺钉，从而压缩间隙，提供绝对稳定。在横向骨折中，钢板被固定在一侧骨折端上，然后将另一

个骨折端复位到钢板上。在这种情况下，需要使用锯齿钳来维持复位。

桡骨固定后，检查DRUJ，将其分为复位/稳定、复位/不稳定或不可复位（图22.15）。

骨折的复位和固定要经过临床和透视的检验。术中不要过度压迫腕关节，拍摄真实的正位和侧位片。如果施加不适当的力，即使有软组织的嵌顿，DRUJ也可能复位。复位后需要在旋前、旋后时检查DRUJ的稳定度。当观察到尺骨相对于乙状切迹大体平移时，就定义为不稳定。

· 如果观察到复位/稳定状态，则无须进一步干预。

· 如果DRUJ处于复位/不稳定状态，则应探索并修复TFCC。通过背侧入路进入DRUJ，TFCC通常从尺侧止点撕脱，通过钻孔用锚钉和骨缝线修复。在这种情况下，建议用2枚1.6mm的克氏针从尺骨远端的尺侧缘到桡骨远端的桡侧缘贯穿固定桡骨及尺骨，克氏针应彼此平行，不应放置到DRUJ（最远的一个应该放置在DRUJ近端），并且应突出于尺骨的内侧缘和桡骨的外侧缘（后期便于取出）。如果DRUJ只在旋后位稳定，而旋前不稳定，可以考虑先用长臂石膏固定上肢，然后再用支具固定4~6周，而不用克氏针。如果有尺骨茎突骨折，可以用空心螺钉或更常用的克氏针张力带技术复位固定。

· 如果DRUJ不可复位，则需要行关节内探查。通常是由尺侧腕伸肌肌腱或小骨折碎片插入引起复位困难。经腕关节背侧入路复位后，再次测试关节稳定性，并按上述步骤操作。

提示与技巧：陷阱

· 获得高质量的术中透视图。

· 目的是桡骨解剖复位，促进DRUJ的解剖复位，这可以通过拉力螺钉和中和板（图22.16a，b）或加压板（图22.16c，d）来实现。

· 切开复位需要谨慎灵活处理两侧骨折端。

· 使用小锯齿形复位钳/夹钳，不剥离软组织

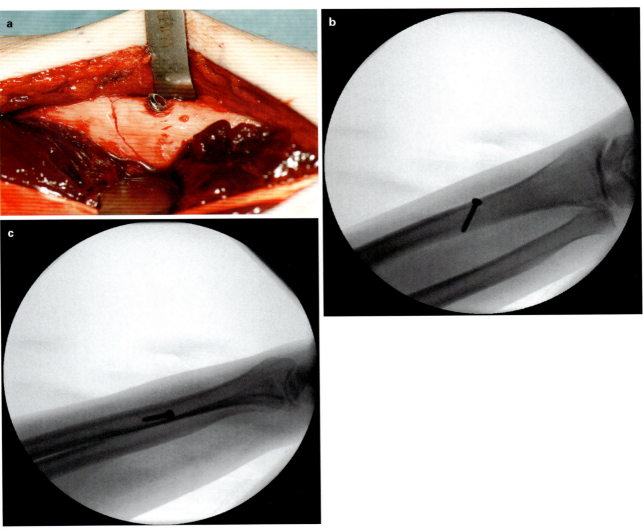

图 22.11　显示桡骨拉力螺钉固定的术中图像（a）和透视图像（b，c）

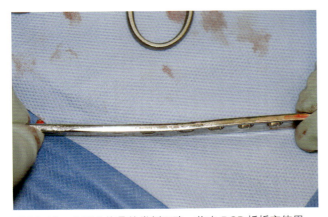

图 22.12　为适应桡骨的掌侧凹陷，将直 DCP 板折弯使用

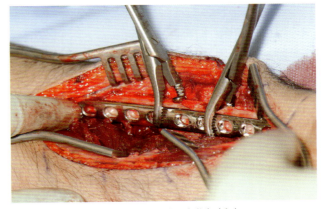

图 22.13　在复位桡骨时使用钳子夹住钢板孔

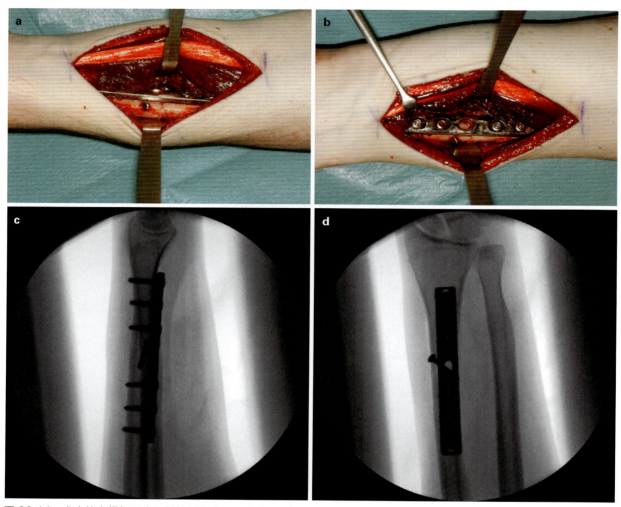

图 22.14 术中拉力螺钉及中和板的侧位（a，c）和 AP（b，d）照片及透视图

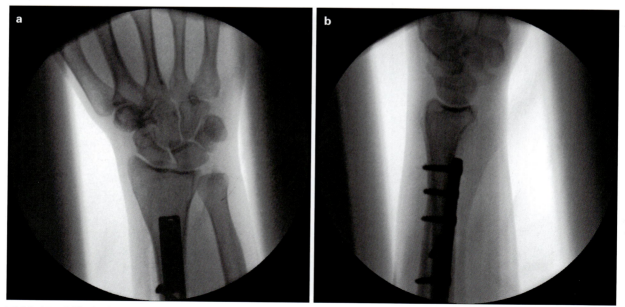

图 22.15 侧位（a）和正位（b）透视图像，显示 DRUJ 复位

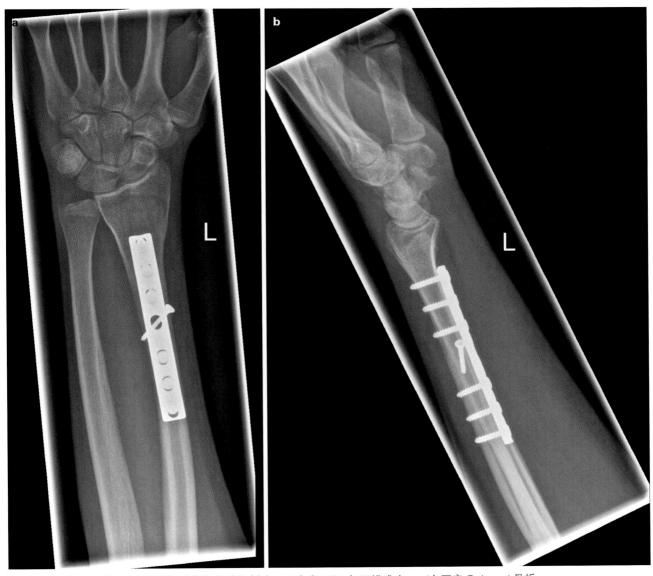

图 22.16 术后 X 线片，显示用拉力螺钉与中和板（a，b）和 DCP 加压模式（c，d）固定 Galeazzi 骨折

和骨膜。

· 结合牵引和旋转来复位桡骨。

· 尺骨固定后测试 DRUJ 的复位和稳定性。

· 不可还纳的 DRUJ 需要通过后路切开复位。

· 复位但不稳定的 DRUJ 应通过固定 TFCC 和贯穿克氏针来处理。克氏针需要穿越四层皮质，

以便于在断裂时取出。

· 复位和稳定的 DRUJ 不需要进一步的手术干预。提倡使用保护性夹板及前臂早期活动。

· 在固定复位 / 不稳定和不可复位的 DRUJ 后，用超肘石膏前臂旋后位固定上肢 4~6 周，贯通克氏针应固定同样长的时间。

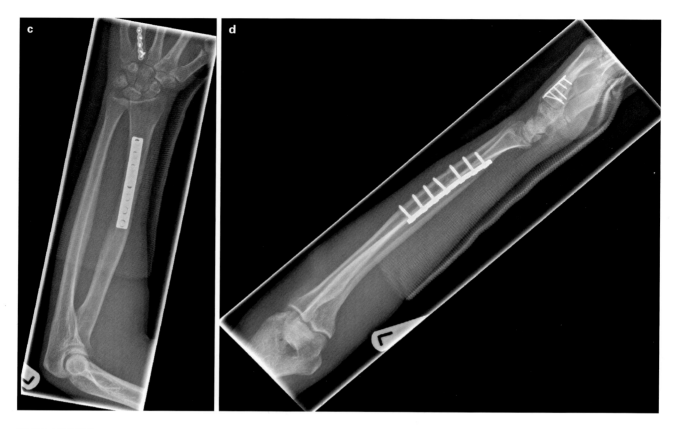

图 22.16（续）

参考文献

[1] Mikic ZD. Galeazzi fracture-dislocations. J Bone Joint Surg Am. 1975;57:1071–1080.

[2] Rose-Innes AP. Anterior dislocation of the ulna at the inferior radio-ulnar joint. Case report, with a discussion of the anatomy of rotation of the forearm. J Bone Joint Surg Br. 1960;42-B:515–521.

[3] Shiboi R, Kobayashi M, Watanabe Y, et al. Elbow dislocation combined with ipsilateral Galeazzi fracture. J Orthop Sci. 2005;10:540–542.

[4] Tsai PC, Paksima N. The distal radioulnar joint. Bull NYU Hosp Jt Dis. 2009;67:90–96.

[5] Atesok KI, Jupiter JB, Weiss AP. Galeazzi fracture. J Am Acad Orthop Surg. 2011;19:623–633.

第二十三章　桡骨远端骨折

Georg Gradl

阎晓丽 傅　捷 / 译　周　密　陈福文 / 审校

骨折部位

前臂远端骨折的发生率女性为 37/10 000，男性为 9/100 000，是 35 岁以上成年人中最常见的骨折之一。85 岁以上人群，女性发病率进一步增加，达到 120/10000。不同年龄致伤原因不同。39 岁以下的年轻人中高能损伤更为常见，合并腕关节韧带损伤的比例更高。这些因素同时决定手术计划和植入物的选择。

骨折分类与分析

桡骨远端关节面以近约 2cm 向背侧移位的关节外骨折称为 Colles 骨折，是 Abraham Colles 的历史性描述，Pouteau 早在 1783 年对该骨折进行详细分型。向掌侧移位的骨折被称为反 Colles 骨折或 Smith 骨折（1847 年）。Barton 早在 1838 年就详细描述了关节内骨折伴桡腕关节脱位，有背侧骨块的情况称为 Barton 骨折，掌侧骨块称为反 Barton 骨折。目前，广泛使用的骨折分类是

Maurice E.Müller 等提出的 AO/ASIF 分类法。AO 分类的原则是区分骨折延伸至关节外或关节内（图 23.1a，b）。利用 X 线片和 CT 片仔细分析骨折类型，对正确制订术前计划、选择植入物及手术入路非常关键。以下的治疗流程均基于此分类。更详细的分类系统包括 Frykman 分类法（增加了包括茎突的骨折）（图 23.1c）、Melone 分类法（通过 4 个主要骨折块分类，包括桡骨干、桡骨茎突、背内侧关节骨块、掌内侧关节骨块），以及非常详细的 Fernandez 分类法，该方法兼顾了患者年龄、事故类型、稳定性、移位及骨折特点。

关节外骨折是最常见的骨折类型（43%~46%），以背侧无粉碎的简单骨折为主（A2，27%），其次是干骺端背侧粉碎的不稳定骨折（A3，16%）。部分关节面受累的骨折，如果关节面的一部分与骨干相连且稳定，在 AO/ASIF 分类系统中归为 B 类。B1 骨折为矢状面骨折（5%），B2 骨折为冠状面骨折（掌侧面，反 Barton 骨折，5%），B3 为 Barton 骨折（6%）。C 型为完全关节内骨折，占桡骨远端骨折的 41%~54%。C1 型是关节内简单、干骺端简单骨折（13%），C2 型是关节内简单、干骺端粉碎性骨折（22%），C3 型是关节内、干骺端均粉碎性骨折（7%）。一方面，骨量下降提高了关节外骨折的发生率，并对骨折形态和治疗策略有重要影响。另一方面，关节内粉碎性骨折更常发生于高能量创伤中。

围手术期准确分析骨折形态及关节角度变化对治疗策略、手术入路及植入物选择具有重要意

G. Gradl, M.D.
Clinic for Trauma, Orthopedic Surgery, Hand- and
Reconstructive Surgery, Spine Surgery, Munich
Municipal Hospital Group, Clinic Harlaching,
Munich, Germany
e-mail: Georg.Gradl@klinikum-muenchen.de

© Springer International Publishing AG 2018
P.V. Giannoudis (ed.), *Fracture Reduction and Fixation Techniques*,
https://doi.org/10.1007/978-3-319-68628-8_23

图 23.1 （a~c）AO 分类区分骨折延伸至关节外或关节内

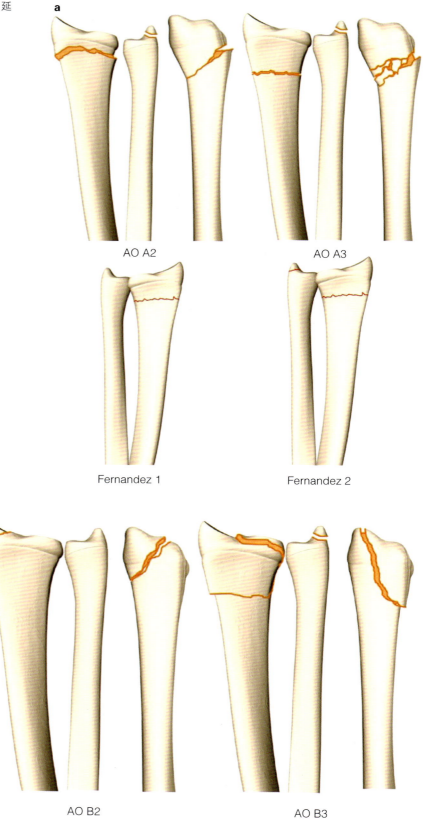

a

AO A2　　　　　AO A3

Fernandez 1　　　　　Fernandez 2

b

AO B1　　　　AO B2　　　　AO B3

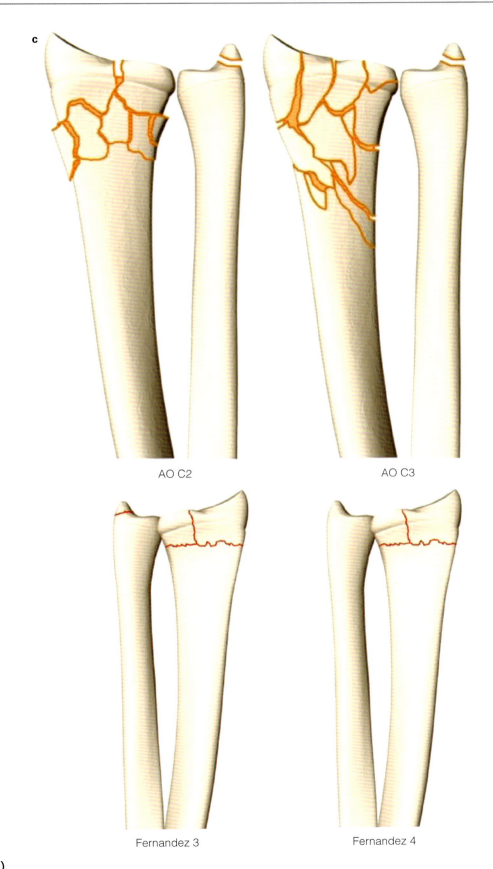

AO C2

AO C3

Fernandez 3

Fernandez 4

图 23.1（续）

义。拍摄腕关节正侧位 X 线片，建议侧位片中前臂比水平线抬高 25°。CT 扫描有助于评估关节骨块和台阶。确定特定解剖标志。尺骨变异是测量在桡骨掌、背侧关节面中间线与尺骨小头关节面的距离，其平均值为 –0.9mm，并且变化范围很广（–4.2~+2.3mm）。一些有疑问的病例可与健侧对比。掌倾角的平均值为 10°（5°~12°），并随年龄增长而缓慢减少。

手术技术

在桡骨远端骨折的多种治疗方法中，有 3 类最常见：闭合复位石膏固定，经皮克氏针/外固定架固定、切开复位内固定。每一种方法都有其优缺点，何种方法最好并没有达成共识。

内固定技术是桡骨远端骨折复位和固定的先决条件，其中包括：娴熟的手术技术和辅助复位方法；与桡骨远端解剖曲率相匹配的坚强内固定物；对涉及关节以及某些骨块，如尺背侧骨折块，可选锁定和稳定固定方式。闭合固定技术如何处理那些需要复位和固定的移位骨块仍未解决。

近几年来，掌侧入路的角度稳定钢板固定受到了广泛的关注。桡侧腕屈肌（FCR）入路软组织分离较少，然而，它仍然是一种开放手术，大多数情况下会选择剥离旋前方肌。掌侧切开复位处理背侧移位骨块并不简单，不过该技术仍为许多不同的复位技术奠定了基础，这些技术大多通过间接复位来恢复掌倾角。

AO A2 型和 C1 型骨折

此类骨折无背侧骨块，由于骨折没有粉碎并适合整复，闭合复位石膏外固定足够，也可以另加克氏针固定。图 23.2 是典型的腕关节牵引，骨折间隙局部麻醉有助于降低复位操作时的疼痛，轻柔地背侧加压即可复位。图 23.3a 显示术中方法，外科医生掌屈尺偏牵引，这种手法有助于恢复桡骨长度和掌倾角，是一个标准的复位方法。在桡骨

茎突尖经皮穿入克氏针（图 23.3b 和图 23.4）。两枚不经骨折端的克氏针维持旋转稳定性，经骨折端的克氏针会明显降低防旋稳定性。在无移位的关节骨折中，可平行关节面穿入克氏针，然而有时即使是简单骨折可能也无法闭合复位，主要原因是远骨折端的掌侧皮质无法与骨干对合。出现这种情况，以及其他难以恢复掌倾角的情况中，应从腕背侧通过骨折间隙插入克氏针（Kapandji 技术）（图 23.5 和图 23.6）。

Kapandji 技术将 1.8mm 以上的克氏针从背侧经皮插入骨折间隙，向前进至掌侧皮质，将克氏针弯向手背（图 23.5），即可将远端骨折块推回掌倾的解剖位置。轻轻锤击可将针钉在掌侧皮质上。另外，也可用电钻将克氏针向前穿透掌侧皮质。经皮在桡骨茎突穿针时必须特别小心，以免损伤到桡神经皮支。大多数情况下穿一根钢针是安全的；但是，需要穿多根钢针时，有限切开并仔细解剖神经有助于避免损伤神经（图 23.5）。

克氏针固定后，建议使用腕背伸 20° 的掌侧夹板固定腕关节。用轻微背伸的石膏固定背侧有助于复位稳定。

即使是多根克氏针固定的少见不稳定骨折（图 23.6），也应采用背侧或掌侧夹板加强固定。如果需要的话，术后 6 周在局部麻醉下拔除克氏针。

AO A3 型关节外骨折

背侧粉碎性关节外骨折可能不适合非手术治疗，在未获得初步愈合的前 2 周内可能发生移位。不过，老年患者可以接受非手术治疗。本章将介绍如何应用开放和半开放手术技术恢复粉碎性关节外骨折的解剖关系。掌侧锁定钢板和髓内钉技术均可提供足够的稳定性，允许术后功能锻炼。

尽管髓内钉尚未得到广泛应用，但生物力学研究显示其在固定稳定性方面优于钢板。此外，有大量的临床证据表明，背侧移位的关节外骨折用髓内钉治疗是安全的。然而，Smith 骨折可能并不适合应用髓内钉，因为该骨折需要掌侧支撑。

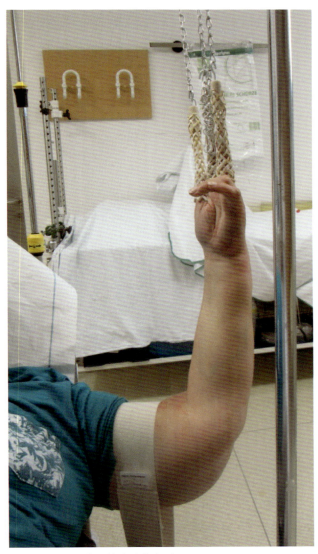

图 23.2　图示典型的腕关节牵引

在髓内钉固定术中，解剖复位更困难，一些研究表明其掌倾角恢复要小于钢板固定术。

图 23.7 展示了使用髓内钉恢复掌倾的技术。大多数桡骨髓内钉通过第一、第二伸肌腱鞘间入路插入，致使直接复位骨折会很困难。因此，将克氏针靠近月骨窝从背侧插入骨折间隙中，作为操纵杆可能比 Kapandji 技术更为有效，偏桡侧的克氏针会影响髓内钉。在前后向的平面上无弯曲的直钉容易将远端骨块固定在中立位，无法恢复解剖学上 10° 的掌倾角。临时使用克氏针可能有助于避免这个问题，然后再插入并锁定髓内钉。

掌侧钢板手术有多种复位方式。掌侧钢板固定的主要缺点是大多数骨折（Colles 骨折）向背侧移位，因此，掌侧入路可能无法像背侧入路那样直接复位和支撑远端骨块。考虑到这一点，所有的间接复位方法都可以在掌侧入路手术中使用。建议采用桡侧腕屈肌（FCR）入路，于其桡侧进入（图 23.8）。闭合复位后在桡骨茎突经皮穿入一枚克氏针，以维持骨折块复位。骨折复位可以通过在远端骨折块中插入一个操纵杆或使用 Kapandji 技术，如果只是掌倾角重建不理想，掌侧解剖型钢板正确置入固定后本身就可重建掌倾角。

图 23.8~ 图 23.10 展示了两种不同的复位技术。简单的复位技术是通过置入解剖钢板，钢板远端与远骨折段贴附，在置入远端螺钉前，用

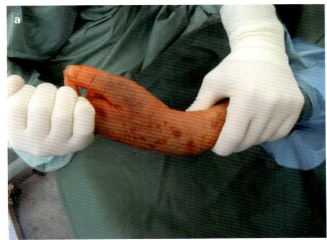
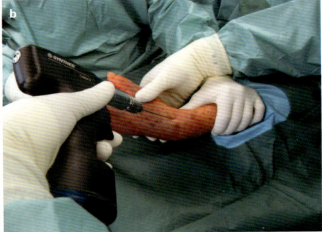

图 23.3　（a）术中方法，外科医生掌屈尺偏牵引。（b）在桡骨茎突尖经皮穿入克氏针

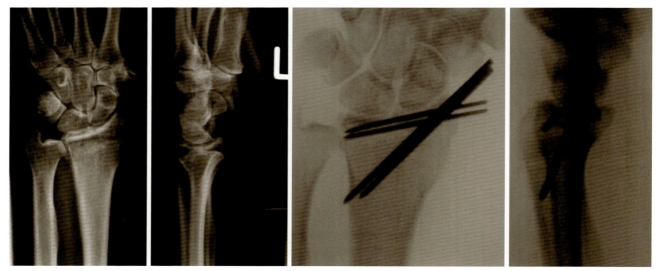

图 23.4 左腕关节术前和术后的正侧位片显示骨折通过克氏针达到稳定

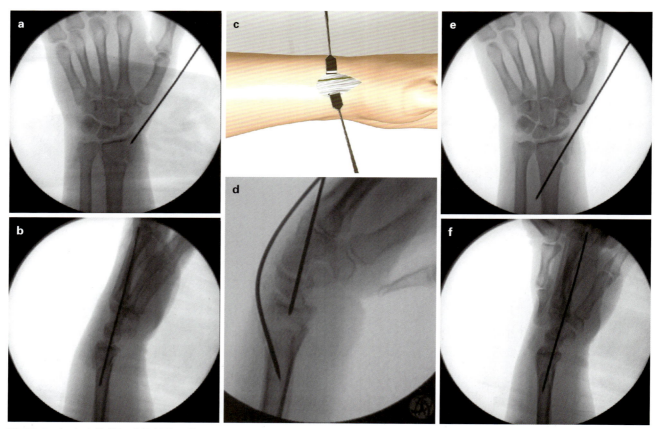

图 23.5 （a）右桡骨远端骨折的正位透视，显示克氏针穿过桡骨茎突尖端。（b）侧位像显示克氏针穿过桡骨茎突尖端。（c）图示背侧切口为置入克氏针。（d）侧位像显示插入克氏针。（e）正位像显示克氏针穿过桡骨茎突尖端到达对侧皮质。（f）侧位像显示经桡骨茎突尖端插入克氏针，掌倾角恢复

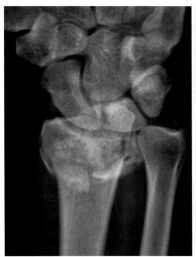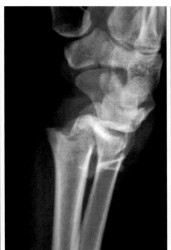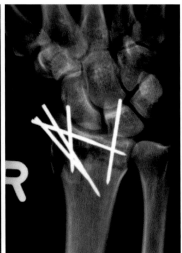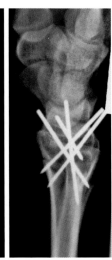

图 23.6　右腕关节术前、术后的正侧位 X 线片显示通过克氏针固定关节内骨折

任意器械垫在翘起的钢板近端下面，置入远端螺钉（图 23.8），将钢板与远端骨块牢固固定在一起（固定角度），此时将钢板近端与近端桡骨干复位，用钢板牵拉远端骨块，恢复掌倾角（图 23.8）。然而，也会有一些困难，由于钢板近端在桡骨干向上翘起，医生无法精确控制钢板的位置，由于钢板在远端固定位置的偏移，导致复位后钢板与桡骨干不匹配。此外，医生对复位的控制有限，钢板抬得越高，桡骨倾斜角度就越大，复位后就会有过度复位的问题，掌倾角过大，应避免出现这种情况，否则会严重限制腕关节的背伸。

然而，还有另一种方法，原理相同，但避免了上述缺点。图 23.9 和图 23.10 展示了该技术，其中不同尺寸的垫片安装在板的下面。第一步是使用桡骨远端的 FCR 入路进行显露。间接复位并经桡骨茎突置入克氏针固定后，医生可能会发现掌倾角不够理想，但桡骨长度得到了充分恢复。在这种情况下，可按掌侧钢板固定的标准程序，在远端骨块固定之前，先在桡骨干上放置钢板，根据先前复位的情况选择垫块的大小，掌倾角越小，垫块就越大，直接控制钢板牢固锚定在桡骨干上，避免错误置入。由于垫块会将板向上抬起，因此需要较长的螺钉锚定在桡骨干上。将远端螺钉置入 T 形钢板后，取出垫块，利用解剖型钢板

近端与桡骨干贴附复位固定，可以进一步复位远端骨块。图 23.10 展示了初步闭合复位不理想时如何通过垫块技术高效地恢复掌倾角。

AO 分型关节内 B1~B3 骨折和 C2~C3 骨折

由于关节面的骨块附着于其关节囊上且不易分离，上述有助于复位和维持复位的技术非常适合关节内骨折。这是使用解剖型钢板或通过牵引和屈曲间接复位的先决条件。总的来说，所用的复位技术、仔细分析骨折形态和选用的内固定物是治疗这些骨折所必要的。掌侧或背侧的剪切骨折（Barton 和反 Barton 骨折）不应使用髓内钉，因为髓内钉可能在穿过细小髓腔的过程中使骨折进一步移位。此类骨折需要精确的术前计划。CT 扫描是有帮助的，也是非常必要的。这样，外科医生便能选择背侧或掌侧合适的手术入路。

图 23.11 显示了背侧剪切损伤，累及尺背侧的骨块。采用背侧支撑钢板进行切开复位固定。

图 23.12a 合并腕关节脱位的掌侧剪切骨折（反 Barton 骨折）。这些骨折通常发生于高能量创伤，如道路交通事故，合并软组织损伤的比例很高。掌侧剪切骨折可以通过掌侧入路和支撑板来

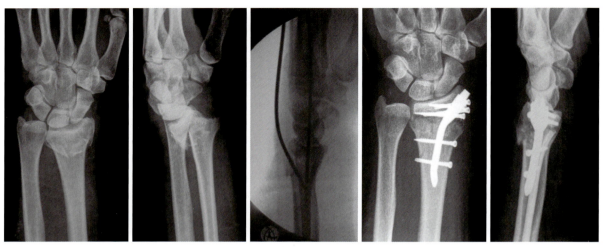

图 23.7 图示右桡骨远端关节外骨折髓内钉固定术中恢复掌倾的技术

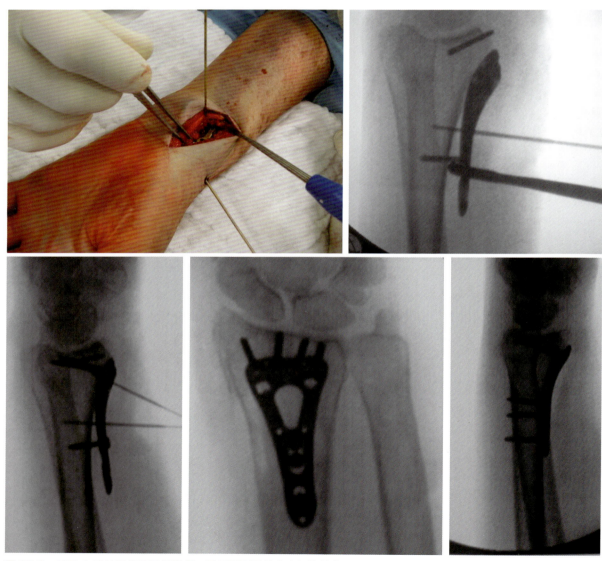

图 23.8 FCR 入路显露桡骨远端骨折，展示了不同的术中复位技术

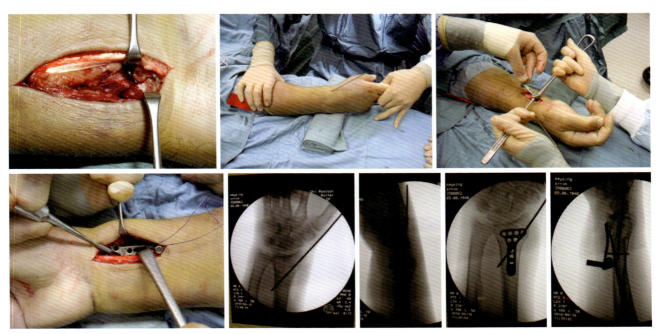

图 23.9　FCR 入路显露桡骨远端骨折，展示了不同的术中复位技术

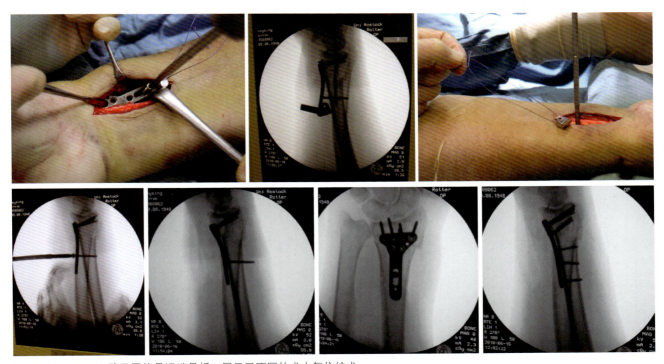

图 23.10　FCR 入路显露桡骨远端骨折，展示了不同的术中复位技术

复位，不需要使用角稳定钢板。在大多数桡骨骨折病例中尺骨茎突可能被忽略，如果三角软骨复合体完全破裂，需要使用锚钉缝合治疗（图 23.12b）。

　　关节台阶和分离骨块可使用诸如骨锉或其他工具直接复位，或将克氏针作为操纵杆间接复位（图 23.13）。可以从分离的桡骨茎突上剥离部分肱桡肌以便复位。如果使用克氏针，直径不应小于1.6mm，并以锐角插入，以便于操作茎突骨块。压

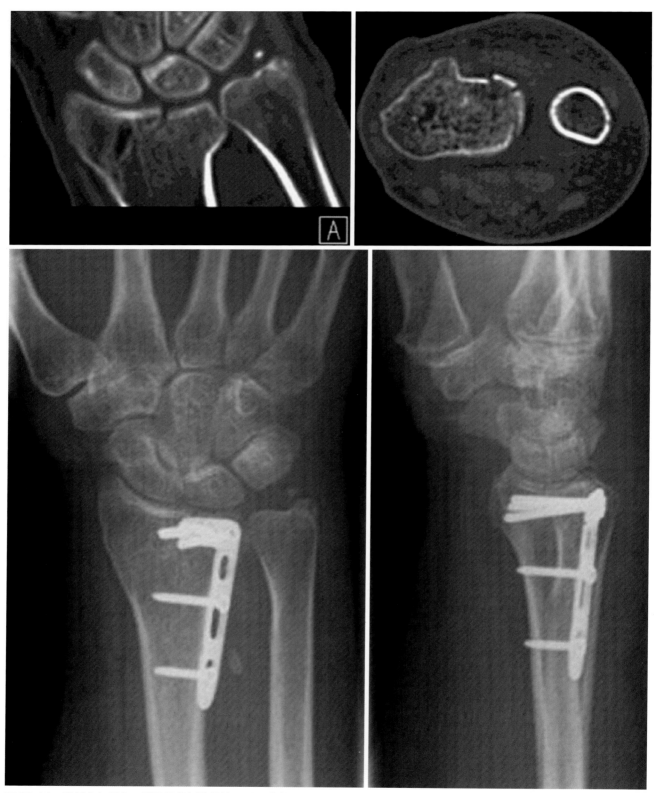

图 23.11 背侧剪切损伤，累及尺背侧的骨块。采用背侧支撑钢板进行切开复位固定

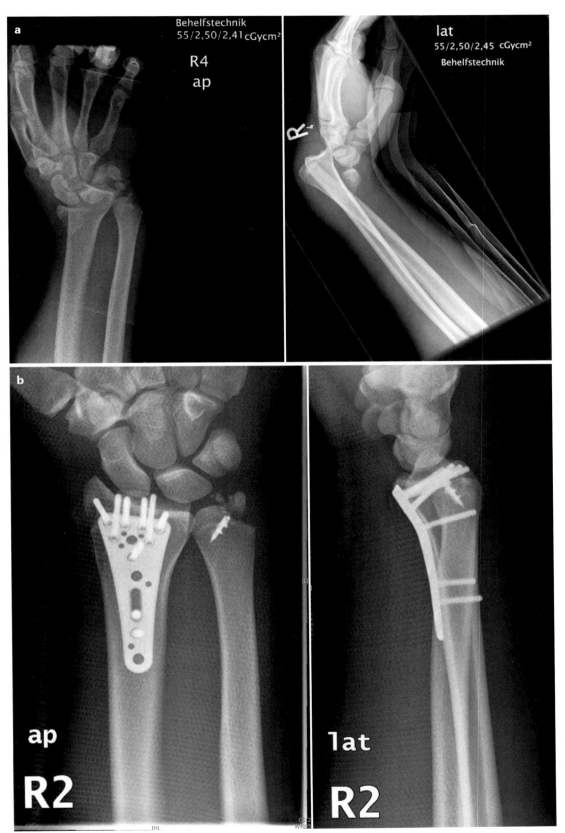

图 23.12 （a）合并腕关节脱位的掌侧剪切骨折（反 Barton 骨折）。（b）骨折可以通过掌侧入路显露，用支撑板来固定。由于三角软骨复合体完全破裂，需要使用锚钉缝合治疗尺骨茎突骨折

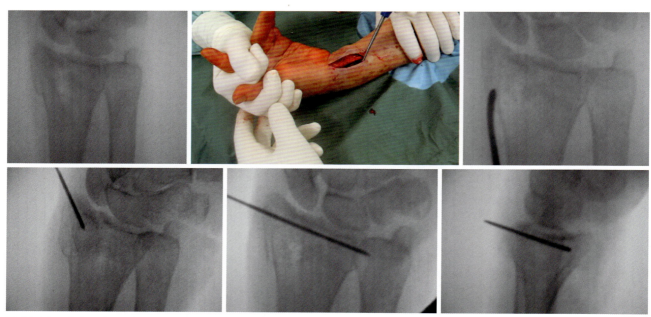

图 23.13 术中照片和透视显示关节台阶。用骨锉直接复位分离骨块，并将克氏针作为操纵杆，钻入并维持复位

低克氏针角度以使骨折复位，钻入克氏针固定在尺骨上，临时固定时，甚至可以固定在尺骨头上。关节骨块必须稳定固定。

图 23.14 示关节内粉碎性骨折和桡骨茎突分离，在这种情况下，即使背侧入路可直接处理骨块，也应该选择掌侧入路，这时可同时使用 3 种不同的复位工具。通过一个背侧附加的小切口，将骨锉穿过干骺端骨折线，用来提升背侧关节面（图 23.14a），克氏针操纵杆有助于复位和固定游离的茎突骨块，此时不必特别关注重建掌倾角，掌倾角 0° 位有助于复位关节面（图 23.14b）。然后，将掌侧板带着垫块一起插入。取出垫块并通过板的弧度恢复掌倾角，最终完成复位（图 23.14c）。

然而，桡骨背侧粉碎性骨折合并背侧关节缘骨块的病例非常适合切开复位支撑钢板固定。固定关节块的克氏针不需要取出（图 23.15）。双钢板固定，不用游离或去除 Lister 结节，用伸肌支持带瓣有助于避免伸肌腱功能障碍或损伤。

对于严重的关节压缩和干骺端粉碎（AO C3 骨折），尤其是伴有背侧楔形骨块的反 Barton 骨折，掌背侧钢板联合使用是一种标准手术方法。不过，这种手术方法损伤大，可能会有软组织问

题，愈合时间延长。

联合应用外固定和掌侧钢板也是一种方法，特别是在老年人。通过牵引、轻微尺偏及掌倾有助于复位关节面，而无须直接处理小骨块。图 23.16 显示为 C3 型骨折（图 23.16a），单独使用外固定架只能恢复桡骨的长度，但不能复位冠状面上的移位（图 23.16b）。附加掌侧钢板对掌侧骨块进行支撑，还可通过角稳定螺钉和加压螺钉与背侧骨块牢固固定成一个整体（图 23.16c）。

A3、C1~C3 型骨折的外固定治疗

外固定架现在已不常用，然而，对于关节外和关节内骨折的间接复位和维持还是非常有效的。

其弊端主要是腕关节过度牵引和长期固定。

外固定架应用有两种形式：跨腕关节和不跨腕关节。单纯桡骨外固定架能保留腕关节的活动，适用于关节内、外骨折。

图 23.17a~c 示首先安装跨腕关节的外固定架，牵引和韧带整复，然后复位骨折并克氏针固定，最后拆除跨关节部分。

图 23.18a，b 示标准小固定架的安装，用预

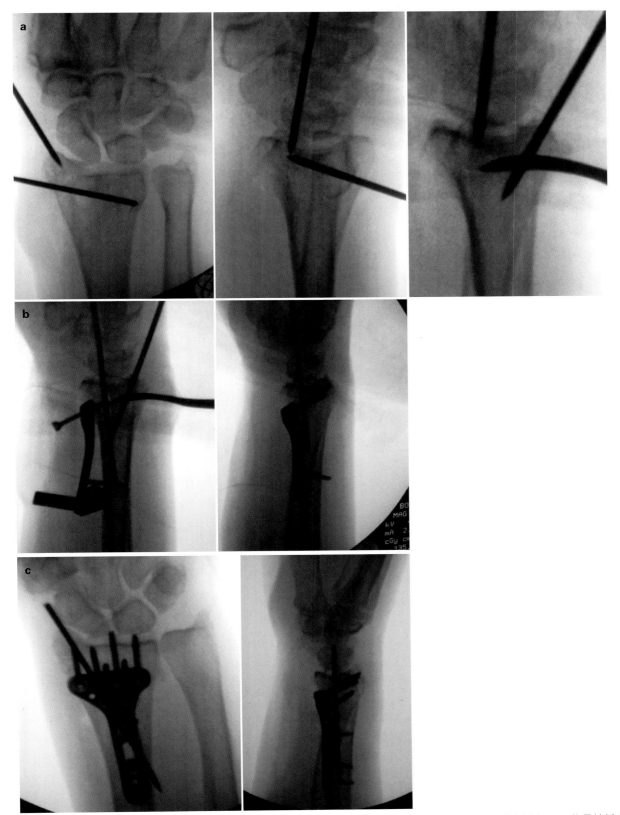

图 23.14（a~c）显示桡骨远端关节内粉碎性骨折合并桡骨茎突分离。选择掌侧入路，通过附加一个背侧小切口，将骨锉插入干骺端骨折间隙以抬起背侧关节面。克氏针操纵杆有助于复位并固定分离的茎突骨块。然后，将掌侧板带垫块插入，取出垫块并通过板的弧度恢复掌倾角，最终完成复位

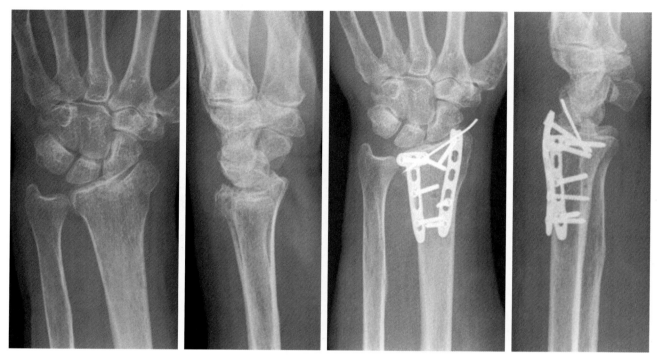

图 23.15 桡骨远端背侧粉碎性骨折合并背侧关节缘骨折。切开复位并用支撑板进行固定。用于复位的克氏针不需要取出。双钢板固定，不用分离或去除 Lister 结节，用伸肌支持带瓣有助于避免伸肌腱功能障碍或损伤

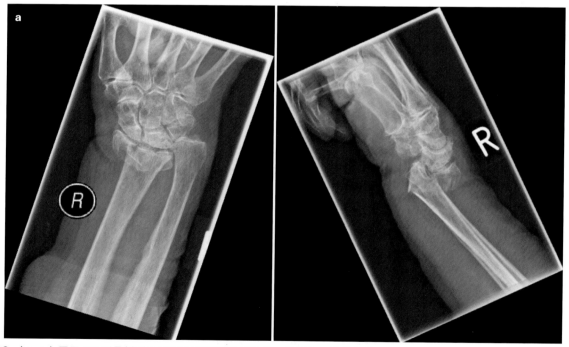

图 23.16 （a~c）展示 C3 型骨折联合使用外固定和掌侧钢板。外固定只能恢复桡骨长度，但不能复位冠状面上的移位。附加掌侧钢板可支撑掌侧骨块，还通过角稳定螺钉和加压螺钉与背侧骨块牢固固定成一个整体

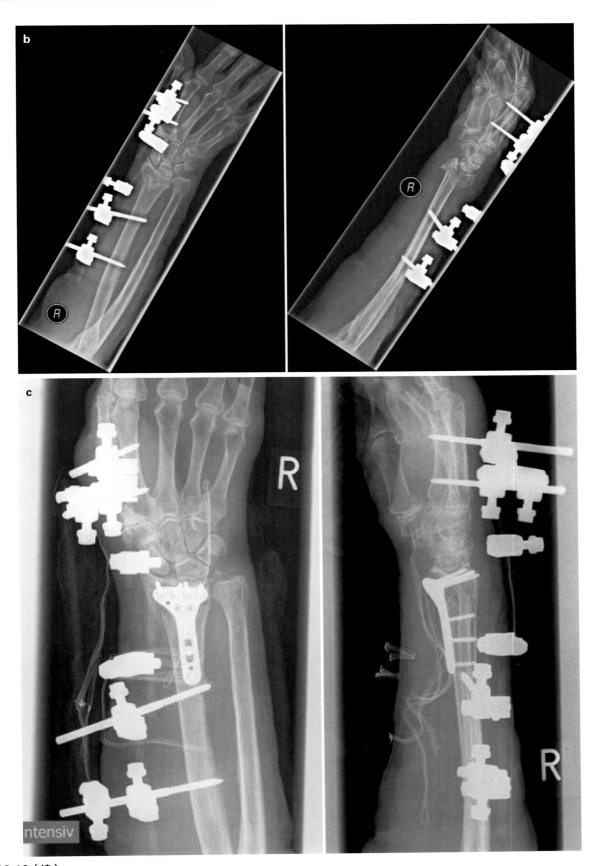

图 23.16（续）

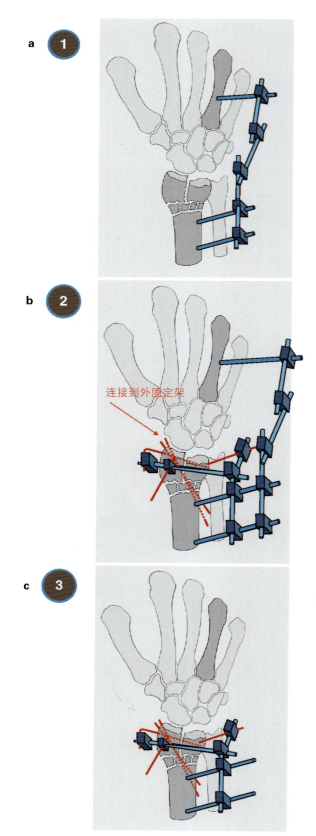

a ①

b ②

连接到外固定架

c ③

图 23.17 （a~c）首先安装跨腕关节的外固定架，牵引和韧带整复，然后复位骨折并克氏针固定，最后拆除跨关节部分

弯棒使用 Ilizarov 混合外固定架技术，将固定远端骨折块的克氏针与近端螺钉连接在一起，钢针为 1.6~2.0mm。可以从不同角度将多达 6 枚带或不带螺纹的钢针穿入远端骨块，并且可以穿过骨折线。图 23.19a 示延伸至关节内的严重粉碎骨折，使用不跨腕关节的外固定架治疗。首先用钢针牢固固定远端骨折块，然后连接到外固定架上，通过牵引实现复位，如图 23.19b，c 所示，附加不与外固定架连接的钢针加强固定。术后 9 周骨折愈合后拆除固定（图 23.19d）。

提示与技巧：陷阱

· 在桡骨远端骨折的治疗中，掌侧锁定钢板确实已经发展成为一种标准技术。然而，仍然存在一些障碍和陷阱。

· 掌倾角的恢复、愈合期间复位的维持仍然存在问题。角稳定螺钉可能会切出粉碎的背侧缘，导致复位的继发性丢失。长度测量不准致使螺钉过长可能导致伸肌腱损伤。掌侧钢板的另一个缺点是需将钢板放置在桡骨的最远端。目前的钢板设计在某种程度上理想地适应了桡骨远端的形态，但钢板和突出的螺钉仍会导致腕部不适。钢板设计有对准分水岭线的，也有对准掌侧边缘的，后者更偏远端。正确置入钢板至关重要，钢板位置不理想可能会导致固定角度螺钉穿入关节。此外，无论采用何种固定技术，术前和术中都需要对软组织损伤（主要是舟月韧带断裂）进行分析。

· 图 23.20 示通过掌侧钢板固定伴有骨质疏松的关节外粉碎性骨折。愈合期间角稳定螺钉未能维持掌倾角并切出。到目前为止，尚不清楚第二排螺钉构筑的第二道"防线"能否解决背侧移位粉碎骨块的掌倾角继发性丢失问题。骨质疏松的患者即将发生再移位时，可用背侧支撑钢板进行固定，以增加稳定性，也是一种解决方法。

· 钢板和螺钉置入的正确性也会有问题，如图 23.21a 所示。钢板放置太靠近端，角稳定螺钉会穿过关节表面。采用多向角稳定螺钉设计的钢板，

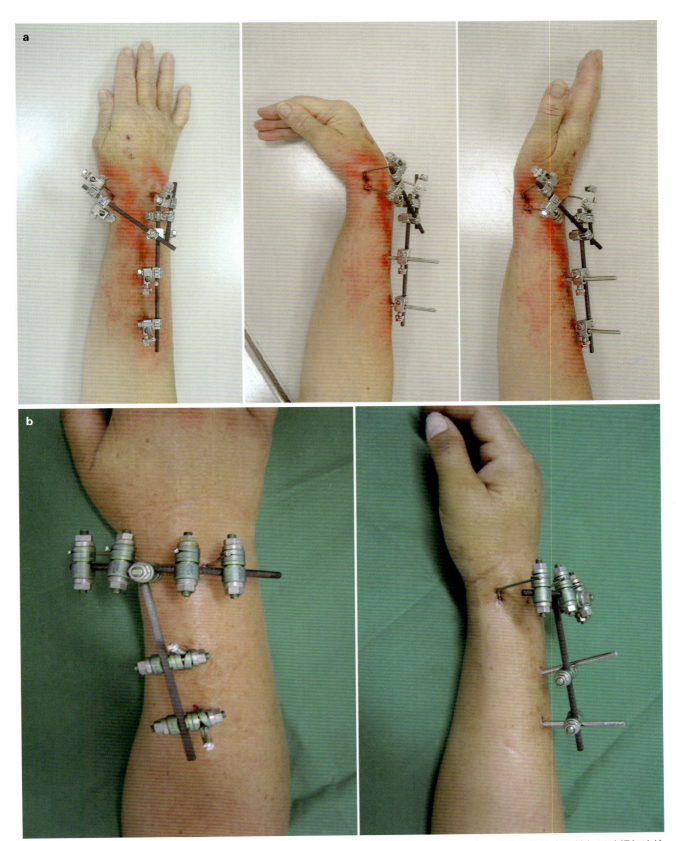

图 23.18 （a）标准小固定架的安装。（b）用预弯棒使用 Ilizarov 混合外固定架技术，将固定远端骨折块的克氏针与近端螺钉连接在一起，可以从不同角度将多达 6 枚带或不带螺纹的钢针穿入远端骨块，并且可以穿过骨折线

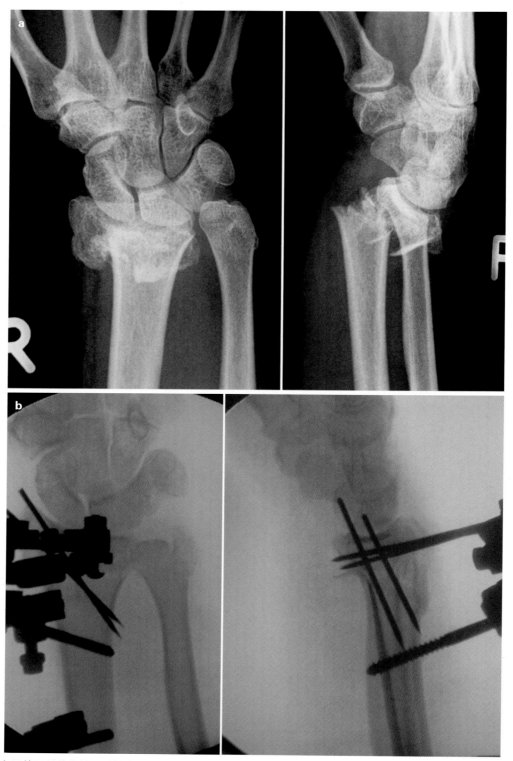

图 23.19 （a）延伸至关节内的严重粉碎性骨折，使用不跨腕关节的外固定架治疗。首先用钢针牢固固定远端骨折块，然后连接到外固定架上，通过牵引实现复位。（b，c）附加不与外固定架连接的钢针加强固定。（d）术后 9 周骨折愈合后拆除固定

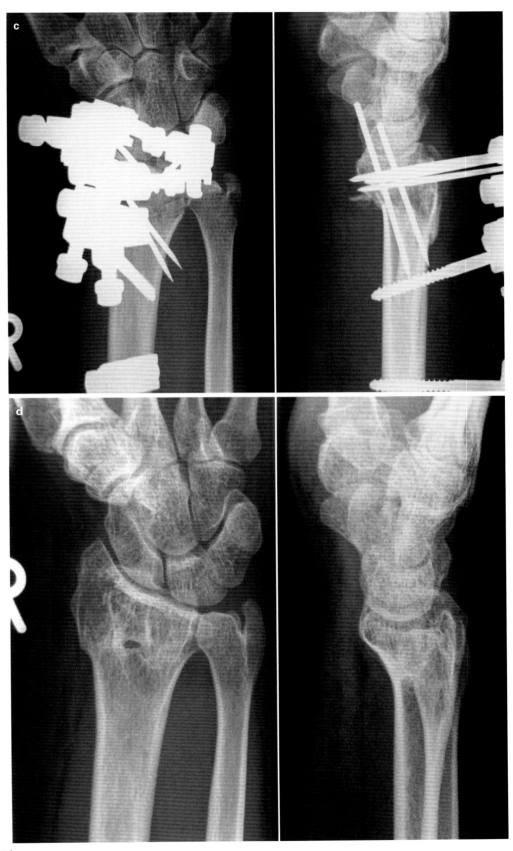

图 23.19（续）

并通过术中透视控制钢板的正确位置，有可能避免这个问题。不过，多向螺钉有可能增加医源性失误发生率。图 23.21b 显示为了固定下尺桡关节骨块，使用了一个极度偏斜的角稳定螺钉。术后CT 显示螺钉错误穿入了下尺桡关节。如果对术后 X 线片有任何疑问，建议行 CT 扫描，必须排除螺钉穿入关节内的可能性。

· 手术医生可能犯的另一个错误是错误测量螺钉长度。这在远端和近端都至关重要。螺钉过长可能导致严重的肌腱损伤，甚至肌腱断裂。图 23.22 显示掌侧钢板固定后螺钉过长。内固定物取出过程中，将造影剂注射到骨道中，透视下会看

到腱鞘，是肌腱受刺激的表现。

· 桡骨远端关节内骨折治疗过程中经常发生软组织损伤，在围手术期需密切关注。常伴发舟月骨间韧带（SLD）断裂，如果忽略，会出现严重的腕关节退行性改变。平片用于排除 SLD 损伤很可靠，但确定 SLD 诊断不可靠，对于在 X 线片上有可疑损伤的患者，应使用 CT 扫描进一步检查，或至少在术中用 C 臂机进行动态评估。如果是急性损伤，建议一期固定。尽早治疗有可能使得手功能恢复至如同没有受伤时的状态。图 23.23 显示SLD 通过切开修复韧带和临时克氏针固定，以及髓内钉固定术。

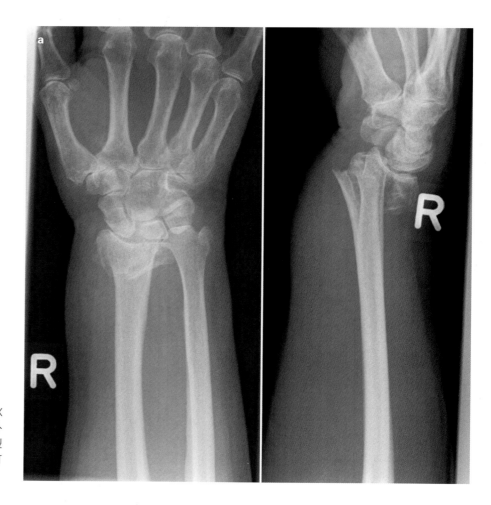

图 23.20 （a~c）术前和术后的 X 线片显示通过掌侧钢板固定关节外粉碎性骨折并伴有骨质疏松的典型病例。在愈合过程中，角稳定螺钉无法维持掌倾角并出现了切割效应

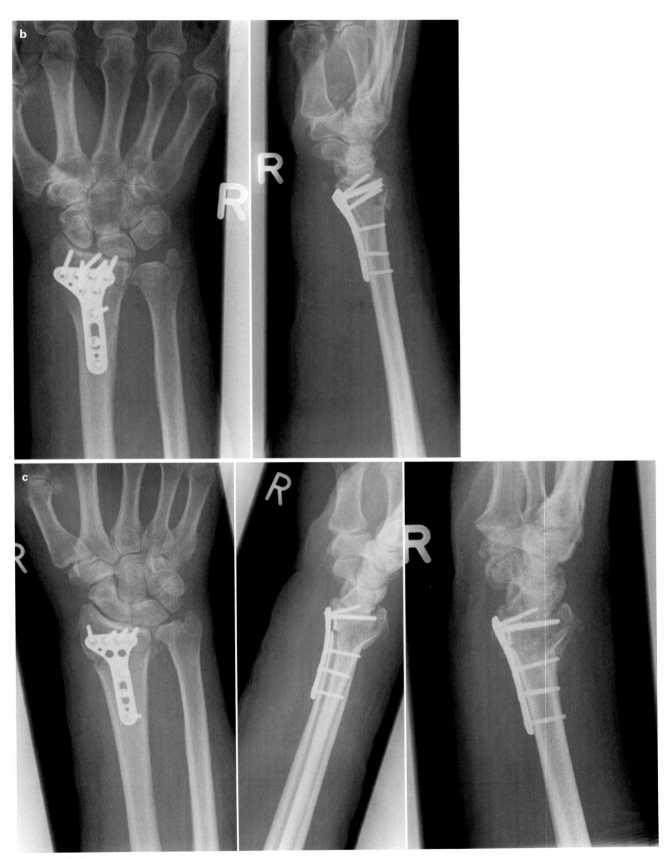

图 23.20（续）

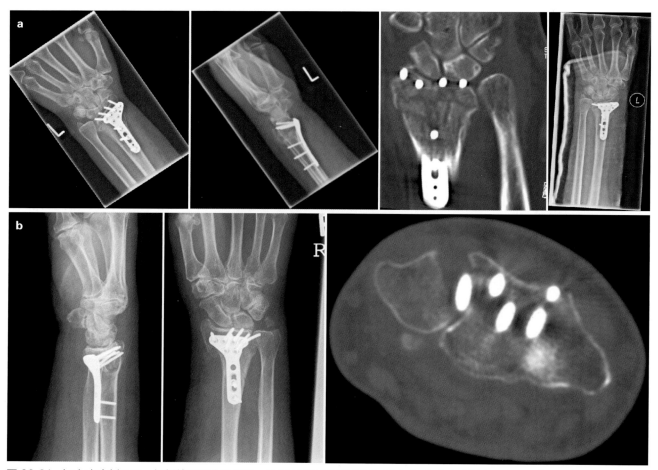

图 23.21 （a）本病例显示，钢板放置得太靠近端，角稳定螺钉穿过了关节表面。（b）在本病例中，为了固定下尺桡关节骨块，使用了一个极度倾斜的角稳定螺钉。术后 CT 显示螺钉错误地穿入了下尺桡关节内

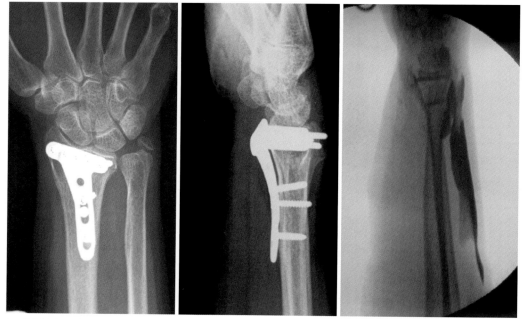

图 23.22 显示掌侧钢板固定后螺钉过长。内固定物取出过程中，将造影剂注射到骨道中，透视下会看到腱鞘，是肌腱受刺激的表现

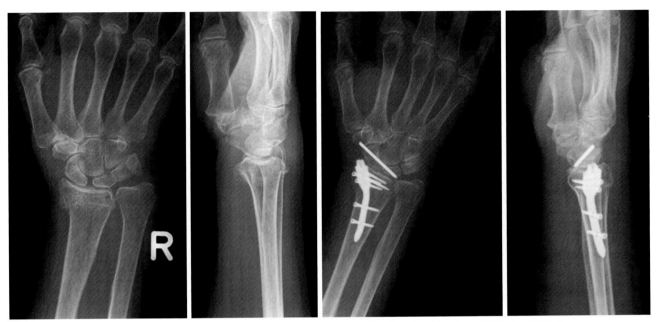

图 23.23 一例伴发舟月骨间韧带（SLD）损伤的病例，通过切开修复韧带和临时克氏针固定，以及髓内钉固定术

参考文献

[1] O'Neill TW, Cooper C, Finn JD, Lunt M, Purdie D, Reid DM, Rowe R, Woolf AD, Wallace WA, Colles UK. Fracture Study Group. Incidence of distal forearm fracture in British men and women. Osteoporos Int. 2001;12:555–558.

[2] Thompson PW, Taylor J, Dawson A. The annual incidence and seasonal variation of fractures of the distal radius in men and women over 25 years in Dorset, UK. Injury. 2004;35:462–466.

[3] Pechlaner S, Gabl M, Lutz M, Krappinger D, Leixnering M, Krulis B, Ulmer H, Rudisch A, Arbeitsgruppe A. Distal radius fractures—aetiology, treatment and outcome. Handchir Mikrochir Plast Chir. 2007;39:19–28.

[4] Müller ME, Nazarian S, Koch P, Schatzker J. The comprehensive classification of fractures of long bones. New York: Springer; 1990. p. 106–115.

[5] Cuenca J, Martínez AA, Herrera A, Domingo J. The incidence of distal forearm fractures in Zaragoza (Spain). Chir Main. 2003;22:211–215.

[6] Vogt MT, Cauley JA, Tomaino MM, Stone K, Williams JR, Herndon JH. Distal radius fractures in older women: a 10-years follow-up study of descriptive characteristics and risk factors. The study of osteoporotic fractures. J Am Geriatr Soc. 2002;50:97–103.

[7] Hollevoet N, Van Maele G, Van Seymortier P, Verdonk R. Comparison of palmar tilt, radial inclination and ulnar variance in left and right wrists. J Hand Surg Br. 2000;25:431–433.

[8] Lundy DW, Quisling SG, Lourie GM, Feiner CM, Lins RE. Tilted lateral radiographs in the evaluation of intra-articular distal radius fractures. J Hand Surg [Am]. 1999;24:249–256.

[9] Medoff RJ. Essential radiographic evaluation for distal radius fractures. Hand Clin. 2005;21:279–288.

[10] Arora R, Lutz M, Hennerbichler A, Krappinger D, Espen D, Gabl M. Complications following internal fixation of unstable distal radius fracture with a palmar locking-plate. J Orthop Trauma. 2007;21:316–322.

[11] Burkhart KJ, Nowak TE, Gradl G, Klitscher D, Mehling I, Mehler D, Mueller LP, Rommens PM. Intramedullary nailing vs. palmar locked plating for unstable dorsally comminuted distal radius fractures: a biomechanical study. Clin Biomech (Bristol, Avon). 2010;25(8):771–775. https://doi.org/10.1016/j. clinbiomech.2010.06.004. Epub 7 Jul 2010.

[12] Gradl G, Falk S, Mittlmeier T, Wendt M, Mielsch N, Gradl G. Fixation of intra-articular fractures of the distal radius using intramedullary nailing: a randomized trial versus palmar locking plates. Injury. 2016;47(Suppl 7):S25–S30. https://doi.org/10.1016/ S0020-1383(16)30850-6.

[13] Falk SS, Mittlmeier T, Gradl G. Results of geriatric distal radius fractures treated by intramedullary fixation. Injury. 2016;47(Suppl 7):S31–S35. https://doi.org/10.1016/S0020-1383(16)30851-8.

[14] Gradl G. Distal radius fractures. Z Orthop Unfall. 2009;147(5):621–635. https://doi.org/10.1055/s-0029-1186133. quiz 636-7. Epub 5 Oct 2009. German. No

abstract available.

[15] Windolf M, Schwieger K, Ockert B, Jupiter JB, Gradl G. A novel non-bridging external fixator construct versus volar angular stable plating for the fixation of intra-articular fractures of the distal radius—a biomechanical study. Injury. 2010;41(2):204–209. https://doi. org/10.1016/j.injury.2009.09.025. Epub 9 Oct 2009.

[16] Gradl G, Jupiter JB, Gierer P, Mittlmeier T. Fractures of the distal radius treated with a nonbridging external fixation technique using multiplanar k-wires. J Hand Surg [Am]. 2005;30(5):960–968.

[17] Gradl G, Gradl G, Wendt M, Mittlmeier T, Kundt G, Jupiter JB. Non-bridging external fixation employing multiplanar K-wires versus volar locked plating for dorsally displaced fractures of the distal radius. Arch Orthop Trauma Surg. 2013;133(5):595–602. https:// doi. org/10.1007/s00402-013-1698-5 . Epub 2013 Feb 19.

[18] Gradl G, Mielsch N, Wendt M, Falk S, Mittlmeier T, Gierer P, Gradl G. Intramedullary nail versus volar plate fixation of extra-articular distal radius fractures. Two year results of a prospective randomized trial. Injury. 2014;45(Suppl 1):S3–S8. https://doi. org/10.1016/ j.injury.2013.10.045. Epub 4 Nov 2013.

[19] Gradl G, Neuhaus V, Fuchsberger T, Guitton TG, Prommersberger KJ, Ring D. Science of Variation Group. Radiographic diagnosis of scapholunate dissociation among intra-articular fractures of the distal radius: interobserver reliability. J Hand Surg [Am]. 2013;38(9):1685–1690. https://doi.org/10.1016/j.jhsa. 2013.05.039. Epub 30 Jul 2013.

[20] Gradl G, Pillukat T, Fuchsberger T, Knobe M, Ring D, Prommersberger KJ. The functional outcome of acute scapholunate ligament repair in patients with intraarticular distal radius fractures treated by internal fixation. Arch Orthop Trauma Surg. 2013;133(9):1281–1287. https://doi. org/10.1007/s00402-013-1797-3. Epub 23 Jun 2013.

第二十四章　尺骨远端骨折

Tristan E. McMillan，Alan J. Johnstone

郝国兵　陈福文 / 译　王晓宇　刘春生 / 审校

引言和骨折分型

　　单纯的尺骨远端骨折比较少见，通常是由直接暴力或挤压伤所致。桡骨远端骨折常伴发尺骨骨折，高达 65%。尺骨远端骨折可能被忽视，由于尺骨远端与桡骨远端的骨性结构以及复杂的软组织附着之间相互作用，包括骨间膜（IOM）、下尺桡关节（DRUJ）本身、尺腕韧带和三角纤维软骨复合体（TFCC），一旦损伤后治疗不当，就可能导致长期并发症，主要表现为持续的症状或功能减退。

　　尺骨远端骨折定义为发生在骨间膜远端以远的骨折。IOM 最远端的纤维，称为远端斜束（DOB），止于尺骨干远侧 1/6 处，并与旋前方肌（PQ）近缘相接。DOB 止点近侧骨折为尺骨干骨折。

　　尺骨远端骨折根据解剖分为茎突尖部、茎突基底部、尺骨头和尺骨干骺端（颈）/ 远端骨干，如图 24.1 所示。这与《骨折的综合分类》所述相似，对伴有桡骨远端骨折的尺骨远端骨折分型，

T.E. McMillan, M.B.Ch.B., M.R.C.S.
Trauma and Orthopaedics, Aberdeen Royal Infirmary,
Aberdeen, Scotland, UK

A.J. Johnstone, F.R.C.S. (⌧)
Trauma and Orthopedic Surgery, Aberdeen Royal
Infirmary, Aberdeen, Scotland, UK
e-mail: alanjjohnstone@me.com

© Springer International Publishing AG 2018
P.V. Giannoudis (ed.), *Fracture Reduction and Fixation Techniques*,
https://doi.org/10.1007/978-3-319-68628-8_24

使用改良 Q 分型标准：Q1 为尺骨茎突骨折，Q2、Q3 为尺骨颈骨折，Q4、Q5 为尺骨头骨折，Q6 为远端尺骨干骨折。我们的亚分类依据是，每个解剖区域都有其独特的意义，其影响着骨折类型及后续治疗：

　　– 茎突尖部，尺侧副韧带附着部撕裂。

　　– 茎突基底部，TFCC 撕裂或受累。

　　– 尺骨头，关节内的损伤和下尺桡关节（DRUJ）分离。

　　– 干骺端 / 远端骨干，近端骨折块在旋前方肌和 IOM 作用下发生典型的桡侧移位，如图 24.2 所示。

治疗方案和术前计划

　　通常，对尺骨远端骨折来说，决定手术治疗还是非手术治疗非常困难。

　　手术治疗的绝对适应证包括：

　　– 开放性骨折。

　　– 伴随神经、血管损伤，通常累及尺神经。

　　手术治疗的相对适应证包括：

　　– 移位的干骺端 / 远端骨干骨折，尤其是那些明显短缩移位的。

　　– 向关节内延伸的头部移位骨折。

　　– 所有伴 DRUJ 不稳定的尺骨远端骨折。

　　– 尺桡骨远端不稳定骨折，尺骨复位和固定有利于桡骨远端骨折的治疗。

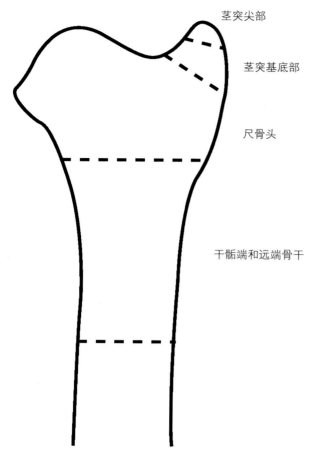

图 24.1　尺骨远端骨折解剖分类示意图

茎突尖部

茎突基底部

尺骨头

干骺端和远端骨干

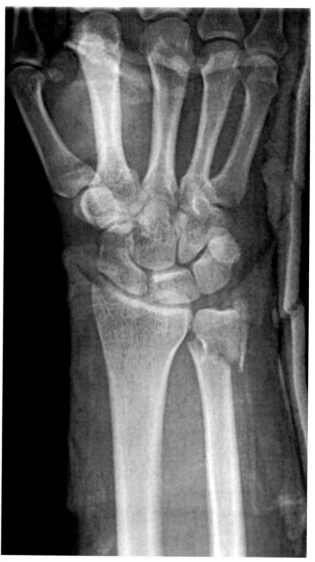

图 24.2　X 线片显示尺骨颈骨折，由于旋前方肌和骨间膜的作用，近骨折端出现典型桡侧移位

对桡骨远端和 DRUJ 的检查，术前至少包括高质量的正侧位 X 线片，以评估腕关节并发损伤。记住，Essex-Lopresti 损伤可能需要更详细的 X 线片，以评估包括腕和肘关节在内的整个前臂。

正位片中远端桡尺间隙变大应高度怀疑 DRUJ 损伤，行腕关节标准侧位片以评估 DRUJ 脱位或半脱位。我们主张，对于 DRUJ 不稳定，特别是在标准腕侧位片上可以发现不稳定的病例，大多数情况下应手术治疗，以防止慢性不稳定或脱位，如图 24.3 所示。

对于 DRUJ 骨性损伤或软组织损伤程度不清楚的病例，CT 或 MRI 有助于确诊和制订手术计划。

虽然尺骨茎突骨折不愈合率很高，但手术固定仍存争议。研究表明，只要伴随的桡骨远端骨折得到良好复位和固定，就不会对临床结果产生影响。另一方面，Dar 等主张更积极地治疗尺骨茎

突骨折，以减少腕无力和尺侧疼痛。由于稳定尺骨远端和 TFCC 的韧带可能断裂，会影响 DRUJ 稳定性，我们主张经皮克氏针或克氏针张力带固定移位大于 2mm 的基底部大骨块。

我们也成功地应用单个微型螺钉治疗这些骨折，从而避免取出内固定，但发现该技术事倍功半，长期的临床效果没有优势。

总的来说，我们认为大多数尺骨茎突尖部骨折应保守治疗，但应告知患者可能存在腕尺侧疼痛，手部握力及腕关节屈曲功能恢复缓慢，这些

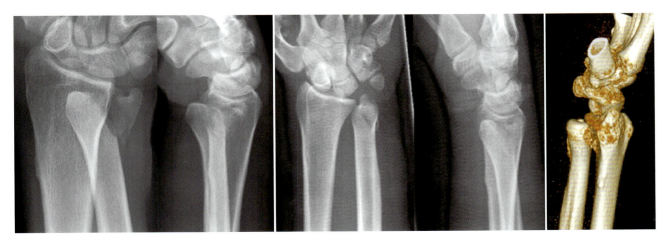

图 24.3 青年男性患者，尺骨茎突基底骨折伴 DRUJ 脱位，长臂石膏固定治疗。3 个月后患者因手腕疼痛，旋前和旋后功能丧失再次就诊，此时 CT 确定 DRUJ 脱位和骨折不愈合

症状应该在伤后 12 个月内得到改善。

手术室总体安排

手术室总体安排与桡骨远端手术相似，患者仰卧位，铺单使整个上肢外露，这样前臂可在透射线的手术台上自如旋前、旋后，通过屈肘，可以维持在前臂旋转中立位，同时手部与地面垂直。手术台旋转 90°，如图 24.4 所示，为手术医生提供更大的空间，便于术中透视机的摆放和使用。

虽然止血带不是必需的，但如果医生想要无血术野，则在上臂用止血带，消毒铺单到肘以上合适的水平。

带有弹性开口的肢体洞巾使用越来越多，优点是使用方便和隔离有效，缺点是有止血带静脉阻断风险。因此，我们选用如图 24.5 所示的两个大的自粘无菌单。

医生位于手术台的尾端，以便处理伴发的桡骨远端骨折，然后再移动到头端，前臂旋前位以处理尺骨远端骨折。反之亦然，这取决于所需手术的手臂，当然也取决于医生的优势手。

闭合复位

由于尺骨远端位于皮下，复位可以通过闭合操作实现。重要的是，首先要恢复桡骨远端骨折的长度和对位对线，这样有助于恢复尺骨对位对线，因此，必须首先处理桡骨骨折，并在此基础上评估尺骨骨折的对位和稳定性。

尺骨茎突骨折的闭合复位技术难度大，因为其体积小，以及附着其上的腕尺侧副韧带、腕背韧带和 TFCC 使其移位。因此，当骨折需精确复位时，通常需要切开或"微创"手术。

手术入路

大多数尺骨骨折，可沿尺骨皮下边缘纵行切口（图 24.6）。神经界面位于尺侧腕伸肌（骨间背神经）和尺侧腕屈肌（尺神经）之间。因尺神经腕背支从掌侧向背侧走行，进行浅层切开分离时，必须对其仔细识别和保护。尸体解剖表明，尺神经腕背支在尺侧腕屈肌深层穿过后，浅出深筋膜至皮下，位置约在距豌豆骨近端 5cm。如图 24.7 所示，从尺骨远端的掌侧到背侧。穿出点有很多变异，这使其容易受到医源性损伤。尽管 Puna 和 Poon 研究表明尺神经腕背支在尺骨茎突尖近端 0.2cm 处走行，但变异范围从茎突尖近端 2.5cm 到远端 2.5cm。

在确定尺侧伸腕肌和屈腕肌之间的界面切口后，锐性切割，用自动牵拉器或两个小 Hohmann

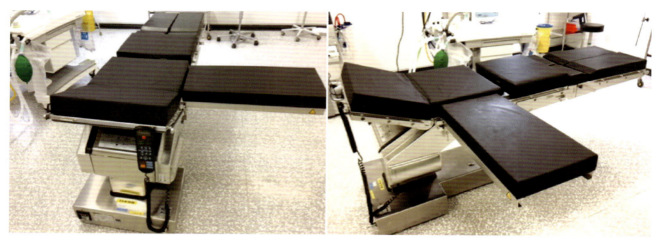

图 24.4　手术台与可透过射线的手术桌相连，并旋转 90° 以方便术中透视机的摆放和使用

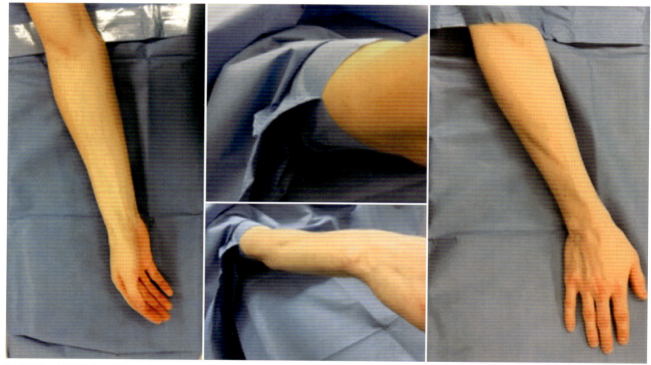

图 24.5　铺单技术，使用两个大的自粘无菌单来隔离和铺单，同时仍然允许肢体自由活动，重要的是，避免了带有弹性开口的肢体洞巾对肢体潜在的止血带效应

拉钩向背侧和掌侧拉开肌腱，显露尺骨远端。如图 24.8 所示，骨膜下分离，充分显露以便于尺骨颈、远端骨干和尺骨头简单骨折的固定。但是，尺骨头为粉碎性骨折时，需直视关节面复位。有时，在同一切口内，于第五、六伸肌肌腱鞘之间切开显露关节面，但显露有限。随后，向桡侧牵开小指伸肌肌腱，可直接显露尺骨头背侧和关节面，

同时可显露部分下尺桡关节。如需更广泛的显露，则需要另行掌侧或背侧切口。笔者倾向于采用背侧入路，特别是当尺骨头骨折伴有明显的关节内粉碎性骨折时，或者需要修复背侧韧带以重建 DRUJ 时。沿第五伸肌鞘管纵向切开，向桡侧牵开小指伸肌肌腱，切开腱鞘底部显露关节。Bain 等描述了将支持带和关节囊作为一个整体切开，形

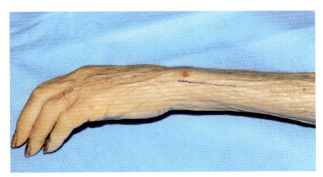

图 24.6　沿尺骨皮下边缘的纵行切口，位于背侧突起的掌侧

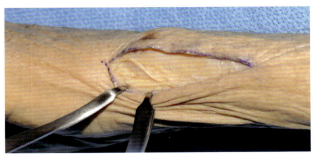

图 24.7　尸体解剖显示尺神经腕背支从掌侧到背侧穿过尺骨远端皮下

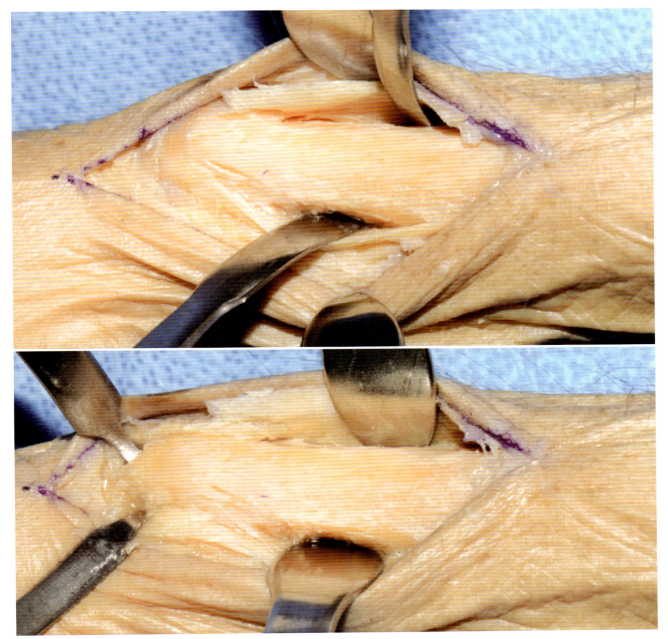

图 24.8　尸体解剖，骨膜下剥离显露尺骨，切口和剥离可向远端延伸以显露茎突

成一个尺侧蒂的关节囊—支持带瓣，充分显露关节，以及最后的稳定修复。

切开复位

切开复位主要目的是恢复长度、旋转和骨对位对线，尺骨头、颈和远端骨干骨折可通过轻柔牵引和骨复位钳直接操作来复位。茎突骨折可用尖头复位钳复位。另一种更好的方法是，用套筒顶住骨块并保护软组织，于尺骨茎突置入一枚克氏针作为操作杆，使其复位到解剖位置，最后钻入克氏针将骨折块固定。

如前所述，干骺端／骨干的骨折往往导致近端骨折端的桡偏移位，因此需要在骨干施加向尺侧的力来复位。

用带齿的复位钳夹住近骨折端，垂直于骨干向尺侧用力，使骨折复位，如图24.9所示。只将复位钳的尖端夹在尺骨干上，通过复位钳的钳口

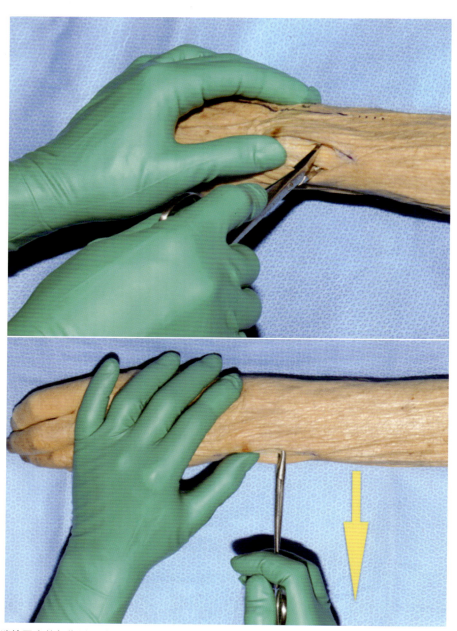

图24.9 在骨折近端放置齿状复位钳，并沿所示方向（尺侧方向）施加力，医生的拇指直接压在尺骨头上对抗，从而使骨折复位

之间的间隙滑入钢板，使其位于尺骨远端的最佳位置。

置入植入物

对于尺骨茎突基底骨折，临床和术中透视评估DRUJ的稳定性，对决定是否固定至关重要。临床评估时，屈肘90°、前臂旋转中立位，医生将尺骨远端向背侧、掌侧和尺侧方向推动，检查DRUJ的稳定性。如有怀疑，同样的操作应该重复并使用透视来验证。

在尺骨茎突骨折中，克氏针固定较好，但在尺骨头、颈骨折中，仅用于简单的非粉碎性骨折，骨质疏松时用克氏针固定，把持力不够，易造成松动和复位丢失，应尽量避免使用，如图24.10所示。

另一方面，切开复位内固定具有安全固定和早期活动的优点。因其较薄的软组织覆盖和远端尺骨的形状，传统的标准钢板不适合尺骨远端骨折的固定。由于钢板在皮下凸起（图24.11），骨折愈合后多需要取出。

此外，可选螺钉有限，在远骨折端上很难置入两枚以上螺钉固定，导致稳定性差、易失效。这导致了低切迹（图24.12）解剖锁定板的发展和使用。

这些钢板更适合于尺骨头、颈和远端骨干骨折的固定。即使是极远端骨折，现代解剖钢板也可置入几枚紧密排列的角稳定螺钉，达到整体稳定。此外，通过引入锁定螺钉技术，特别是当螺钉置入不同平面的每个骨折块时，角稳定螺钉提高了抗拔出力。

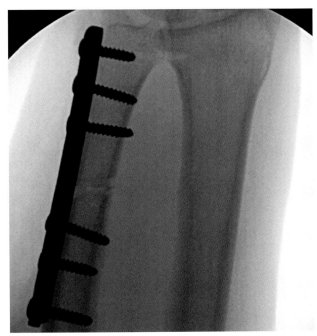

图24.11　术中图像显示用于尺骨远端骨折固定的传统非锁定钢板体积庞大。因为骨折更靠近端，有较多软组织覆盖，在这种情况下是可以接受的

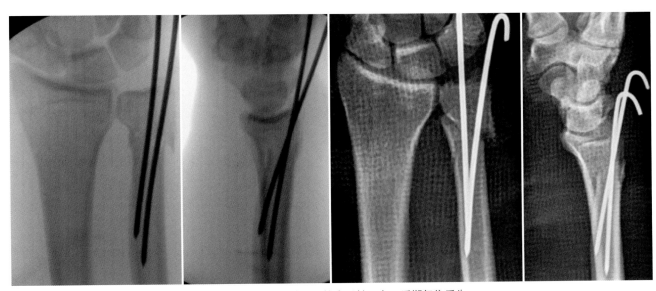

图24.10　远端骨干/干骺端骨折的X线片显示闭合复位并用两枚克氏针固定，后期复位丢失

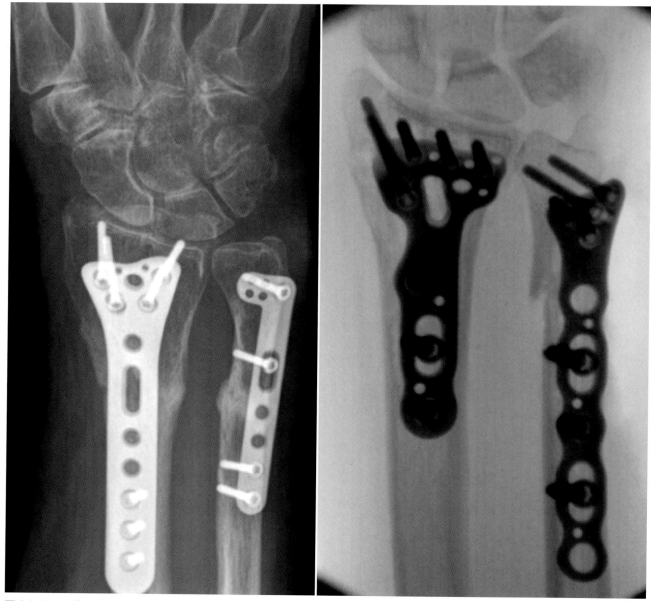

图 24.12 尺骨远端骨折术后和术中两种不同的低切迹钢板的 X 线片。选择这些特殊的图像以强调解剖钢板正确置入和减少其凸出的重要性

提示与技巧：陷阱

　　尺骨骨折治疗的关键是：评估其对腕关节整体对位对线、骨折稳定性和远期功能影响的重要性，虽然不能马上弄清楚，但理解伴随这些骨折的相关韧带的断裂，对治疗和获得最佳结果至关重要。总的来说，显露尺骨远端并不难，只要在整个手术过程中确认并小心地保护尺神经腕背支即可。毫无疑问，尺骨远端骨块较小，尤其粉碎

骨折常见，获得稳定的骨折固定和正确的对位对线比较困难。与传统的钢板设计相比，现代的低切迹锁定钢板技术已经彻底改变了这些骨折的治疗方法，但尺骨茎突尖和尺骨茎突基底骨折除外，克氏针固定仍然是其良好治疗方法。

　　致谢　感谢阿伯丁大学解剖系和医学插图系在本章的编写过程中所给予的帮助和专业知识。

参考文献

[1] Sammer DM, Shah HM, Shauver MJ, Chung KC. The effect of ulnar styloid fractures on patient-rated outcomes after volar locking plating of distal radius fractures. J Hand Surg [Am]. 2009;34(9):1595–1602.

[2] Noda K, Goto A, Murase T, Sugamoto K, Yoshikawa H, Moritomo H. Interosseous membrane of the forearm: an anatomical study of ligament attachment locations. J Hand Surg [Am]. 2009;34(3):415–422.

[3] Müller ME, Koch P, Nazarian S, Schatzker J. The comprehensive classification of fractures of long bones. Berlin, Heidelberg: Springer; 1990.

[4] Kim JK, Koh Y-D, Do N-H. Should an ulnar styloid fracture be fixed following volar plate fixation of a distal radial fracture? J Bone Jt Surg Am. 2010;92(1):1–6.

[5] Sawada H, Shinohara T, Natsume T, Hirata H. Clinical effects of internal fixation for ulnar styloid fractures associated with distal radius fractures: a matched case-control study. J Orthop Sci. 2016;21(6):745–748.

[6] Dar I, Wani I, Mumtaz U, Jan M. Effect of ulnar styloid fracture on functional outcome of Colle's fractures: a comparative analysis of two groups. Int Surg J. 2015;2(4):556–559.

[7] Daneshvar P, Chan R, Macdermid J, Grewal R. The effects of ulnar styloid fractures on patients sustaining distal radius fractures. J Hand Surg [Am]. 2014;39(10):1915–1920.

[8] Botte MJ, Cohen MS, Lavernia CJ, von Schroeder HP, Gellman H, Zinberg EM. The dorsal branch of the ulnar nerve: an anatomic study. J Hand Surg [Am]. 1990;15(4):603–607.

[9] Puna R, Poon P. The anatomy of the dorsal cutaneous branch of the ulnar nerve. J Hand Surg Eur Vol. 2010;35(7):583–585.

[10] Bain GI, Pourgiezis N, Roth JH. Surgical approaches to the distal radioulnar joint. Tech Hand Up Extrem Surg. 2007;11(1):51–56.

第二十五章　舟状骨骨折

Anica Herlyn，Alice Wichelhaus

孙嘉锴　陈福文 / 译　王晓宇　刘春生 / 审校

骨折部位

　　舟状骨连接两排腕骨，嵌入其间并作为支点，腕骨可同步运动。舟状骨与腕关节水平轴和纵轴成 45°角。因此，在摔倒时腕背屈位着地的典型损伤机制下，呈现独特的骨折类型：舟状骨近端仍固定在桡骨远端和桡舟头韧带之间，远端基本无限制，随着背屈角度增加，背向作用力增大，撞击过程中，伴随桡偏及背屈时，固定于掌侧的舟状骨导致远端骨折。尺偏和背屈合并舟状骨背倾导致舟状骨远端骨折。舟状骨近端骨折是其最初半脱位后被迫旋后导致的。

　　舟状骨血供不恒定，主要通过桡动脉的背侧和掌侧分支逆行供应。70%~80% 的舟状骨近端血供经背侧嵴供应，而掌侧分支通过舟状骨结节供应其余 20%~30%。不幸的是，60% 的舟状骨骨折位于血供中等的腰部，15% 位于血供稀少的近端和血供密集的远端 1/3，10% 累及舟状骨结节。因为其特殊的血液供应和超过 2/3 的部分被关节软骨覆盖，舟状骨骨折有延迟愈合和不愈合

A. Herlyn (✉) • A. Wichelhaus
Dept. of Trauma, Hand and Reconstructive Surgery,
University of Rostock, Medical Center,
Rostock, Germany
e-mail: anica.herlyn@med.uni-rostock.de

© Springer International Publishing AG 2018
P.V. Giannoudis (ed.), *Fracture Reduction and Fixation Techniques*,
https://doi.org/10.1007/978-3-319-68628-8_25

的风险。

　　为确定骨折手术治疗的适应证，英美文献中最常用 Herbert 和 Fisher 分型。A 型：舟状骨结节部（A1）或腰部（A2）的无移位骨折，骨折稳定，愈合率高。B 型：远端 1/3 斜行骨折（B1）、近端骨折（B3）、移位的腰部骨折（B2）或骨折脱位（B4）以及粉碎性骨折（B5），这些骨折不稳定，多数需要行手术治疗（图 25.1）。C 型：骨折延迟愈合。D 型：骨不连。

术前计划

　　伴有任何异常成角、移位（B 型）或腕关节对位对线不良的舟状骨骨折，如骨折不稳定，可用关节镜辅助或切开复位内固定。一些笔者推荐关节镜辅助下复位和经皮微创固定，然而，与切开复位内固定相比，目前的文献并没有显示出前者的中长期优势，切开复位内固定仍是目前的标准治疗方法，并非常有助于骨折复位。

　　常用的内固定物是有自攻和自钻功能的空心钛双螺纹（尖端和头部）加压螺钉。螺钉特征是两个螺纹部分都比无螺纹的螺杆更粗，为了加压骨折间隙，螺杆头的螺距比尖端小，允许轴向加压，两处螺纹都固定在骨上，进一步拧紧螺钉对骨折间隙进行加压。

　　有各种各样不同的螺纹、螺距和尺寸的空心螺钉。此外，螺钉越大失败率越低。常用的空心

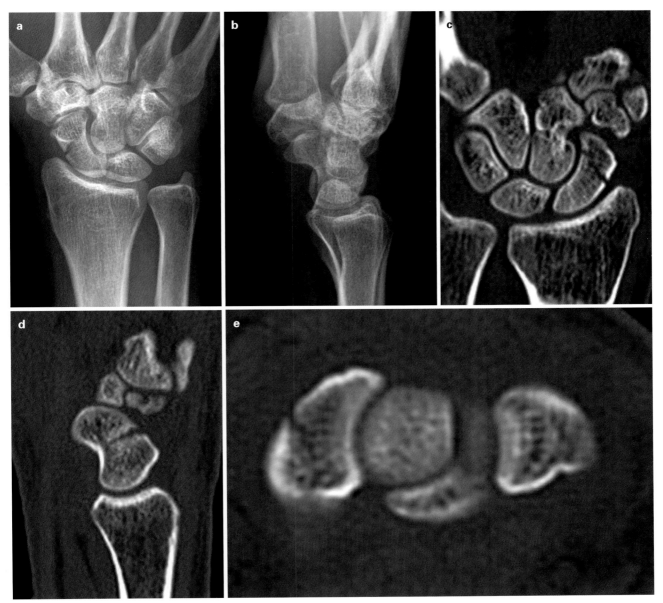

图 25.1 根据 Herbert 和 Fisher 分型所示，B 型舟状骨折正位（a）、侧位（b）的 X 线片和 CT 扫描（c~e）

螺钉比 Herbert 螺钉中心置入定位更佳，除此之外，没有研究表明不同特点的螺钉疗效有何差异。

手术室整体安排

通常使用可透视的手外科手术桌，有少部分笔者直接将手置于透视机接收器上。

患者取仰卧位，肩外展，前臂旋后行掌侧入路或前臂旋前行背侧入路。于手腕部使用一卷无

菌巾，掌侧入路时可使腕关节背伸，背侧入路时可使腕关节掌屈。

图 25.2 显示患者术中的体位，术者坐在患者桡侧，助手坐在对侧，手术护士和透视机在手臂的延伸部位。手术过程中，手置于背向或掌向，与透视机射线投照方向一致。

关节镜手术时，腕牵引连接在牵引架上，以便关节镜操作。如 Slade 和 Jaskwhich 所述，小 C 臂机可侧向放置。Duckworth 和 Ring 将透视机置于

垂直位置，用无菌巾卷将腕部固定在伸直位，腕骨垂直于射线。

有经验的医生来说，关节镜有助于复位。

闭合复位

只有少数骨折可以单独伸直和桡偏复位。一卷无菌巾可以协助复位；手术助手必须确保在整个过程中最大限度背伸腕部（图 25.3）。舟状骨形态和腕部解剖的复杂性使术中透视非常困难。对

复位器械

不需要特定的复位器械；标准手外科器械包中的器械足够使用：

– 克氏针（1.2~1.5mm），用作复位操作杆。

– 克氏针（0.8~0.9mm），用作螺钉的导针。

– 骨撬。

图 25.2 掌侧入路的术中体位。上肢置于手外科手术桌上，主刀坐在桡侧（S），助手坐在尺侧（SA），护士（OA）和透视机（II）在患者手臂的延伸处

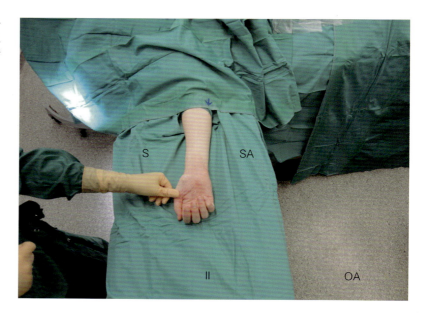

图 25.3 使用无菌巾卷置于手腕进行极度背伸和桡偏的闭合复位操作。标记掌侧入路的切口

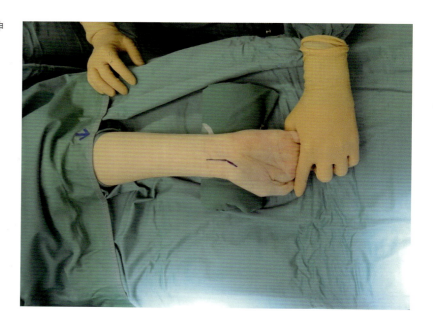

手术入路

舟状骨近端骨折背侧入路

因为舟月韧带的扭转力，舟状骨近端骨折是不稳定的，再加上骨不连风险和特殊的血液供应，因此常用背侧小切口，可直接观察骨折对位对线。切开复位使内固定物置入更准确，可用两枚克氏针分别置入骨折远、近端，作为操纵杆以利复位。

在腕桡背侧，以拇长伸肌肌腱为中心，斜行切开3~4cm，切开第三腕伸肌肌腱鞘，向桡侧牵开拇长伸肌肌腱，切开第二腕伸肌肌腱鞘和靠近桡

三角韧带的腕背侧关节囊，显露舟状骨近端。腕部最大背屈可充分显露骨折部位。

切开时应小心舟状骨背侧嵴血管。

舟状骨腰部骨折掌侧入路

移位的舟状骨腰部骨折或远端1/3不稳定（斜行）骨折通常采用掌侧切开入路或微创入路治疗，其优点是血供破坏的风险较低。

从舟状骨远端开始做4~5cm略弯曲切口，沿着桡侧腕屈肌肌腱穿过腕横纹，打开肌腱鞘，将桡侧腕屈肌肌腱向尺侧牵拉（图25.4a）。注意，如果桡动脉浅支影响显露，可向远端牵开或结扎，

图25.4 掌侧入路治疗舟状骨腰部骨折的术中显露。打开桡侧腕屈肌肌腱鞘，向尺侧方向牵开肌腱，显露腕关节囊（a）。沿舟状骨纵向切开关节囊，以便显露骨折端（b）

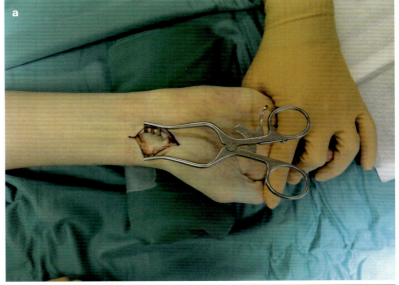

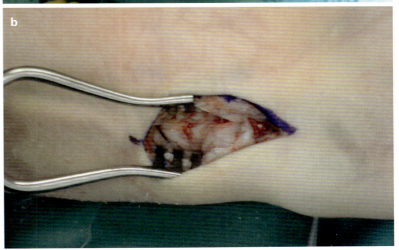

显露关节囊后，沿舟状骨纵向切开关节囊，显露骨折线（图 25.4b）。切开关节囊后骨折血肿通常会流出。为了尽可能多地保留交织的桡舟头韧带，应从远端切开并向近端分离，直至充分显露骨折。

潜在的缺点是多年后舟状骨—大多角骨关节关节炎的发生率较高，但基本上没有症状。

经皮或微创关节镜辅助入路治疗舟状骨腰部骨折（稳定型）

经皮或微创关节镜辅助技术的优点是保留掌侧关节囊和肌腱，稳定性好，术后制动时间短。

透视下观察舟状骨—大多角骨关节间隙，然后在该关节的掌桡侧行长 1cm 的经皮戳口，并插入导针。如果采用背侧小切口微创入路，损伤骨间后神经、食指固有肌腱或指伸肌腱的风险增加。

对于完全的关节镜方法，腕部正中入路（3/4 或 4/5）是最好的选择。

切开复位

大多数舟状骨骨折需要直接复位，将钻入每个骨折块的克氏针（最好是 1.2~1.5mm）作为操纵杆，帮助复位。

采用掌侧入路，腕部应最大限度背伸，更好地显露骨折端。腕关节尺偏、于手腕背侧放置无菌巾卷有助于复位。对于操纵杆技术，每一枚克氏针以一定的角度插入每一个骨折块，尽可能插入骨块最大径以增加把持力。操纵杆稍微偏离骨折块纵轴的中心放置非常重要，这样不会干扰骨折复位及导针正确中心置入。如果切口只允许使用一枚克氏针作为操纵杆，应置入远端骨折块，因其是移位骨块，更为重要（图 25.5）。为了防止骨折块互相分开，可将骨撬置于近极下方，使用克氏针作为操纵杆，控制两个骨折块的旋转和复位，直到成功置入导针。

对于背侧入路和关节镜手术（经皮复位置入）也可以用类似的方法。

对于轻微移位或粉碎性骨折，将导针钻入第一块骨块中作为操纵杆复位并穿过骨折线。

对于不稳定骨折，在钻孔和拧入螺钉时，可以使用第二根导针来控制旋转。

对于粉碎性骨折，必须考虑植骨以促进复位和愈合。

对于完全关节镜下入路，采用背伸和桡偏进

图 25.5 以克氏针为操纵杆的复位操作

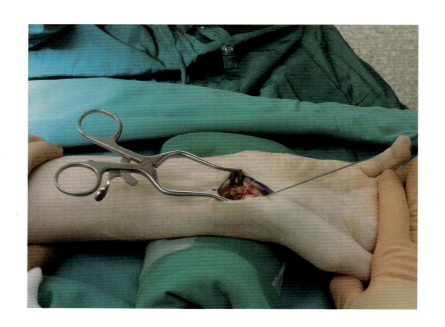

行骨折复位，然后从掌侧行经皮导针固定。

内固定物放置

无论使用何种入路，首先复位，然后置入导针，正确地置入对手术成功至关重要。牢记舟状骨与水平轴和纵轴成45°角，有助于正确置入。

掌侧入路时，导针的最佳入点是舟状骨结节远端，轻微桡偏，以使导针位于舟状骨近端中心。在正侧位和旋后/旋前斜位透视和套筒保护下，导针沿舟状骨长轴向近端纵向置入。

拇指外展位轴线可作为导针置入参考轴线。克氏针应穿透双侧皮质而不伤及近端软骨（图25.6a）。如果第一枚导针置入偏离中心，可用第二枚导针，平行于第一枚导针，沿中心置入。在某些情况下，大多角骨会干扰导针的置入，导致导针的置入不够理想，使其太过掌倾或水平，那么需要在C臂机透视下重新置入。因此，在极少数的情况下，有必要通过大多角骨钻入导针，这似乎不会增加并发症。透视时，必须保持手腕最大屈曲，以防止导针弯曲。因此，只有前臂处于垂直位置时，才能正位透视。

经透视确认导针置入准确后，测量长度，螺钉长度通常为22~26mm。为了防止螺钉在两端凸出，致使必须取出，必须使用较测量短2mm的螺钉。

经皮置入时，由于周围的软组织的干扰，通过套筒测量较困难，因此，术前使用CT预估螺钉长度，或术中用相同长度的第二枚克氏针测量长度。有些笔者建议将导针经大多角骨钻入以固定骨折，这损伤了中间的软骨，因此笔者不推荐这种方法。

如果没有自钻螺钉，可以沿导针进行预钻，如果遇到任何阻力，应停止钻孔，因为导针可能折弯并有断裂的危险。弯曲的导针也可能随着钻进入更深，直到过了弯曲部位。钻孔后，通过C臂机透视，小心地将空心螺钉拧入，以避免因旋转力造成复位丢失或骨折块分离。在拧入螺钉时，可见骨折块间隙明显加压和螺钉牢固固定（图25.6b）。

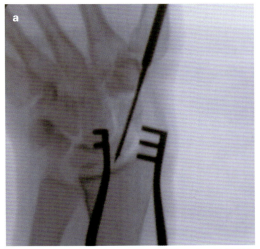
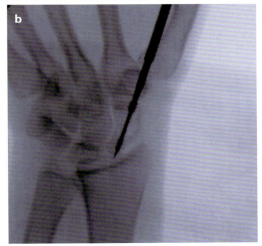

图25.6　术中透视显示导针置入双侧皮质（a），用空心自钻双螺纹加压螺钉固定骨折（b）

取出导针并最终透视观察，正侧位和旋后/旋前斜位显示螺钉的固定接近中心位置，而舟状骨—大多角骨关节或桡腕关节未被穿透。切开复位时，应在直视下确认螺钉固定未穿透软骨下骨。术后及复查X线片见图25.7。

提示与技巧：陷阱

·自攻自钻螺钉的使用降低了固定过程中骨折复位丢失的风险。

·切开复位由于能直视骨折使复位更容易。

·在整个手术过程中，掌侧入路需要腕关节最大背伸，或背侧入路需要腕关节最大掌屈。

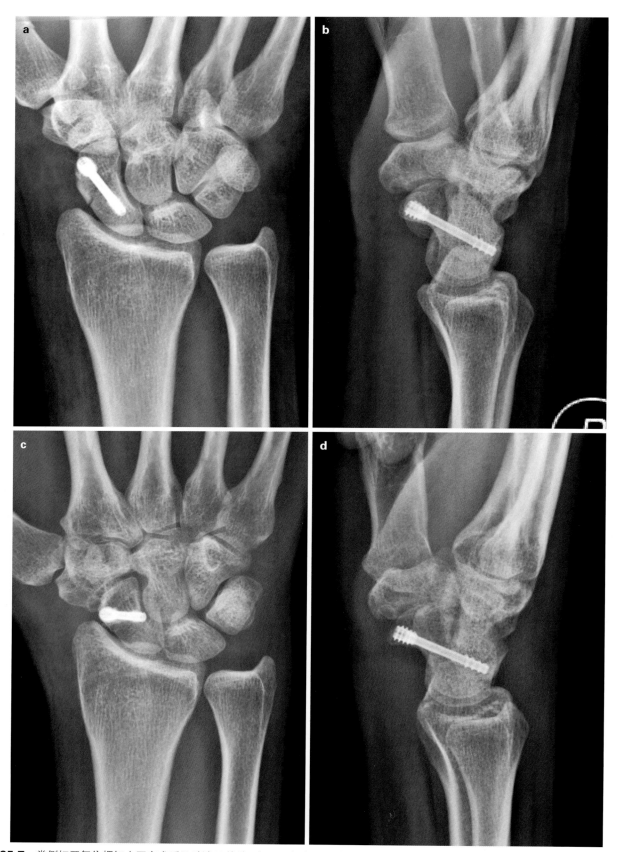

图 25.7 掌侧切开复位螺钉内固定术后及随访 X 线片。（a，b）术后 X 线片。（c，d）术后 8 周随访 X 线片

参考文献

[1] Schmitt R, Lanz U. Bildgebende Diagnostik der Hand. Stuttgart, Germany: Thieme; 2013.

[2] Taleisnik J. Fractures of the carpal bones. In: Green DP, editor. Operative hand surgery, vol. 2. New York: Churchill Livingstone; 1988. p. 813–840.

[3] Reigstad O, Grimsgaard C, Thorkildsen R, et al. Scaphoid non-unions, where do they come from? The epidemiology and initial presentation of 270 scaphoid non-unions. Hand Surg. 2012;17(3):331–335. https://doi.org/10.1142/S0218810412500268.

[4] Slutsky DJ, Slade JFIII. The scaphoid. Stuttgart: Thieme; 2010.

[5] Duckworth AD, Ring D. Carpus fractures and dislocations. In: Court-Brown CM, Heckmann JD, McQueen MM, et al., editors. Rockwood and Green's fractures in adults, vol. 1. Philadelphia: Wolters Kluwer; 2015. p. 1008–1009.

[6] Herbert TJ, Fisher WE. Management of the fractured scaphoid using a new bone screw. J Bone Joint Surg Br. 1984;66(1):114–123.

[7] Duckworth AD, Ring D. Carpus fractures and dislocations. In: Court-Brown CM, Heckmann JD, McQueen MM, et al., editors. Rockwood and Green's fractures in adults, vol. 1. Philadelphia: Wolters Kluwer; 2015. p. 1010–1017.

[8] Sugathan HK, Kilpatrick M, Joyce TJ, et al. A biomechanical study on variation of compressive force along the Acutrak 2 screw. Injury. 2012;43(2):205–208. https://doi.org/10.1016/j.injury.2011.07.011.

[9] Beadel GP, Ferreira L, Johnson JA, et al. Interfragmentary compression across a simulated scaphoid fracture—analysis of 3 screws. J Hand Surg [Am]. 2004;29(2):273–278.

[10] Oduwole KO, Cichy B, Dillon JP, et al. Acutrak versus Herbert screw fixation for scaphoid non-union and delayed union. J Orthop Surg. 2012;20(1):61–65.

[11] Trumble TE, Clarke T, Kreder HJ. Non-union of the scaphoid. Treatment with cannulated screws compared with treatment with Herbert screws. J Bone Joint Surg Am. 1996;78(12):1829–1837.

[12] Duckworth AD, Ring D. Carpus fractures and dislocations. In: Court-Brown CM, Heckmann JD, McQueen MM, et al., editors. Rockwood and Green's fractures in adults, vol. 1. Philadelphia: Wolters Kluwer; 2015. p. 1019–1025.

[13] Slade JFIII, Jaskwhich D. Percutaneous fixation of scaphoid fractures. Hand Clin. 2001;17(4):553–574.

[14] Dias JJ, Singh HP. Displaced fracture of the waist of the scaphoid. J Bone Joint Surg Br. 2011;93(11):1433–1439. https://doi.org/10.1302/0301-620X.93B11.26934.

[15] Vinnars B, Pietreanu M, Bodestedt A, et al. Nonoperative compared with operative treatment of acute scaphoid fractures. A randomized clinical trial. J Bone Joint Surg Am. 2008;90(6):1176–1185. https://doi.org/10.2106/JBJS.G.00673.

[16] Sauerbier M, Schaedel-Hoepfner M, Mehling IM. Die Behandlung der frischen Skaphoidfraktur. Handchirurgie Scan. 2013;2(4):313–333. https://doi.org/10.1055/s0033-1359021.

[17] Adamany DC, Mikola EA, Fraser BJ. Percutaneous fixation of the scaphoid through a dorsal approach: an anatomic study. J Hand Surg [Am]. 2008;33(3):327–331. https://doi.org/10.1016/j.jhsa.2007.12.006.

[18] Geurts G, van Riet R, Meermans G, et al. Incidence of scaphotrapezial arthritis following volar percutaneous fixation of nondisplaced scaphoid waist fractures using a transtrapezial approach. J Hand Surg [Am]. 2011;36(11):1753–1758. https://doi.org/10.1016/j.jhsa.2011.08.031.

第二十六章　月骨周围脱位

Laurent Obert，Francois Loisel，Daniel Lepage

闫双宝　杨　勇 / 译　宋迪煜　王晓宇 / 审校

骨折部位

月骨周围脱位定义为头状骨与月骨失去接触，占所有腕部损伤的 5%~10%。10% 的月骨或月骨周围脱位伴随着多发性损伤，如手腕在不同角度锁定于过伸位（如手握摩托车把时）或从高处坠落，此时受到高能量损伤所致。远排腕骨与掌骨坚固地连接，近排腕骨处于桡骨与远排腕骨之间，因此，损伤发生在近排腕骨（图 26.1）。

术前计划

腕部肿胀不同于桡骨远端骨折，如果患者意识清醒，腕关节掌背侧均有疼痛，有时伴正中神经支配区感觉异常，但畸形不明显，查体时腕部时有轻微的异响，略肿胀，但有一个重要的体征伸指困难，诊断根据正位（月骨呈金字塔状，Gilula 线不连续）和侧位（月骨与桡骨和头状骨失去正常解剖关系，向掌侧或背侧脱位）X 线片确

L. Obert, M.D. (✉) • F. Loisel, M.D.
D. Lepage, M.D., Ph.D.
Orthopedic, Traumatology, and Hand Surgery Unit,
University Hospital CHRU Besancon, Medical
School, University of Bourgogne - Franche Comte,
Research Unit: Nano Medicine, Besancon, France
e-mail: laurentobert@yahoo.fr;
lobert@chu-besancon.fr

© Springer International Publishing AG 2018
P.V. Giannoudis (ed.), *Fracture Reduction and Fixation Techniques*,
https://doi.org/10.1007/978-3-319-68628-8_26

定（图 26.2）。1/4 的月骨周围背侧脱位病例，由于缺乏诊断的严谨性和 / 或阅片不准确或缺少侧位 X 线片而漏诊。对于抢救的患者，单独的正位 X 线片可能会产生误导，缺乏侧位片会导致对损伤的误判。头状骨向背侧移位，月骨仍位于桡骨远端（Ⅰ 期和 Ⅱ 期）（图 26.3）或向掌侧移位（Ⅲ 期）。2/3 的月骨周围脱位是背侧脱位，并伴有舟状骨骨折（图 26.4），在这种情况下，暴力作用于舟状骨而不是舟月韧带。2/3 的病例中，严重暴力会引起伴发损伤：前臂损伤（下尺桡关节脱位、Galeazzi 骨折）、肘部损伤、腕部损伤（头状骨顶部骨软骨骨折、茎突尖骨折和三角骨前极撕脱骨折）。

手术室整体安排

使用标准手术台，患者仰卧位，医生位于患者头侧（取决于医生的优势手），C 臂机位于侧方，使用止血带（250mmHg）（图 26.5）。

闭合复位

手术室内全麻，牵引力 5~7kg，可使用指牵引系统，必须尽快复位。前臂外展旋后位，腕掌屈，术者拇指压向掌侧，月骨向背侧用力，而食指在背侧对抗。

随着腕关节背屈，术者拇指轻柔用力，复位月骨。这个方法很简单，但是需持续牵引（10~15min）。

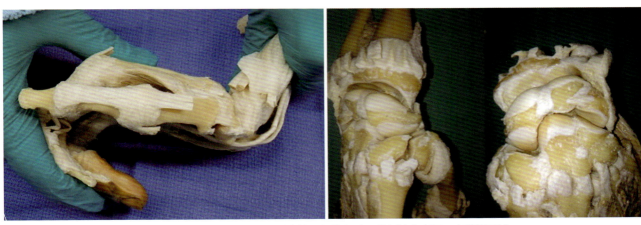

图 26.1　月骨周围脱位是桡腕关节过伸，手指屈曲时遭受高能量损伤所致，掌侧关节囊是一个薄弱区域

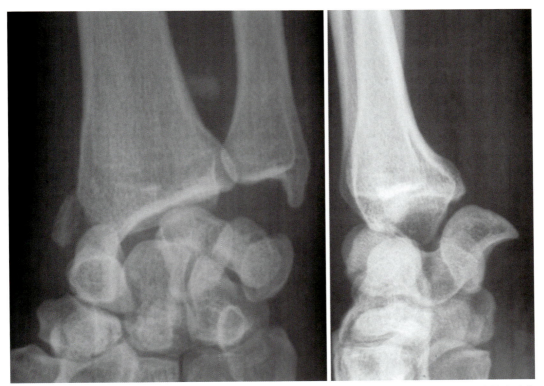

图 26.2　月骨周围型脱位伴茎突骨折，其中包含桡腕韧带。在这种情况下，茎突的固定和桡腕韧带的固定稳定桡腕关节

切开复位固定最好在同时完成或几天后，这取决于患者的情况。即使 40% 的月骨周围脱位手法整复后可维持复位，但手术固定对所有病例都是必要的。

手术入路

　　掌、背侧入路各有优缺点。Herzberg 报道，掌背侧联合入路显露更佳，但增加了术后纤维化和僵硬的可能性。背侧入路可较好显露近排腕骨，进行复位和固定，即使松解正中神经，也不需增加掌侧入路。

　　背侧入路纵行切口，可在不同的伸肌腱鞘切开伸肌支持带，掀起以桡侧为蒂的支持带瓣，可用不同的方式切开关节（图 26.6）：如果背侧关节囊和外部韧带破裂，选择 Herzberg Z 形切开（图

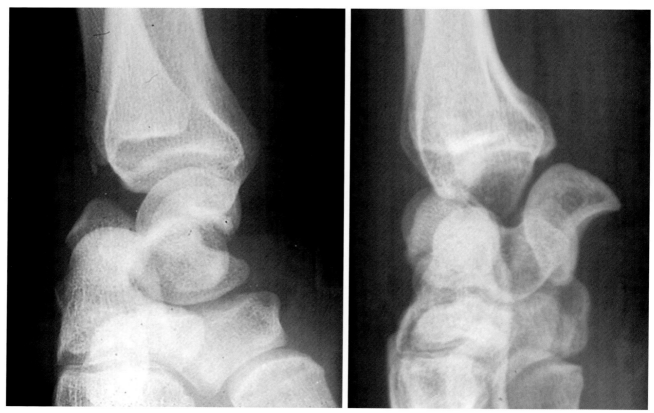

图 26.3 月骨周围型脱位 I 期（左）、II 期（右）

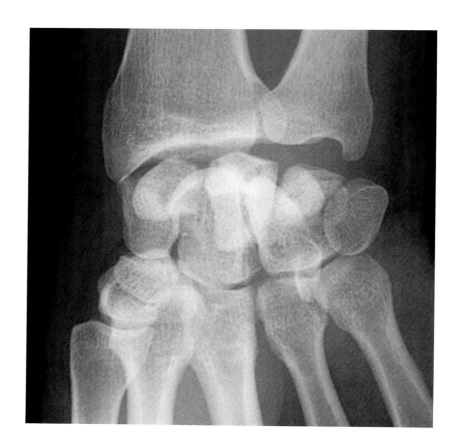

图 26.4 月骨周围型脱位伴舟状骨骨折

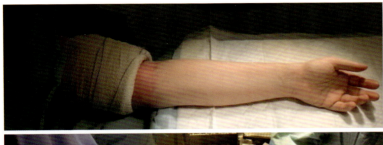

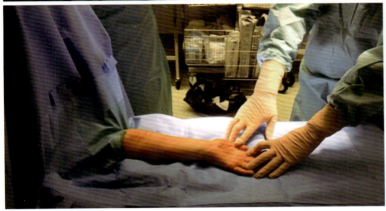

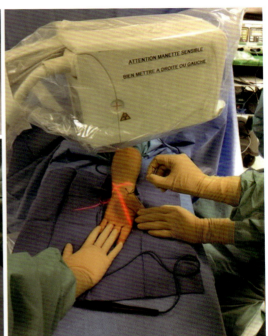

图 26.5 患者仰卧位，止血带、C 臂机是必备的

26.7）；如果关节囊完好，选择从桡骨远缘剥离关节囊和韧带（图 26.8）。切开关节囊同时切断骨间后神经。

切开复位

腕背显露后，经临床和透视确定各腕骨，清除所有游离骨软骨碎片，韧带损伤后，舟状骨易掌屈，三角骨易背伸。第一步是复位月骨于桡骨和头状骨之间，但不稳定。

如果复位困难，用 1.4mm 的克氏针作为操纵杆，协助复位。复位后月骨覆盖整个头状骨的头部，近排腕骨中置入锚钉（图 26.9）。侧位透视确认月骨位于桡骨远端和头状骨近端的正确位置，穿入 1.4mm 克氏针固定桡月关节维持复位（图 26.10）。然后，复位近排腕骨，克氏针固定舟月和月三角关节。

检查克氏针位置（留置 2~3 个月），重建韧带（图 26.11）。桡月关节的克氏针可以取出或留置 2 个月。在合并舟状骨骨折时，如果舟月韧带完整，先将舟状骨固定，然后进行舟月骨固定。术后制

动 2 个月。

提示与技巧：陷阱

· 诊断月骨周围脱位，专家并不依赖先进的影像学检查，但二维及三维 CT 有助于评估其复杂性。

· 如果伤后几天内不行手法整复，复位成功率将很低。

· 闭合复位后石膏固定只能短期采用。

· 可手法复位的脱位，终极治疗的最佳手术时间为伤后 1 周内。

· 手术入路应根据术者的喜好，因伤情而异。

· 临时螺钉和临时克氏针的疗效相当。

· 预后最重要的因素是治疗延迟、开放性损伤和头状骨软骨骨折。

· 临床效果通常比放射学表现好得多。

· 没有证据表明开放或闭合复位哪种方法更好，韧带修复、重建、单纯制动哪种方法更佳。经皮复位固定，不修复韧带有其特点，但已发表的有关该技术的少量文章表明，其疗效不如开放技术。关节镜技术的优点有待证明，但前景很好。

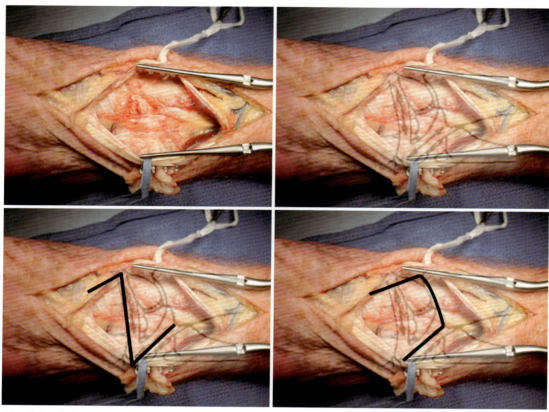

图 26.6　关节囊和外部韧带的切口可沿着背侧外在韧带的方向（Z 形切口）进行，或将关节囊从桡骨远端背侧缘掀起

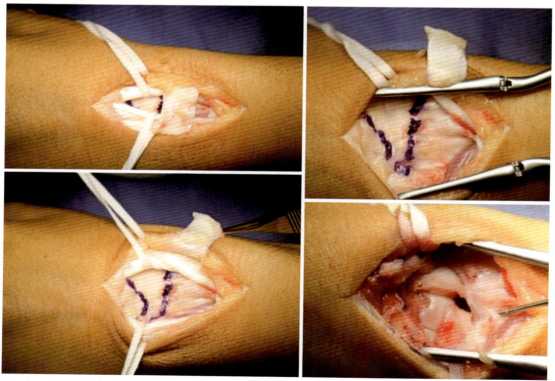

图 26.7　Herzberg Z 形切开和显露近排腕骨

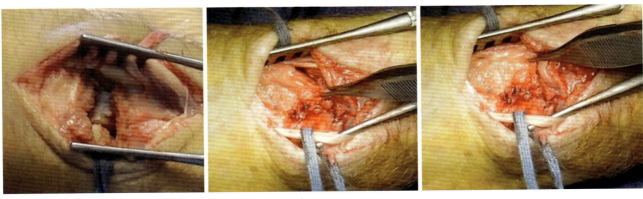

图 26.8　掀起的关节囊用锚钉在桡骨远端背缘的表面重新固定

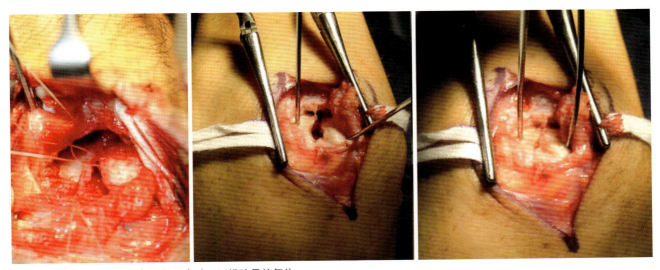

图 26.9　利用克氏针作为操纵杆，有助于近排腕骨的复位

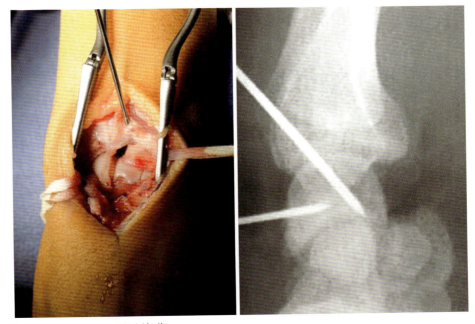

图 26.10　临时固定桡月关节有助于月骨解剖复位

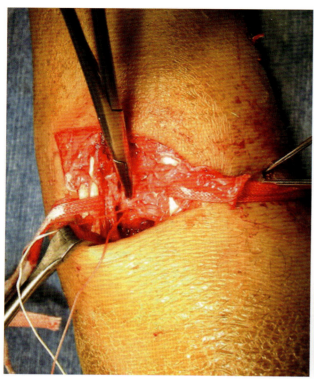 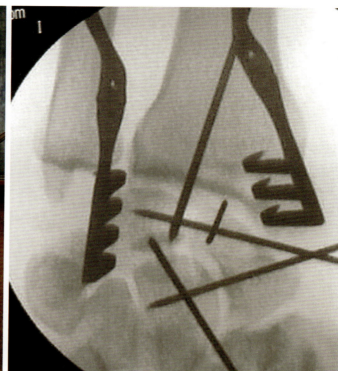

图 26.11 不可能重建所有韧带，但锚钉缝合有利于韧带愈合

参考文献

[1] Herzberg G. Perilunate and axial carpal dislocations and fracture-dislocations. J Hand Surg [Am]. 2008;33:1659–1668.

[2] Buijze GA, Doornberg JN, Ring D. Perilunate dislocations. In: Bhandari M, editor. Evidence-based orthopedics. Hoboken, NJ: Wiley-Blackwell; 2012. p. 437–442.

[3] Kremer T, Riedel K. Perilunate dislocations. In: Garcia Elias M, Mathoulin C, editors. Articular injury of the wrist FESSH instructional course Book. Stuttgart, Germany: Thieme; 2014. p. 52–60.

[4] Obert L, Loisel F, Jardin E, Gasse N, Lepage D. High-energy injuries of the wrist. Orthop Traumatol Surg Res. 2016;102:S81–S93.

第二十七章　掌骨骨折

Sam Vollans

李唐波　张　宇 / 译　宋迪煜　王晓宇 / 审校

骨折部位

据报道，掌骨骨折年发生率为 16.1/10 000。

骨不连是掌骨骨折非手术治疗罕见的并发症，但常见于骨折复位不良和固定术后。虽然畸形愈合常见于非手术治疗，通常无症状，但有些畸形愈合会导致明显的功能障碍。因此，我们面临的挑战是确定哪些掌骨骨折需要固定，以防止产生症状的畸形愈合，并在此过程中遵守骨愈合的生物学和力学机制以防止骨不连。

两个因素有助于决策，即移位和稳定性。如果掌骨骨折移位，那么需要考虑这种移位是否会导致不可接受的畸形、不可接受的功能恢复以及创伤后关节炎。如果答案是肯定的，那么必须通过闭合或开放技术来复位这种骨折。如果骨折可闭合复位，则可以通过传统的石膏或夹板固定，作为最终治疗。如果骨折不稳定，则必须通过经皮或内固定固定，有助于骨折愈合并早期活动。如果闭合复位不成功，则需要切开复位固定。所

S. Vollans, F.R.C.S. (Orth)
Consultant Upper Limb Surgery, Department of
Trauma and Orthopaedics, Leeds General Infirmary,
Leeds, UK
e-mail: s.vollans@me.com

© Springer International Publishing AG 2018
P.V. Giannoudis (ed.), *Fracture Reduction and Fixation Techniques*,
https://doi.org/10.1007/978-3-319-68628-8_27

有类型掌骨骨折固定的具体方法不在本章的讨论范围之内，但上述基本原则将作为一般指导。

下面，我们举例说明需要手术复位和固定的不同掌骨骨折（干、头和基底）。我们讨论了所采用的不同技术和所需的器械。

掌骨干骨折

骨折解剖类型

右手正位 X 线片示第四掌骨干短斜行骨折，轻度粉碎（图 27.1）。X 线片显示掌骨短缩，掌骨头高度失去正常序列。这种短缩程度可能导致伸肌松弛无力，是固定的指征。主骨折线的长度小于骨干的直径的两倍，所以无论是否应用拉力螺钉均需用钢板固定。如果骨折线长度较长（是骨直径的 2~3 倍或更长），那么用两枚或三枚拉力螺钉固定足以允许早期活动，无须钢板固定。

术前计划

治疗成功的关键是防止术后僵硬。因此，必须直接复位和坚强固定，达到不形成骨痂的一期骨愈合。在手部骨折，拉力螺钉骨折间加压固定是"金标准"，加压接骨板仅用于横行骨折和极短斜行骨折。在展示的病例中，我们将试图在两个主骨折间使用一枚拉力螺钉，然后用一个中和钢板来固定骨折，力争在骨折的两边各置入两枚螺钉（各 4 层皮质）。

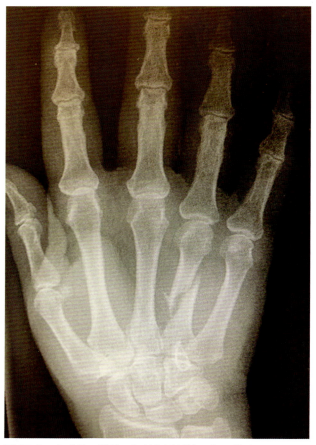

图 27.1 右手第四掌骨干短斜行骨折的正位 X 线片

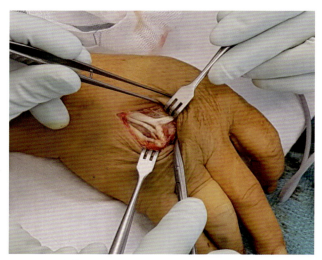

图 27.2 在第四掌骨正上方直接切开（继续显露于伸肌肌腱的一侧切断并标记腱联合）

露，以确保恢复正确长度、纠正旋转（图 27.3 显示短斜行骨折的显露并清除血肿，便于直接复位）。

复位方法和器械

如计划对掌骨骨折进行钢板固定，通常需要切开复位。外伤后手部通常肿胀严重，周围结构复杂，妨碍通过较小的（微创的）切口插入钢板。

复位的常用方法是，牵引恢复长度后用一把（短斜行骨折）或两把（长螺旋形骨折）尖头复位钳复位并维持（图 27.4）。

植入物置入

骨折复位后，用 2mm 钻头垂直于骨折线，钻透远、近皮质，然后用 2.7mm 钻头扩大近侧皮质。用一个 2.7mm 拉力螺钉加压固定骨折端，维持骨折复位，去除复位钳。最后，置入一个预弯后的微型钢板，以匹配掌骨背凸，如图 27.5 所示。

如本例所示，如果骨质良好，则在骨折两端置入两枚非锁定皮质螺钉。最后的 X 线片见图 27.6。手的尺侧保护 1 周，直到伤口愈合，而后可完全不受限制地活动，以防止僵硬。

手术室整体安排

绝大多数需要手术治疗的手部骨折都可以作为日间病房患者进行治疗，在清醒下进行阻滞麻醉。患者仰卧，手臂置于手外科桌上。医生位于头侧（因为手自然旋前背面朝上），需要时从腋侧推入小 C 臂机。助手或器械护士可站在术者旁边。

手术入路

掌骨骨折通过背侧入路固定。如果要固定单个掌骨，可在其表面直接切口。如果要固定多个掌骨，可在两掌骨之间切口，显露两个掌骨。

照片显示，切口在第四掌骨正上方，继续显露至伸肌肌腱的侧方，切断并标记腱联合，以备最后修复（图 27.2）。

如果骨折线呈长螺旋状，则骨折两端均需显

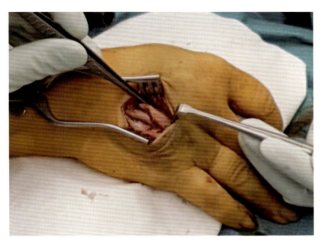

图27.3 短斜行骨折已显露，血肿已清除，可采用直接复位技术

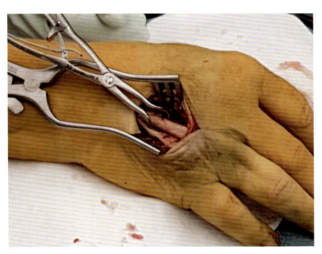

图27.4 用微型尖头复位钳复位掌骨骨折

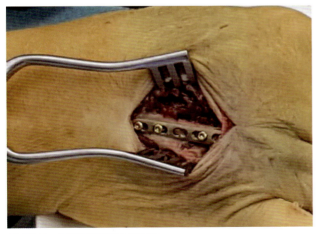

图27.5 用微型钢板固定骨折

掌骨头骨折

在复杂的掌骨头骨折中，原则是在较大的骨折块之间夹住较小的骨折块，而不是试图用器械固定每个骨折块。通过劈开伸肌腱并用小拉钩拉开，用牙科探针和作为操纵杆的1~1.25mm克氏针来复位骨折，然后用1.5mm全螺纹螺钉固定骨折（图27.7）。

掌骨基底骨折

掌骨基底粉碎性骨折，尤其是第四、五掌骨常伴有脱位，如图27.8所示，此时恢复腕掌关节（CMCJ）的对位对线和掌骨长度是首要的，这是为了使掌骨间韧带的愈合提供稳定性。稳定的固定利于掌骨间韧带的愈合。在这种情况下，通过纵向牵引和直接向掌侧按压掌骨基底，闭合复位几乎总能成功。第五腕掌关节（CMCJ）可用经皮克氏针穿过第五掌骨基底进入钩状骨固定。另外，通过横穿第五和第四掌骨干的克氏针固定第四掌骨骨折。这作为一个内固定支架来固定第四掌骨基底的粉碎性骨折，提供相对的稳定性（图27.8）。

提示与技巧：陷阱

由于骨不连是切开复位内固定的一个可怕的并发症，因此必须遵循骨折愈合的生物学特性。正确地应用植入物和骨折块间的加压，对骨折解剖复位固定，可取得良好的治疗效果。有一些提示和技巧可以达到此目的。

·第一，仅在骨膜下显露所需的骨折端，露出骨折两尖端，如前所述进行复位。只有复位需要时才剥离损伤区骨膜，尽可能多地保留骨折边缘的血供。

·第二，只有在骨折解剖复位后才置入拉力螺钉。分离错位的骨折几乎都会导致骨不连，最终

图 27.6 右手第四掌骨正斜位 X 线片示切开复位内固定（拉力螺钉及微型钢板）

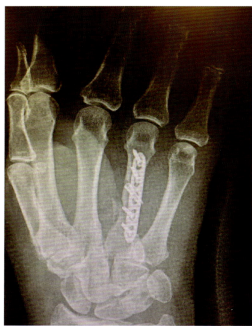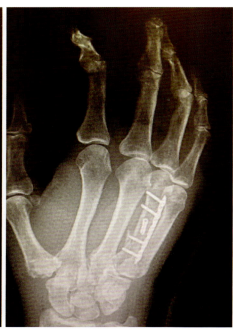

图 27.7 术前、术后 X 线片示第五掌骨头骨折及 1.5mm 全螺纹螺钉固定

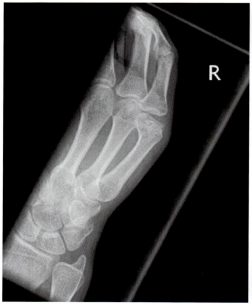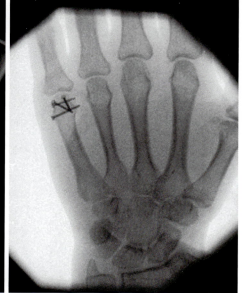

内植物会失效。

· 第三，不要过度弯曲钢板加压骨折（就像在前臂骨折对远侧皮质产生过度加压），这种情况下，无论是否使用拉力螺钉，骨折区都会变形以适应钢板导致畸形，而不是钢板适应骨折。这将

导致骨折的掌侧或背侧分离，骨不连的风险增加。

· 第四，在钢板应用于固定之前，必须对钢板进行预弯以精确匹配骨的轮廓。

· 第五，检查固定是否牢固，以确保患者可以早期活动，防止僵硬。

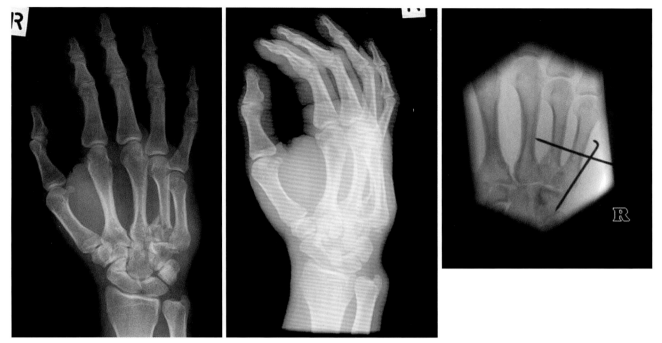

图 27.8 术前和术后 X 线片显示右第四、五掌骨基底粉碎性骨折并脱位。闭合复位后,第五腕掌关节 (CMCJ) 通过经皮克氏针穿过掌骨基底进入钩状骨,而第四掌骨骨折则通过横穿第四、五掌骨干来进行固定

参考文献

[1] Karl JW, Olson PR, Rosenwasser MP. The epidemiology of upper extremity fractures in the United States, 2009. J Orthop Trauma. 2015;29(8):e242–e244.

[2] Wong VW, Higgins JP. Evidence-based medicine: management of metacarpal fractures. Plast Reconstr Surg. 2017;140(1):140e–151e.

[3] Melamed E, Joo L, Lin E, Perretta D, Capo JT. Plate fixation versus percutaneous pinning for unstable metacarpal fractures: a meta-analysis. J Hand Surg Asian Pac Vol. 2017;22(1):29–34.

第二十八章 Bennett 骨折和第一腕掌关节骨折

Laurent Obert，Gauthier Menu，Daniel Lepage，Francois Loisel

马丙涛　徐建强 / 译　张秋红　周　密 / 审校

骨折部位与治疗

Bennett 骨折是第一腕掌（CMC）关节的骨折脱位。然而，第一掌骨还有其他的骨折类型（图 28.1）。在 Bennett 骨折中，因有掌斜韧带附着，掌骨基底掌尺侧骨折块仍固定在原位，由于拇内收肌和拇长展肌的作用，掌骨干外旋、内收，掌屈畸形，导致拇指不稳定。

关节内骨折必须解剖复位，如果不固定，就会再移位。

术前计划

Kapandji 位 X 线片可诊断关节外或者关节内骨折。CT 是分析骨块大小及最佳固定方式的选择所必需的检查（图 28.2）。

关节外骨折可采用闭合复位克氏针内固定或关节临时固定治疗。

L. Obert, M.D. (✉) • G. Menu, M.D.
D. Lepage, M.D., Ph.D. • F. Loisel, M.D.
Orthopedic, Traumatology, and Hand Surgery Unit,
University Hospital CHRU Besancon, Medical
School, University of Bourgogne-Franche Comte,
Research Unit: Nano Medicine, Besancon, France
e-mail: laurentobert@yahoo.fr;
lobert@chu-besancon.fr

© Springer International Publishing AG 2018
P.V. Giannoudis (ed.), *Fracture Reduction and Fixation Techniques*,
https://doi.org/10.1007/978-3-319-68628-8_28

关节内骨折可采用切开复位固定（依据骨块的大小采用直接或间接固定），可采用"丢失关键钢针技术（Lost Key Wire Technique）"，螺钉或微型钢板固定。

手术室整体安排

患者仰卧于标准手术台上，术者位于患者头侧（取决于医生的优势手），C 臂机位于医生对侧（图 28.3）。切开复位时，应使用止血带。

闭合复位

由助手进行轴向牵引、向掌侧外展和轻度内旋，可复位关节内或关节外骨折。关节粉碎性骨折常需切开复位固定。拇指外展、掌侧内旋用于急性（新鲜）病例的复位（图 28.4）。

闭合复位固定

这种方法主要用于关节外骨折、切口区皮肤损伤，或医生的选择。在透视下，在掌骨头水平经皮置入 1.8mm 克氏针（图 28.5），直至大多角骨。第一腕掌关节临时固定，拇指外展位"人"字形绷带保护 6 周。

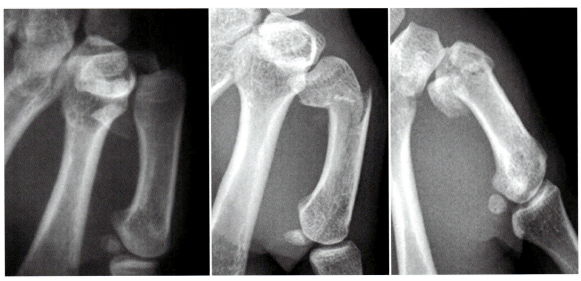

图 28.1　Bennett 骨折（左），关节外骨折（中），关节内粉碎性骨折（Rolando 骨折，右）

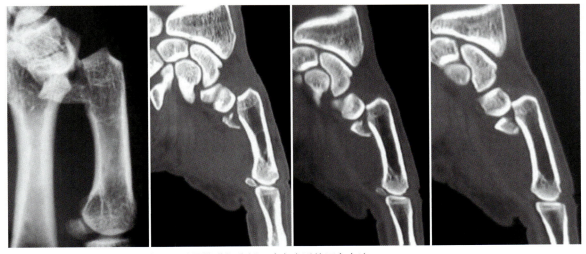

图 28.2　Kapandji 位 X 线片和 CT 有助于对骨块进行分析，确定合适的固定方法

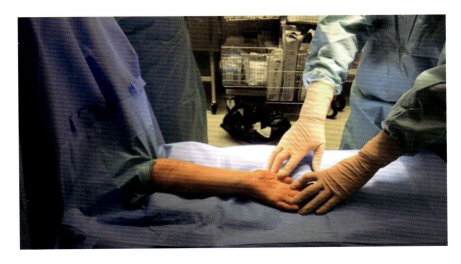

图 28.3　患者仰卧位，使用止血带。C 臂机置于医生对侧

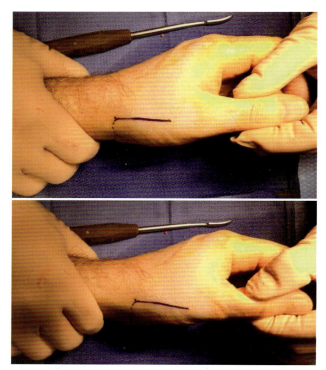

图 28.4 持续牵引下拇指外展、掌侧内旋复位

切开复位固定

这种方法主要用于闭合复位失败、关节内骨折及合并大多角骨骨折。可用背侧入路或延伸至掌侧的 J 形入路（图 28.6）。

手术入路与器械

背侧入路比掌侧入路更方便，后者需要剥离大鱼际肌（图 28.7）。背侧入路不用解剖桡神经，但需识别拇短伸肌肌腱（EPB）和拇长展肌肌腱（APL）（图 28.8）。掀起以近端为蒂的背侧骨膜瓣（图 28.9 和图 28.10）显露关节及掌骨基底部，复位关节面（图 28.11）。Howard 肋骨剥离器（左）或 AO 骨膜剥离器（右）可复位骨折块（图 28.12）。用骨剥离器维持掌侧骨块位置，在透视监控下用克氏针或空心钉固定复位的骨折（图 28.13）。骨膜瓣采用锚钉或经骨缝合重新固定于掌骨。Kapandji 位透视对固定进行最终评估（图 28.14）。

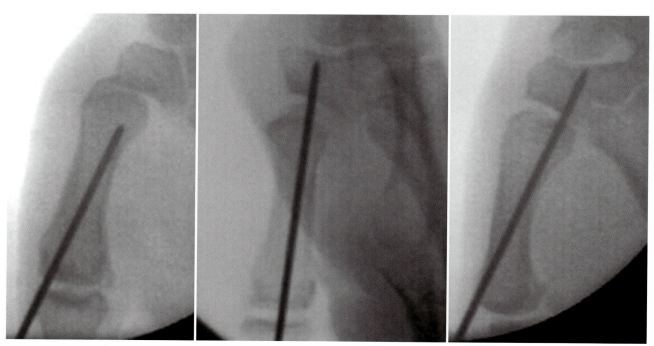

图 28.5 于掌骨头水平置入克氏针，穿过第一腕掌关节以保持稳定

拇指行人字绷带固定 4 周。图 28.15 显示了良好的功能结果和 1 年随访时的 Kapandji 位 X 线片。

提示与技巧：陷阱

· 第一掌骨基底部骨折必须解剖复位固定。

· Kapandji 位 X 线片和透视可用于术前、术中和术后对骨折进行评估。

· 在急性（新鲜）病例中，拇指外展、掌侧内旋有助于复位。

· 用骨膜瓣的背侧入路便于解剖复位及克氏针或螺钉固定。

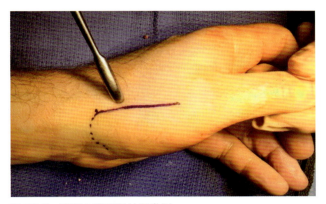

图 28.6 背侧入路可延伸至掌侧

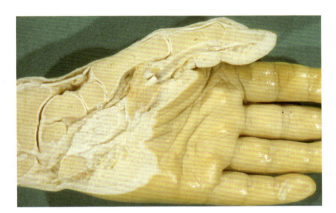

图 28.7 掌骨基底关节区在冠状面上的解剖

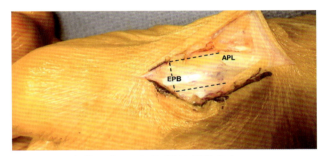

图 28.8 拇短伸肌（EPB）是背侧入路的标志

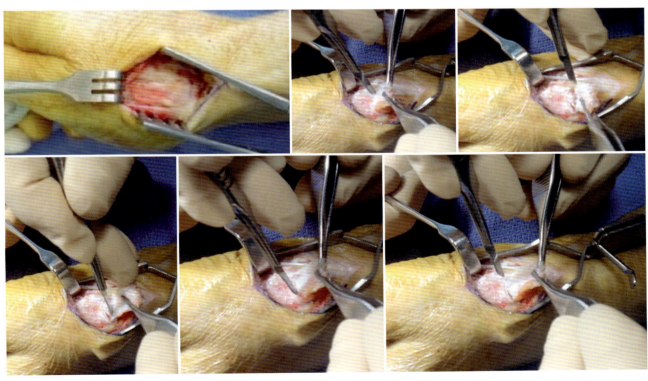

图 28.9 尽可能多地掀起背侧关节囊——骨膜瓣

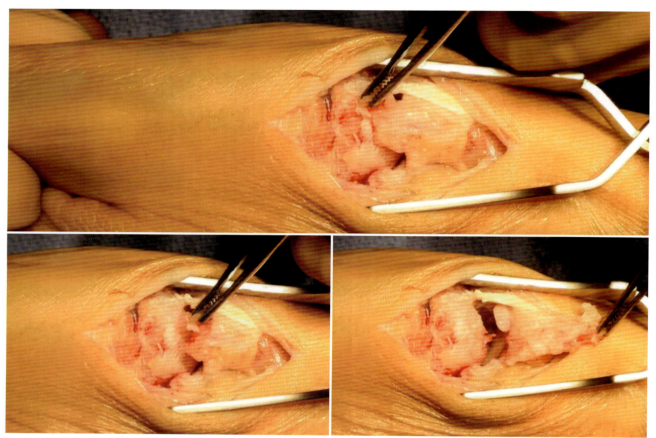

图 28.10 以近侧为蒂掀开背侧关节囊——骨膜瓣

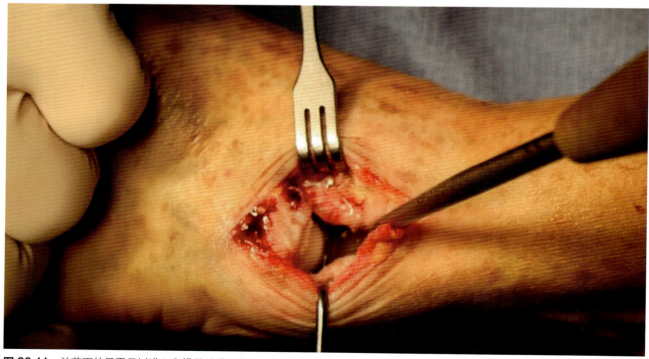

图 28.11 关节面的显露足以进入和操纵关节内骨块

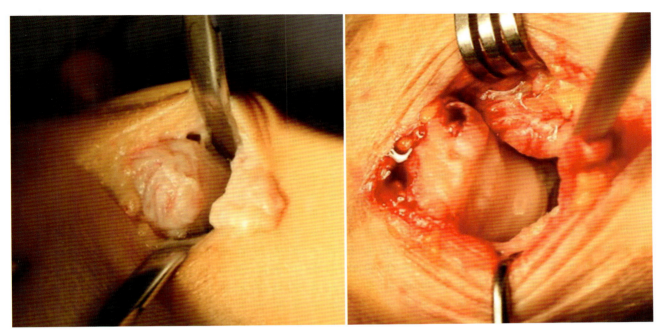

图 28.11（续）

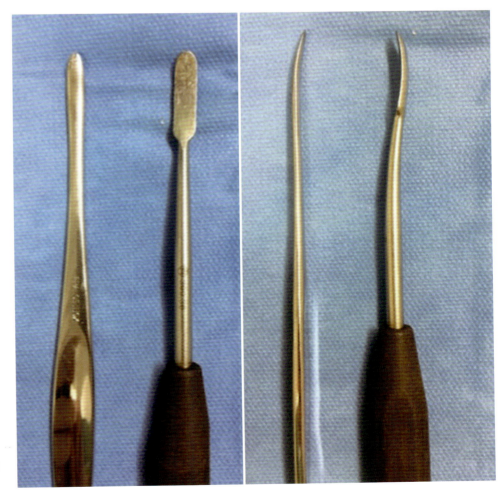

图 28.12　最适合用于操纵和
控制关节骨折块的剥离器

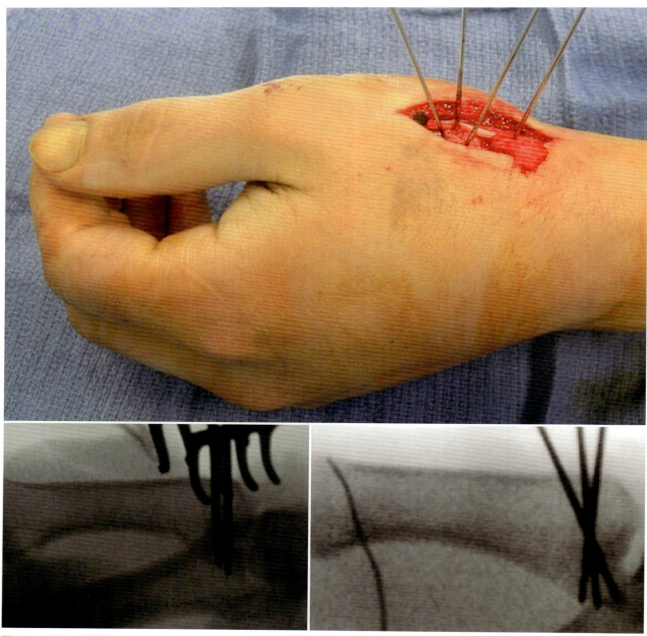

图 28.13　透视监控下行间接复位，用合适长度的带螺纹克氏针固定

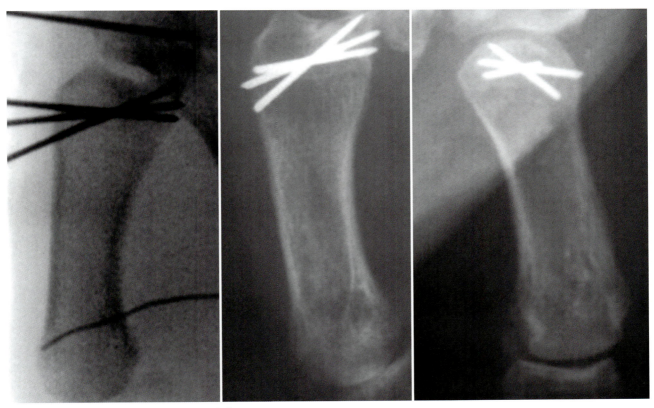

图 28.14　必须在手术室拍摄固定后的 X 线片

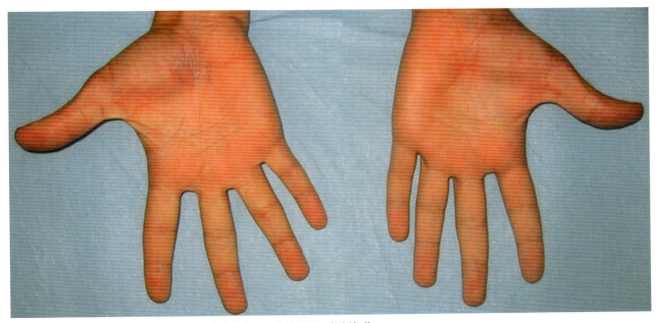

图 28.15　1 年后随访，图片示运动范围完全恢复。X 线片显示了解剖复位

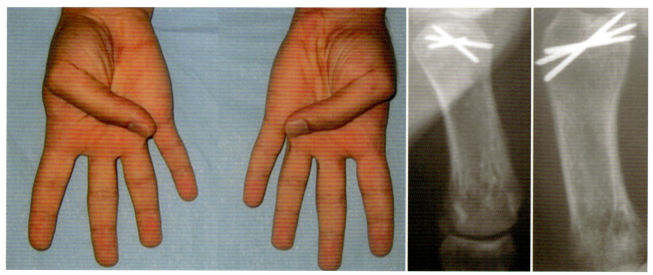

图 28.15（续）

参考文献

[1] Kapandji A, Moatti E, Raab C. Specific radiography of the trapezo-metacarpal joint and its technique. Ann Chir. 1980;34:719–726.

[2] Ollie Edmunds J. Traumatic dislocations and instability of the trapeziometacarpal joint of the thumb. Hand Clin. 2006;22:365–392.

[3] Liverneaux PA, Ichihara S, Hendriks S, Facca S, Bodin F. Fractures and dislocation of the base of the thumb metacarpal. J Hand Surg Eur. 2015;40:42–50.

第二十九章 手—指骨骨折—脱位（近指间关节）

Laurent Obert, Margaux Delord, Gauthier Menu, Damien Feuvrier, Isabelle Pluvy, Francois Loisel

杜 羽 刘 昆／译 刘 冰 周 密／审校

骨折位置与治疗

近指间关节（PIP）骨折脱位，手术的指征是PIP 关节非同心性。如果可以实现同心复位（屈曲关节），建议使用背侧阻挡夹板屈曲位固定数周。外固定维持复位，同时允许早期活动。如果超过40%~50% 的关节面受累，必须进行切开复位，以恢复关节的一致性。根据骨折块的大小和术前延迟时间，手术包括切开复位内固定（ORIF）、掌板成形术和半关节成形术或肋软骨移植。对于新鲜的骨折和关节脱位，我们采用 ORIF 技术。

术前计划

正位和矢状位 X 线片是诊断可能被漏诊的脱位所必需的。正确的入路选择，依据骨块是位于背侧或掌侧。CT 有助于分析骨块的大小及选择最佳的固定方式（图 29.1）。关节内骨折用切开复位（直

L. Obert, M.D. (✉) • M. Delord, M.D.
G. Menu, M.D. • D. Feuvrier, M.D.
I. Pluvy, M.D. • F. Loisel, M.D.
Orthopedic, Traumatology, and Hand Surgery Unit,
University Hospital CHRU Besancon, Medical
School, University of Bourgogne - Franche Comte,
Research Unit: Nano Medicine, Besancon, France
e-mail: laurentobert@yahoo.fr;
lobert@chu-besancon.fr

© Springer International Publishing AG 2018
P.V. Giannoudis (ed.), *Fracture Reduction and Fixation Techniques*,
https://doi.org/10.1007/978-3-319-68628-8_29

接或间接的固定取决于骨折块的大小），通过"丢失钢针技术"，螺钉内固定，关节临时固定 3 周。

手术室整体安排

患者仰卧于标准手术台。医生位于患者头侧（取决于医生的优势手），C 臂机置于对侧。上臂应用止血带（图 29.2）。

闭合复位

由助手轴向牵引完成关节复位。透视下完成克氏针对关节的临时固定。

手术入路与器械

使用手术贴膜（Ioban）将其他非手术手指隔离，只暴露伤指，以 PIP 关节为中心行背外侧或侧方皮肤切口（图 29.3）。

在任何情况下，背外侧入路比掌侧更容易操纵、复位和固定关节内骨折块（背侧或掌侧）。有时可经皮复位和固定骨块（图 29.4）。如果闭合复位未达到关节的解剖和同心复位，则必须进行切开复位和固定。

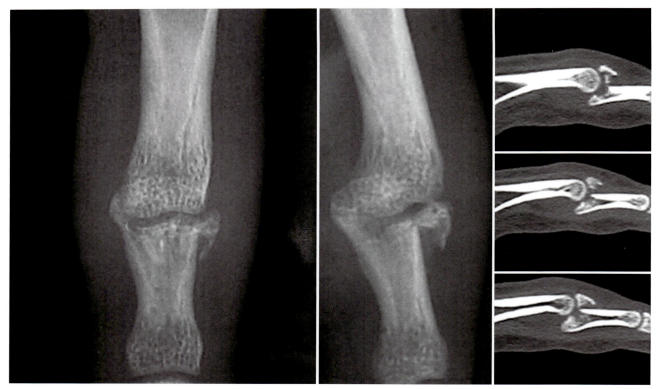

图 29.1 CT 显示骨折块的数量、移位程度和大小

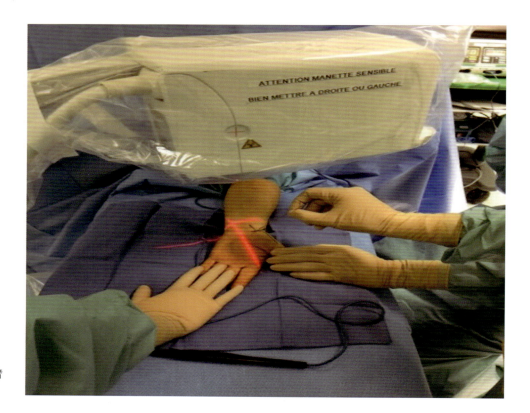

图 29.2 患者仰卧位，上臂扎止血带

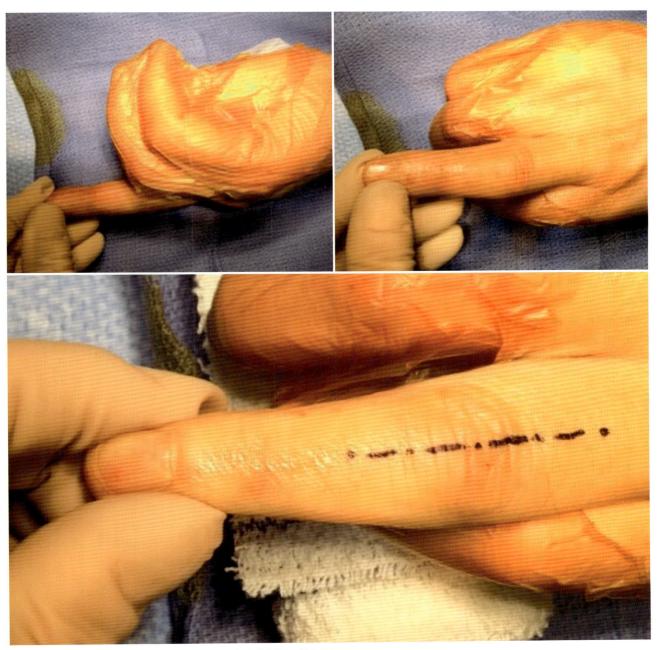

图 29.3　术中照片显示使用手术贴膜（loban）和背侧切口的标记

图 29.4 X 线片显示关节解剖复位［克氏针固定骨折，并用带螺纹克氏针固定关节骨块（掌侧）］

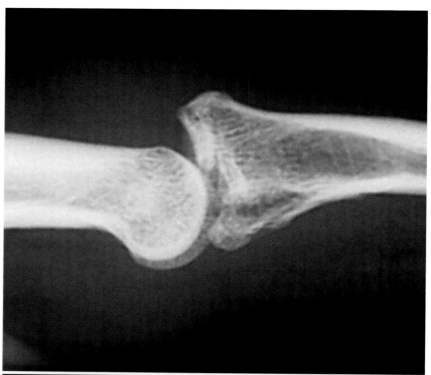

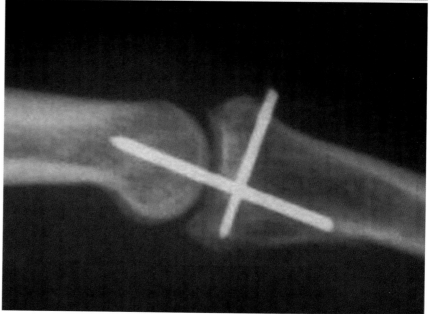

经背外侧皮肤切口，显露韧带和掌板直至关节（图 29.5），中节指骨基底部的整个关节面就可完全显露和处理。

用 1.4mm 克氏针临时固定关节 3 周（图 29.6）。在透视下，用 1.0mm 或 1.2mm 克氏针或空心螺钉复位和固定关节骨块（图 29.7）。修复韧带。

提示与技巧：陷阱

· 在关节内骨折和非同心关节的骨折脱位，必须进行复位和固定。

· 背侧入路仍然是解剖复位克氏针或螺钉固定的简单方法。

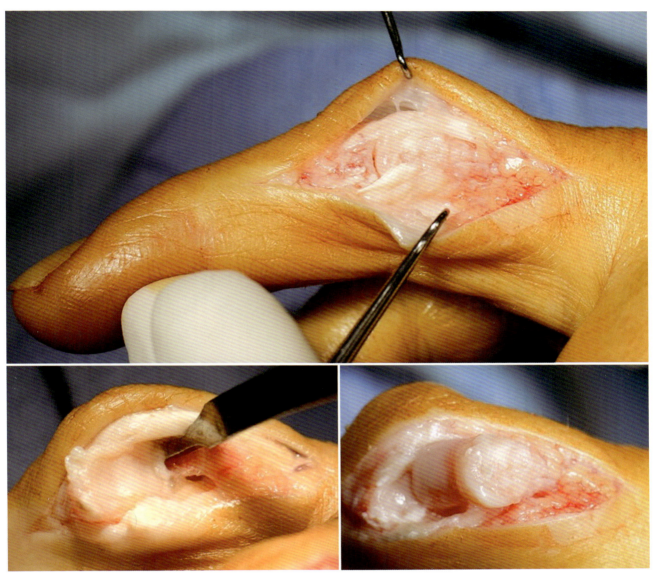

图 29.5　术中照片：使用背外侧切口可以显露处理整个关节面，无须切断伸肌肌腱

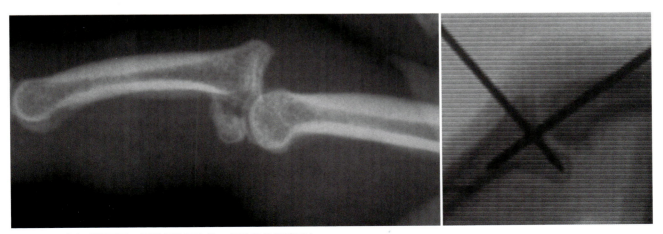

图 29.6　术中透视显示，虽然复位不完美，但关节仍保持同心

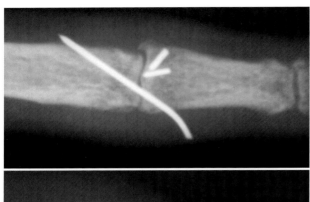

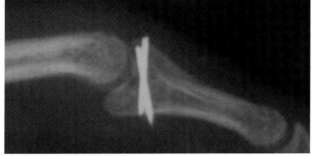

图 29.7 术中 X 线片：尽管骨折块解剖复位，也须克氏针临时固定关节

参考文献

[1] Verma MK, Bradley J, Jebson PJ. The Ioban drape: a simple method to improve finger surgery safety and efficiency. Tech Hand Up Extrem Surg. 2012;16(4):202–203.

[2] De Haseth KB, Ring D. Management of finger fractures. In: Bhandari M, editor. Evidence-based orthopedics. Hoboken, NJ: Wiley-Blackwell; 2012. p. 987–992.

[3] Oak N, Lawton JN. Intra articular fractures of the hand. Hand Clin. 2013;29:535–549.